U0382509

　　本书为国家社会科学基金项目 (14BGL213) 研究成果, 并获得贵州财经大学学术专著出版资助基金资助

胡健
■ 著

青年男同

艾滋病

危险性行为的社会文化研究

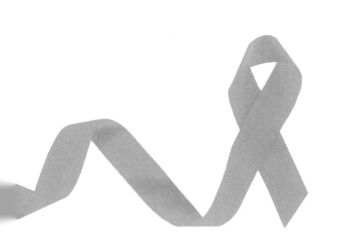

中国社会科学出版社

图书在版编目（CIP）数据

青年男同艾滋病危险性行为的社会文化研究／胡健著 . —北京：中国社会科学出版社，2022.9

ISBN 978-7-5227-0642-9

Ⅰ.①青… Ⅱ.①胡… Ⅲ.①青年—男性—同性恋—获得性免疫缺陷综合征—社会行为—研究 Ⅳ.①R512.91②C912.68

中国版本图书馆 CIP 数据核字（2022）第 140808 号

出 版 人　赵剑英
责任编辑　朱华彬　伊　岚
责任校对　张爱华
责任印制　张雪娇

出　　　版　中国社会科学出版社
社　　　址　北京鼓楼西大街甲 158 号
邮　　　编　100720
网　　　址　http：//www.csspw.cn
发 行 部　010-84083685
门 市 部　010-84029450
经　　　销　新华书店及其他书店

印　　　刷　北京明恒达印务有限公司
装　　　订　廊坊市广阳区广增装订厂
版　　　次　2022 年 9 月第 1 版
印　　　次　2022 年 9 月第 1 次印刷

开　　　本　710×1000　1/16
印　　　张　19
插　　　页　2
字　　　数　319 千字
定　　　价　118.00 元

凡购买中国社会科学出版社图书，如有质量问题请与本社营销中心联系调换
电话：010-84083683

目　　录

绪　　论

第一节　研究背景及意义

一　研究背景

获得性免疫缺陷综合征（Acquired Immune Deficiency Syndrome，AIDS）简称艾滋病，是一种由艾滋病病毒（Human Immunodeficiency Virus，HIV）引起的危害性极大的传染病[①]。艾滋病病毒攻击、破坏人体免疫系统的 CD4T 淋巴细胞，导致人体丧失免疫功能。[②] 因此，艾滋病患者免疫力低下，易感染各种疾病，病死率较高。至今没有根治艾滋病的特效药物，也没有预防艾滋病的有效疫苗。

艾滋病起源于非洲，后由移民带入美国。1981 年 6 月 5 日，美国疾病预防控制中心首次报道：1980 年 10 月至 1981 年 5 月，在洛杉矶 3 家医院发现 5 例青年男性同性恋者患有"获得性免疫缺陷综合征"（即艾滋病）。这样，男男性行为人群翻开了艾滋病历史的第一页。联合国艾滋病规划署报道，2014 年，全球艾滋病病毒感染者达 3600 万人，75% 发生在 15 个国家。每年有 210 万艾滋病病毒新发感染者，60% 的艾滋病病毒感染者没有获得艾滋病病毒抗病毒治疗。每年有 150 万人死于艾滋病相关疾病。大约 45% 的艾滋病新发感染发生在重点人群及其性伴中。男男性行为人群是感染艾滋病病毒的高危人群。男男性行为者是易感染艾滋病病毒

[①]　熊杨、王红红、李现红：《男男性行为人群（MSM）艾滋病防治策略的研究进展》，《当代护士》（下旬刊）2014 年第 7 期。

[②]　边绍欢：《流动人口孕产妇艾滋病认知现状及干预效果评价》，《中西医结合心血管病电子杂志》2017 年第 36 期。

的危险人群，其艾滋病病毒感染率是一般人群的 19 倍①。2010—2015 年，全球男男性行为人群艾滋病新发感染增加了 12%②。

中国自 1985 年发现首例艾滋病病人以来，艾滋病毒感染者和患者数量持续增加。2017 年 6 月，全国报告现存活艾滋病毒感染者和患者数为71.8 万。艾滋病严重威胁到人民的健康，并阻碍社会的发展，引起政府及学术界的极大关注。目前，经性传播成为中国感染艾滋病的最主要传播渠道。③ 2017 年 1—6 月新报告病例中，性传播占 94.2%。新报告青年及青年学生病例数呈上升趋势。每年新报告的 15—24 岁青年艾滋病感染者和患者数从 2008 年的 8354 例上升到 2016 年的 1.671 万例，2017 年 1—6月的 8320 例。青年学生占比从 2008 年的 5.8% 上升到 2016 年的 18.3%，2017 年 1—6 月的 19.2%。青年及青年学生病例以男男性行为同性传播为主。2017 年 1—6 月，15—24 岁青年报告病例中男男同性传播占 57.7%，异性传播占 38.4%。青年学生报告病例中男男同性传播占 82.3%，男青年学生报告病例中男男同性传播占 84.2%。④

青年男男性行为者同性行为多为无保护性肛交、性伴侣不固定、常有多性伴性关系，感染艾滋病病毒的风险极高。由于中国多数青年男男性行为者与女性组成婚姻，会把艾滋病向配偶传播，是艾滋病的易发人群和桥梁人群。⑤ 艾滋病病毒经男男同性传播增长速度快。男男性行为者艾滋病病毒感染者和患者数占比从 2005 年的 0.3% 快速上升为 2015 年的 27.6%⑥。2016 年新报告男男同性传播病例主要集中在中国西部地区和东部沿海城市。男男性行为者艾滋病病毒感染比例较高。2016 年男男性行为者哨点监测艾滋病病毒抗体阳性率高达 7.75%⑦。研究报道，生物学因素、行为学因素以及社会学因素为影响青年男男性行为者传播艾滋病病毒的主要因

① UNAIDS, *The GAP Report*, 2014, http：//www.unaids.org/en/resources/campaigns/2014/2014gapreport/gapreport.

② 联合国艾滋病规划署：《全球男男性行为人群中艾滋病新发感染 5 年间增加 12%》，2016年 11 月 23 日（http：//www.chinaaids.cn/fzdt/zxdd/201611/t20161124_136044.htm）。

③ 胡健：《社会文化因素对少数民族流动人口艾滋病高危性行为的影响》，《贵州大学学报》（社会科学版）2013 年第 4 期。

④ 韩孟杰：《我国艾滋病的疫情形势与面临的挑战》，2017 年艾滋病学术大会。

⑤ 联合国艾滋病规划署驻华办事处：《艾滋病与男男性行为》，2007 年。

⑥ 梁晓峰：《中国每万人中 6 人感染艾滋 有 3 成感染者未被发现》，2016 年 11 月 3 日（http：//www.chinaaids.cn/fzdt/zxdd/201611/t20161103_135321.htm）。

⑦ 韩孟杰：《我国艾滋病的疫情形势与面临的挑战》，2017 年艾滋病学术大会。

素。生物学因素有病毒的基因型与载量、遗传与免疫因素和性传播疾病等①；行为学因素有性交方式、性伴数、性频率以及使用安全套的情况等①；社会学因素包括艾滋病/性病的知识、性别角色、性取向的态度与认识、婚姻制度、社交新媒介的广泛使用等②。

青年男男性行为者艾滋病危险性行为或称不安全性行为比例较高。迄今为止，中国对青年男男性行为者艾滋病危险性行为的研究内容主要为艾滋病相关知识、态度、行为和实践（KAB/P）调查。认为青年男男性行为者发生艾滋病危险性行为的原因主要是青年男男性行为者年轻，处于性活跃年龄；性别认同错位，性观念和性行为较为开放；文化程度不高，自我保护意识不强，自我保护能力较弱，对于预防艾滋病的知识以及技能了解较少，较易发生随意性或商业性同性性行为。青年男男性行为者艾滋病危险性行为预防干预模式主要为认知—行为管理模式。认为应该加强青年男男性行为者艾滋病知识的宣传，提高该人群对艾滋病相关知识的认知水平；开展相关培训，提高生活技能，掌握保护自我的方式、方法；进行艾滋病自愿咨询检测，争取做到早诊断、早治疗。研究的理论基础主要为"健康信念模式（Health Belief Model）"和"保护动机模式（Protection Motivation Model）"③。"健康信念模式"认为认知可以改变行为。"保护动机模式"是建立在"健康信念模式"基础上的，认为艾滋病危险性行为的有效预防需要保护理论作为支撑。④

然而，此类研究有一定的局限性，需要进一步深入。（1）描述性研究较多，分析性研究较少。（2）以往研究只注重认知的研究，忽略了社会文化因素对青年男男性行为者艾滋病危险性行为的影响。而青年男男性行为者往往艾滋病知识认知水平高，保护性性行为发生率低，出现按现行

①　胡健：《社会文化因素对少数民族流动人口艾滋病高危性行为的影响》，《贵州大学学报》（社会科学版）2013年第4期。
②　陈舸、郑森兴：《同性恋和男男性行为与艾滋病相关的研究进展》，《海峡预防医学杂志》2008年第3期。
③　Donnal L. Floyd, Steven Prentice-Dunn, Ronald W. Rogers, "A Meta-analysis of Research on Protection Motivation Theory", *Journal of Applied Social Psychology*, Vol. 30, No. 2, Febuary 2000, pp. 407-429.
④　李现红、王红红、何国平等：《男男性行为人群艾滋病防治策略研究进展》，《护理研究》2012年第8期。

"认知—行为预防干预管理模式"进行艾滋病行为干预效果不明显的问题①。

艾滋病是一种社会性疾病，与社会结构、阶层地位、经济状况、文化形态等因素有关。受文化影响，主流文化人群与亚文化人群在艾滋病知识、信息结构、对艾滋病的观念、态度和行为上有较大差异。青年男男性行为者处于社会结构边缘，社会阶层地位、经济地位较低，较易受到艾滋病伤害，是艾滋病的易感、脆弱人群。② 按性取向分类，青年男男性行为者包括青年男同性恋者、青年男双性恋者、青年男异性恋者，前两者对男性具有性吸收力，表现特定的亚文化特征。如不同的性别角色、性取向的态度与认识、性观念、童年家庭环境（恋母情结、女性化教育）、青春期性经历（早期性经历、异性交往受挫、同性诱惑、乱伦经历）、与异性隔绝的单性环境等，可能与其危险性行为有关③。加之，中国主流社会文化对青年男男性行为者的性取向和艾滋病双重歧视，使青年男男性行为者不愿出柜（即公开性身份），处于"隐身"状况，疾病预防控制专业技术人员很难触及，很难在该人群开展艾滋病危险性行为干预活动。因此，如何根据青年男男性行为者社会文化特征制定及调整该人群艾滋病危险性行为干预策略是当前亟待研究解决的问题。

为此，本课题针对青年男男性行为者艾滋病危险性行为干预的文化敏感性问题，以青年男男性行为者艾滋病危险性行为的社会文化因素为研究对象，采取社会文化研究视角，基于"艾滋病危险减轻模式（AIDS Risk Reduction Model）""预防艾滋病性网络理论（Sexual Network Theory for HIV Prevention）""社会影响模式（Social Effect Model）"和"社会建构理论（Social Construction Theory）"④ 构建青年男男性行为者艾滋病危险性行为的社会文化因素研究分析框架。在研究设计上，采取横断面研究，实地调查研究 2016 年贵州省青年男男性行为者艾滋病危险性行为的社会文化

---

① 杨廷忠、李鲁、王伟：《艾滋病危险行为扩散的社会学研究》，中国社会科学出版社 2006 年版，第 191—198 页。

② 张胜康、王曙光、邹勤：《不同文化人群艾滋病问题的社会学研究》，四川大学出版社 2008 年版，第 47—55 页。

③ 李银河：《同性恋亚文化》，内蒙古大学出版社 2009 年版，第 24—56 页。

④ UNAIDS, *Sexual Behavioral Change for HIV: Where Have Theories Taken Us?*, Geneva, Switzerland: UNAIDS, 2009, pp. 8-9.

影响因素。数据资料采集上，运用问卷法、小组讨论和文献法。统计分析上，采用描述性研究与解释性研究相结合方法，研究青年男男性行为者艾滋病性传播中有别于其他人群的性文化、艾滋病知识及威胁感知等社会文化特征，以社会人口学特征、获得艾滋病预防服务为混杂因素，分析社会文化因素对青年男男性行为者艾滋病危险性行为的影响程度，探讨相应的艾滋病危险性行为社会文化干预策略。

二　研究意义

（一）现实意义

采取社会文化研究视角对青年男男性行为者艾滋病危险性行为的社会文化因素进行研究，分析青年男男性行为者初次同性性行为、男友同性性行为、临时性伴同性性行为、商业性伴同性性行为、多性伴性行为与社会文化的关系，提出"加强青年男男性行为者安全性行为教育、针对性地开展青年男男性行为者艾滋病危险性行为干预、大力营造反歧视的社会支持环境、加强全社会性取向的正面引导"等青年男男性行为者艾滋病危险性行为的社会文化干预策略，为制定青年男男性行为者艾滋病防治政策提供科学依据，对遏制青年男男性行为者艾滋病流行具有重大的现实意义。

（二）理论价值

本研究针对青年男男性行为者艾滋病危险性行为干预的文化敏感性问题，基于"艾滋病危险减轻模式（AIDS Risk Reduction Model）""预防艾滋病性网络理论（Sexual Network Theory for HIV Prevention）""社会影响模式（Social Effect Model）"和"社会建构理论（Social Construction Theory）"，探讨社会文化因素对青年男男性行为者艾滋病危险性行为的影响，克服了以往研究"健康信念模式"仅从认知改变行为视角研究的局限性，极大地丰富了社会文化在青年男男性行为者艾滋病危险性行为领域的研究，具有重大的理论价值。

第二节   研究内容与文章结构

一   研究内容

(一) 描述青年男男性行为者的社会文化及其他特征

采用描述性分析方法，描述青年男男性行为者的性文化特征、艾滋病知识及威胁感知等社会文化特征，以及社会人口学特征、获得艾滋病预防服务等其他与艾滋病危险性行为相关的特征；比较青年男同性恋者、男双性恋者、与男性发生性行为的男异性恋者①等不同性取向类型的青年男男性行为者社会文化及其他特征的异同；比较不同调查城市的青年男男性行为者社会文化及其他特征的异同。

(二) 分析社会文化对青年男男性行为者艾滋病危险性行为的影响

描述青年男男性行为者的初次同性性行为、男友同性性行为、临时性伴同性性行为、商业性伴同性性行为、多性伴同性性行为等艾滋病危险性行为特征；比较不同性取向类型的青年男男性行为者艾滋病危险性行为的异同；描述安全套使用情况及未使用原因。

采用单因素分析、多因素分析方法，社会人口学特征、获得艾滋病预防服务为混杂因素，分析性文化特征、艾滋病知识及威胁感知等社会文化因素对青年男男性行为者、青年男同性恋者/双性恋者艾滋病危险性行为的影响程度。

(三) 探讨青年男男性行为者艾滋病危险性行为的社会文化干预策略

在分析研究结果的基础上，探讨青年男男性行为者艾滋病危险性行为的社会文化干预策略，提出相应的建议，为制定预防和控制青年男男性行为者艾滋病流行相关政策提供科学依据。

二   文章结构

文章分四部分。第一部分为绪论，主要介绍研究背景及意义、研究内容与文章结构、研究方法、创新之处及不足。第二部分为第一章，主要是

---

① 熊杨、王红红、李现红：《男男性行为人群（MSM）艾滋病防治策略的研究进展》，《当代护士》（下旬刊）2014年第7期。

相关理论与研究述评，包括青年男男性行为者艾滋病流行状况、青年男男性行为者艾滋病危险性行为干预、社会文化对青年男男性行为者艾滋病危险性行为影响的研究综述。第三部分为第二章至第七章，报告及讨论本次研究结果。第二章，从社会人口学特征、性文化特征、艾滋病知识及威胁感知、获得艾滋病预防服务等 4 维度，采用描述性分析方法描述青年男男性行为者社会文化及其他特征；第三章至第七章，分别分析社会文化对青年男男性行为者初次同性性行为、男友同性性行为、商业性伴同性性行为、临时性伴同性性行为、多性伴性行为等艾滋病危险性行为的影响。第四部分为第八章，归纳全文研究结论，并在分析本研究主要发现的基础上，探讨青年男男性行为者艾滋病危险性行为的社会文化干预策略。

第三节　研究方法

一　研究思路

研究问题提出→文献查阅、形成综述→构建研究分析框架→课题设计、预试验→课题组专家、疾病预防控制专业技术人员、男同志愿者工作组人员深入现场开展定性、定量调查→定量分析、定性分析→初步研究结果→利益相关方访谈、主要结果反馈研究→研究最终产出（专著、论文）。

二　理论基础与研究分析框架

安全性行为指感染艾滋病病毒机会较小的性行为，是有效预防经性传染艾滋病病毒的方法。艾滋病危险性行为根源于个体的性欲望、社会文化关系，以及环境与经济驱使。艾滋病危险性行为干预是一项复杂的多维度的系统工程，其实践均离不开相关理论指导。青年男男性行为者艾滋病危险性行为干预理论按行为干预层次可分为个体、群体和社会水平行为干预理论[1]。相关理论在第一章第一节"青年男男性行为者艾滋病危险性行为干预理论"中有较详细的描述。本部分主要简要介绍本研究用于构建青

---

① 中国疾病预防控制中心性病艾滋病预防控制中心：《男男性行为人群预防艾滋病干预工作指南》，2016 年，第 2 页。

年男男性行为者艾滋病危险性行为的社会文化因素研究分析框架的 4 个理论，即"艾滋病危险减轻模式""预防艾滋病性网络理论""社会影响模式"和"社会建构理论"。

（一）理论基础

1. 艾滋病危险减轻模式

艾滋病危险减轻模式（AIDS Risk Reduction Model）属个体水平干预理论。该模式的理论基础是健康信念模式、社会认知理论、创新扩散理论，描述个体或群体改变艾滋病危险性行为的过程。艾滋病危险减轻模式认为，要采取危害减轻策略阻止发生体液交换的性交行为，以降低艾滋病病毒传播危险性，包括三维度：（1）节制性欲。尽量避免发生婚外性行为（临时性伴性行为和商业性性行为）、婚前性行为。无法避免性行为时，用危险性较低的性行为（如口交）取代危险性较高的性行为（如肛交）。（2）忠实于自己的性伴侣。保持单一的性伴侣，尽量减少性伴数。（3）始终正确使用质量合格的安全套，人为地阻断人体的体液交换。该模式将减轻艾滋病病毒传播的过程分为三阶段：（1）行为认识阶段。变量为艾滋病传播的知识、艾滋病易感性的认识、情感上厌恶艾滋病。（2）承诺行为改变阶段。变量为行为改变的益处、自我效能（相信自己能采取行为改变的行动）、社会规范、情感上厌恶艾滋病。（3）采取行为改变行动阶段。变量为情感上厌恶艾滋病、性交流（即安全性行为或安全套使用协商，可作为不同情形下安全套使用的预期指标，也被作为提高性效能的方法）、寻求帮助行为、影响人们行为改变决策的社会支持因素。根据艾滋病危险减轻模式，青年男男性行为人群艾滋病危险性行为干预策略主要是：（1）目标人群危险性评估；（2）通过目标人群自我效能或行为改变益处评估来促使目标人群作出实施风险较低行为的决策。简单地说是将"高危性行为"转变为"低危性行为"或"安全性行为"。（3）通过发放安全套、提供社会支持促使目标人群改变高危险性行为。①

2. 预防艾滋病性网络理论

预防艾滋病性网络理论属群体水平行为干预理论。该理论认为，艾滋病很难在普通异性恋中大规模传播，预防的重点应是高危人群。青年男男

---

① UNAIDS, *Sexual Behavioral Change for HIV： Where Have Theories Taken Us?*, Geneva, Switzerland： UNAIDS, 2009, p. 8.

性行为者是易感染艾滋病的高危险人群，同时是"桥梁人群"，将艾滋病从高感染率人群向低感染率人群或一般人群传播。关于性关系，性预防艾滋病性网络理论关注性伴选择和性伴形式的差异性（如性伴持续时间、部分重叠）的影响。要降低青年男男性行为者艾滋病危险性行为需要通过性关系中双方的努力来实现。要针对性社会网络，明确性社会规范。要注意性网络中性伴性安全行为的态度。要了解该网络是否为行为改变准备了必要的帮助；要掌握其中是否有特别高风险的人并可能使其他许多人处于危险境地。①

3. 社会影响模式

社会影响模式（Social Influence Model）属群体水平行为干预理论。该模式认为，群体会有自己的规范，而且群体会借助规范的力量，对其群体内个体心理形成一种群体压力，使其个体与群体保持一致。社会影响包括三个方面：从众、顺从、服从。从众是人们改变自身的行为以更像其他人，它同人们寻求其他人的赞同与友谊时所需要的归属感，以及获取尊敬的需求有关。从众可达到非常深的程度，比如人们改变自己的信念与价值观，以和同行及那些受尊敬的上级保持一致。顺从是一个人去做被其他人所要求做的事。他可以选择做或不做，尽管社会惩罚可能导致他去做自己并不真正想做的事情。服从与顺从不同。服从的对象往往是来自一个权威的命令，对象相信自己没有选择。对于顺从，对象认为自己有选择权。个体选择可能并不完全是一个理性的决策，相反，要受到社会准则和进程的影响。年轻人早期性行为部分原因是受社会影响，尤其是同伴的影响。该模式主张教育年轻人应对社会压力的技能。根据模式，青年男男性行为人群艾滋病危险性行为干预要求在目标人群中物色并培训有影响力人物/领袖。由领袖向同伴传授如何认识艾滋病危险性行为、如何降低危险性行为、如何进行角色扮演和情景模拟等知识和技能，讨论相关问题，以达到同伴教育行为干预的目的。②

4. 社会建构理论

社会建构理论（Social Construction Theory）属社会水平行为干预理

---

① 杜玉开、丁辉、李芬等：《生殖健康概论》，人民卫生出版社2012年版，第54—55页。

② UNAIDS, *Sexual Behavioral Change for HIV: Where Have Theories Taken Us?*, Geneva, Switzerland: UNAIDS, 2009, p. 9.

论。该理论认为，性并不仅仅是个体的内在驱动力的作用结果，更重要的是由具体的社会、文化和历史环境所催生的[①]。社会文化的建构不仅影响人们的性行为，同时还通过性认同、性的定义、性的意识形态，以及对性的管理来塑造人们的性经验[②]。性的管理主要通过主体活动和环境影响两方面实现。主体活动包括个性特征（人格自评、心理自评）、健康自评（总体健康、居住状况）、独处程度（社交机会、活动类别）、上网程度（时间总计、闲暇时间）、相关行为（新型毒品、早独离家）、人口移动（地理移动、地位变迁）。环境影响包括家庭背景（出身等级、父母婚姻）、生育结果（子女人数、独生子女）、制度影响（处罚知晓、政治身份）、社会等级（文化、职业、收入、城乡）、文化传统（风俗习惯、信仰倾向）。该理论关心社会结构中的价值系统、社会分层、社群文化、宗教、生活习俗等影响人类情感、性欲望（异性恋、同性恋、双性恋等性欲取向）以及性关系的方式。[③]

从社会文化视角分析，不同群体文化差异及结构分层是影响男男性行为、艾滋病传播的关键因素。根据社会建构理论，男男性行为者艾滋病危险性行为干预策略为改造社会结构，使社会结构更加人性化，增强干预的文化适宜性、人群针对性、活动场所适当性、交流技巧实用性[④]。

（二）概念界定与研究分析框架

1. 艾滋病危险性行为

青年男男性行为者艾滋病危险性行为概念可从传染病学、行为学、社会学等三视角分析。本研究主要采用传染病学视角分析青年男男性行为者艾滋病危险性行为。

艾滋病危险性行为指具有感染和传播艾滋病病毒有关的性行为，即发生在健康个体与艾滋病病毒感染者或艾滋病病人之间的带有体液交换性质的性行为，或发生在健康个体与艾滋病病毒感染者或艾滋病病人之间的无

---

① 潘绥铭、黄盈盈：《"主体建构"：性社会学研究视角的革命及本土发展空间》，《社会学研究》2007 年第 3 期。
② 潘绥铭、黄盈盈：《"主体建构"：性社会学研究视角的革命及本土发展空间》，《社会学研究》2007 年第 3 期。
③ 潘绥铭、黄盈盈：《性社会学》，中国人民大学出版社 2011 年版，第 102—104 页。
④ 王曙光：《青少年的脆弱与应对——策略方案与理论实践》，四川大学出版社 2010 年版，第 60—63 页。

保护性行为（即性交中不经常使用安全套）。包括发生偶然性伴、固定性伴间，商业性伴、非商业性伴间，以及婚内性伴、婚外性伴间的无保护性行为。简言之，以往艾滋病危险性行为仅限定为无保护性行为。按艾滋病病毒感染危险程度高低依次为肛交、口交、指交、拳交、肛吻、股交、工具交、接吻等。①

　　根据艾滋病危险减轻模式，减轻艾滋病危险性行为需在节制性欲、忠实于自己的性伴侣、使用安全套等 3 个维度阻止个体感染艾滋病病毒。本研究将艾滋病危险性行为内涵扩展，不仅研究无保护性行为即安全套使用频率及原因，而且还研究初次同性性行为、男友同性性行为、商业性伴同性性行为（买性商业同性性行为、卖性商业同性性行为）、临时性伴同性性行为、多性伴性行为等 5 类型同性性伴危险性行为特征；比较研究青年男同性恋者、男双性恋者、曾与男性发生性行为的男异性恋者等 3 类型青年男男性行为者艾滋病危险性行为的异同。

　　2. 社会文化

　　广义的社会文化是社会物质财富和精神财富的总称。从表现形式看，可分为物质文化/智能文化、制度文化/规范文化、精神文化/思想文化/观念文化。制度文化/规范文化是一定人群中的规范体系，包括社会制度、教育、法律、风俗习惯、伦理道德等，通过社会行为的规范改变人们的行为。精神文化/思想文化/观念文化包括文化观念、宗教信仰等通过影响人们心理过程和精神生活而改变人们的行为。狭义的社会文化指社会的意识形态及其与之相适应的文化制度和组织结构，包括思想意识、道德规范、宗教信仰、哲学、艺术、习俗等，主要由文化的认知成分（知识和信仰）、规范成分（价值观和社会规范）、符号成分（文字和数字）组成。②

　　受文化影响，主流文化人群与亚文化人群在艾滋病知识、信息结构、对艾滋病的观念、态度和行为上有较大差异③。中国青年男男性行为者艾滋病危险性行为相关的社会文化因素主要涉及社会主流文化和青年男男性行为者的亚文化特征等两层面。社会主流文化包括宗教信仰、中国传统性文化、法律

---

　　① 王曙光：《青少年的脆弱与应对——策略方案与理论实践》，四川大学出版社 2010 年版，第 10 页。

　　② 龚幼龙、严非：《社会医学》，复旦大学出版社 2009 年版，第 49—56 页。

　　③ 张胜康、王曙光、邹勤：《不同文化人群艾滋病问题的社会学研究》，四川大学出版社 2008 年版，第 47—55 页。

法规、男同性行为非病理化、社会歧视、性安全教育及干预、人口流动与社会隔离等。青年男男性行为者的亚文化特征包括性取向、性取向形成原因、寻找性伴方式变迁、性观念、性伴持久性、婚姻状况与双重性网络、自我认同、出柜（即公开男同性恋身份）、预防艾滋病知识和技能等。

本研究的目的是分析社会文化因素对青年男男性行为者艾滋病危险性行为的影响程度，探讨相应的艾滋病危险性行为干预策略。故本次研究采用狭义的社会文化范畴，研究青年男男性行为者的性文化特征、艾滋病知识及威胁感知等艾滋病性传播中有别于其他人群的社会文化特点。

（1）性文化特征。包括青年男男性行为者一般性文化特征和青年男同性恋者/男双性恋者特定性文化特征。青年男男性行为者一般性文化特征包括性观念、性吸引、性取向、与异性隔绝、性伴性安全态度、安全性行为教育途径、寻求性伴场所类型、社会关心来源。青年男同性恋者/男双性恋者特定性文化特征包括公开性取向、家人知否、家人态度、非同志圈知否、非同志圈态度、社会歧视、喜欢同性年龄、同性恋/双性恋年龄、童年时代家庭环境、青春期性经历、男同性恋文化影响等。

（2）艾滋病知识及威胁感知。包括艾滋病知识、艾滋病威胁感知、艾滋病知识来源。

3. 其他相关因素

艾滋病是一种社会性疾病，除与社会文化有关外，还与社会经济、社会支持等因素相关。本研究其他相关因素主要包括社会人口学特征和获得艾滋病预防服务两方面。

（1）社会人口学特征。包括年龄、民族、婚姻状况、户籍及居住时间、文化程度、宗教信仰、职业、经济收入。

（2）获得艾滋病预防服务。包括艾滋病性病宣传材料、安全套宣传和发放、润滑剂发放、同伴（圈内人士）教育、医务人员艾滋病咨询、艾滋病病毒抗体检测、性病检查或治疗、抗艾滋病病毒预防性服药、娱乐场所艾滋病干预、男同社群艾滋病干预、互联网艾滋病干预、社区戒毒药物维持治疗/清洁针具提供/交换等。

4. 研究分析框架

艾滋病危险减轻模式、预防艾滋病性网络理论、社会影响模式、社会建构理论认为艾滋病知识、艾滋病易感性的认识、性交流、性网络对性安全行为的态度、社会规范、寻求帮助行为、社会支持、同伴教育、家庭背景、文化传统等因素对改变艾滋病危险性行为有影响。结合以上分析的艾滋病危险性行为和社会文化及其他因素，构建青年男男性行为者艾滋病危险性行为的社会文化因素研究分析框架。其中，社会文化因素包括性文化特征和艾滋病知识及威胁感知，社会人口学特征和获得艾滋病预防服务作为混杂因素纳入多因素分析。见图0-1。

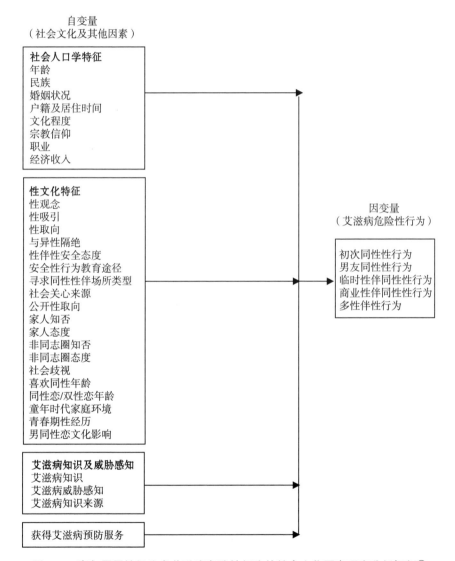

图0-1　青年男男性行为者艾滋病危险性行为的社会文化因素研究分析框架①

---

① 该图是笔者应用"艾滋病危险减轻模式"等理论构建的。

三　研究设计

本研究设计在维度上采取横断面研究，实地调查研究 2016 年青年男男性行为者艾滋病危险性行为及其社会文化状况。在性质上属于描述性研究与解释性研究相结合。描述青年男男性行为者艾滋病危险性行为及社会文化特征，统计分析青年男男性行为者艾滋病危险性行为与社会文化关系。

四　数据来源及收集

（一）数据来源地

贵州省，简称"黔"或"贵"，地处中国西南腹地，与重庆、四川、湖南、云南、广西接壤，是西南交通枢纽。辖贵阳市、遵义市、毕节市、安顺市、六盘水市、铜仁市、黔西南布依族苗族自治州、黔东南苗族侗族自治州、黔南布依族苗族自治州。2017 年全国艾滋病综合防治数据显示，贵州省总体疫情排在全国第八位，属一类疫情省份，成为全国艾滋病流行较为严重的省份之一①。该省青年男男性行为者不安全性行为问题突出，艾滋病病毒感染率较高②。选取有代表性的贵阳市、遵义市、安顺市、铜仁市作为调查地。

（二）数据收集方法

1. 问卷法

2016 年 1—12 月，根据青年男男性行为者性交往场所的类别（如酒吧型、浴池型、公园型、互联网型、其他型），对青年男男性行为者采用分类滚雪球抽样调查③。另外，在调查地疾病预防控制中心艾滋病自愿咨询与检测门诊室，调查前来咨询的青年男男性行为者。现场调查由贵州省疾病预防控制中心协调，贵阳市、遵义市、安顺市西秀区、铜仁市碧江区

① 梁晶：《贵州艾滋疫情全国第八》，微信公众号"贵州改革"2018 年第 194 期（总第 574 期），https://sh.qihoo.com/9da43efb6b94e2bf8？cota＝1&refer_scene＝so_1&sign＝360_e39369d1，2018 年 7 月 14 日。
② Wu Zunyou, Xu Jie, Liu Enwu, et al, "HIV and Syphilis Prevalence Among Men Who Have Sex With Men: A Cross-sectional Survey of 61 Cities in China", *Clin Infect Dis*, Vol.57, No.2, 2013, pp.298-309.
③ 中国疾病预防控制中心性病艾滋病预防控制中心：《全国艾滋病哨点监测实施方案（试行）操作手册》，2011 年，第 11—12 页。

疾病预防控制中心、当地男同志愿者工作组承担具体调查任务。当地男同志愿者工作组工作人员、疾病预防控制中心专业技术人员经培训后担任调查员，在当地疾病控制中心艾滋病自愿咨询与检测门诊室、医院、学校、男同工作组办公室、酒吧、网吧、公园等场所、研究对象住所，本着自愿的原则，对研究对象进行艾滋病危险性行为一对一面访匿名问卷调查。调查过程中，课题组成员、疾病预防控制中心专业技术人员担任督查员，深入调查现场，认真仔细检查、指导现场调查，并进行数据现场查验、验收，把好质量关。

调查问卷参照《全国艾滋病哨点监测方案（试行）操作手册》男男性行为者调查问卷①自行设计，并进行预试验及专家审核后使用。调查内容包括一般状况、性文化、初次同性性行为、男友男男性行为、临时性伴男男性行为、商业性伴男男性行为、多性伴性行为、艾滋病知识及威胁感知、获得艾滋病预防服务情况9个部分。

2. 专题小组讨论法

召开利益相关方小型调研座谈会进行专题讨论。参加人员包括调查地卫生行政主管部门、疾病预防控制部门、男同志愿者工作组代表等。专题讨论内容包括调查地青年男男性行为者基本情况及特征、青年男男性行为者艾滋病流行状况、青年男男性行为者艾滋病危险性行为干预策略及措施等3方面。

（1）青年男男性行为者基本情况及特征。主要包括数量、分布、特征。数量指调查地男男性行为人群（简称同志）总数、15—40岁青年同志数量、同志占全人口比例、同志占男性同龄人口比例。分布指调查地同志聚会或活动的场所（如酒吧型、浴池型、公园型、网络型、其他型），每个场所名称和所在的位置，去该场所人员特征、外地同志所占比例、非同志圈人员所占比例、有无男男性工作者，该场所男男性工作者人员、年龄范围、本地与外地的比例，该场所的活动形式、活动时间。特征指调查地同志群体类别、每种群体的特征（人群数量、年龄、文化程度、职业、经济状况、活动地点和活动形式）。

（2）青年男男性行为者艾滋病流行状况。包括艾滋病病人总人数、

---

① 中国疾病预防控制中心性病艾滋病预防控制中心：《全国艾滋病哨点监测实施方案（试行）操作手册》，2011年，第11—12页。

感染者人数，人群、地理、时间分布情况，危险因素。

（3）青年男男性行为者艾滋病危险性行为干预策略及措施。包括参与高危性行为干预工作的有关部门、社区、社会团体和非政府组织情况；已实施的干预策略及措施情况；工作存在的问题以及同志的需求；下一步的工作打算及建议。

3. 文献法

通过知网全文期刊数据库、CALIS 外文期刊网等资源收集国内外青年男男性行为者艾滋病危险性行为与社会文化研究的学术论文；收集男同性恋亚文化及艾滋病防治专著；在政府网站、学术会议上收集已公开发布的有关青年男男性行为者艾滋病流行状况及防治策略相关文件资料。

五　研究对象及样本量

根据世界卫生组织，青年定义为 15—40 周岁。男男性行为者指与男性发生性交行为的男性。本次研究对象青年男男性行为者定义为在调查之前一年内，与同性发生过插入性口交（即生殖器与口腔性交的行为）或肛交性行为（即生殖器与肛门性交的行为），岁龄 15—40 周岁的男性，又称青年男性同性性行为者、青年男男性接触者等。

本次收集问卷 971 例，去除无性行为问卷 110 例，有效问卷 861 例，有效问卷率为 88.67%。其中，贵阳市云岩区/南明区 245 例，铜仁市碧江区 216 例，遵义市红花岗区/汇川区和安顺市西秀区各 200 例。见表 0-1。

表 0-1　　　　　不同数据来源地研究对象频数分布（n=861）

数据来源地	例数（n）	构成比（%）
贵阳市云岩区和南明区	245	28.5
遵义市红花岗区和汇川区	200	23.2
安顺市西秀区	200	23.2
铜仁市碧江区	216	25.1

注：根据 2016 年调研数据整理。

按调查地点分类，本次研究一对一面访匿名问卷调查主要在当地疾病预防控制中心艾滋病自愿咨询检测门诊室、酒吧、男同工作组办公室、研究对象住所，其他地点为网吧、公园、学校、医院。见表 0-2。

表 0-2　　　　　　　不同调查地点研究对象频数分布 （n=861）

调查地点	例数 （n）	构成比 （%）
疾控中心咨询门诊室	333	38.7
酒吧	293	34.0
男同工作组办公室	109	12.7
住所	52	6.0
网吧	21	2.4
公园	21	2.4
学校	16	1.9
医院	16	1.9

注：根据 2016 年调研数据整理。

六　主要测量指标及赋值

（一）社会人口学特征

"年龄（岁）"分 5 组，分为 15—19、20—24、25—29、30—34、35—40，分别赋值为 1、2、3、4、5。

"婚姻状况"指与异性婚姻的状况，分为未婚/离异/丧偶、在婚/异性同居，分别赋值为 0、1。

"户籍所在地"分为调查区、本省非调查区、外省非调查区，分别赋值为 1、2、3。

"居住时间（年）"指在调查区居住的时间，分为 ≤2、>2，分别赋值为 0、1。

"民族"分为少数民族、汉族，分别赋值为 0、1。

"文化程度"分为 ≤初中、高中/中专、≥大专，分别赋值为 1、2、3。

"宗教信仰"分为无宗教信仰、有宗教信仰，分别赋值为 0、1。

"职业"分为学生、待业、白领、蓝领，分别赋值为 1、2、3、4。"白领"指有良好教育背景和工作经验的人士，是西方社会对企业中不需做大量体力劳动的工作人员的通称，又称"白领阶层"，与"蓝领"对应，"白领"一般都有稳定收入。本研究中的"白领"指教师、医务人员、干部职员、健身教练。"蓝领"这一概念来自西方的生活形态，20 世纪 50 年代在美国被提出，指代那些主要从事体力劳动的人，如建筑工人、流水线员工、矿工等。这部分群体属于中等收入群体，以所穿的蓝色工厂服为标志。本研究中"蓝领"指餐饮食品业及商业服务人员、工人、民工、自由职业者、个体工商户、司机。[①]

"月均收入（元）"分为 3 组，即 <1000、1000—、3000—，分别赋值为 1、2、3；或根据样本情况分为 <1000、1000—、3000—、4000—，分别赋值为 1、2、3、4。

"享受低保"指是否享受政府低保户或贫困户补助，分别赋值为 1、0。见表 0-3。

表 0-3　　　　　　　　社会人口学特征各变量赋值情况

序号	变量	赋　值
1	年龄（岁）	15—19 = 1；20—24 = 2；25—29 = 3；30—34 = 4；35—40 = 5
2	婚姻状况	未婚/离异/丧偶 = 0；在婚/异性同居 = 1
3	户籍所在地	调查区 = 1；本省非调查区 = 2；外省非调查区 = 3
4	居住时间（年）	≤2 = 0；>2 = 1
5	民族	汉族 = 1；少数民族 = 0
6	文化程度	≤初中 = 1；高中/中专 = 2；≥大专 = 3
7	宗教	有 = 1；无 = 0
8	职业	学生 = 1；待业 = 2；白领 = 3；蓝领 = 4
9	月均收入（元）	<1000 = 1；1000— = 2；3000— = 3
10	享受低保	是 = 1；否 = 0

（二）性文化特征

由于青年男同性恋者/男双性恋者具有特定的性取向，本研究中的性文化特征分为青年男男性行为者一般性文化特征和青年男同性恋者/男双性恋者特定性文化特征。青年男男性行为者一般性文化特征包括性观念、性吸引、性取向、性伴性安全态度、安全性行为教育、寻求性伴场所、社会关心等要素；青年男同性恋者/男双性恋者特定性文化特征包括性取向公开、家人知否、家人态度、非同志圈知否、非同志圈态度、社会歧视、喜欢同性年龄、同性恋年龄、童年时代家庭环境、青春期性经历、男同性

[①]　张小妹：《梦想用实力说话》，《现代苏州》2016 年第 36 期。

恋题材网络文化影响等要素。

1. 青年男男性行为者一般性文化特征

"性观念"分为不开放（很保守）、比较开放、非常开放，分别赋值为 1、2、3。

"性吸引"指在性方面哪些人具有吸引力，分为完全是男性、多数是男性、男女差不多、多数是女性、完全是女性，分别赋值为 1、2、3、4、5。或根据样本情况，分为完全是男性、多数是男性、男女差不多（包括男女差不多、多数是女性、完全是女性），分别赋值为 1、2、3。

"性取向"分为男同性恋者、男双性恋者、有过男男性行为的男异性恋者，分别赋值为 1、2、3。

"与异性隔绝"指是否曾长期处于与异性隔绝的单性环境（如监狱、兵营、海轮等）中。是为 1，否为 0。

"性伴性安全态度"指性伴朋友圈对性安全行为的态度。分为性安全无所谓、性安全很重要，分别赋值为 1、2。

"安全性行为教育途径"分为以下几类。"家庭性教育"指是否接受过家庭人员的安全性行为教育。"朋友性教育"指是否接受过朋友的安全性行为教育。"工作同事性教育"指是否接受过工作同事的安全性行为教育。"社区邻居性教育"指是否接受过社区邻居的安全性行为教育。"学校教师性教育"指是否接受过学校教师的安全性行为教育。"媒体性教育"指是否接受过媒体的安全性行为教育。"医务人员性教育"指是否接受过医务人员的安全性行为教育。是为 1，否为 0。

"寻求性伴场所类型（可多选）"分为以下类型。"酒吧型"指寻求男性性伴的主要途径是否为酒吧、歌舞厅、茶室、会所。"浴室型"指寻求男性性伴的主要途径是否为浴池、桑拿、足疗、按摩。"公园型"指寻求男性性伴的主要途径是否为公园、公厕、草地。"互联网型"指寻求男性性伴的主要途径是否为同志网站或聊天室或 BBS 或 QQ 或微信群。"朋友型"指寻求男性性伴的主要途径是否为朋友介绍。"聚会型"指寻求男性性伴的主要途径是否为通过聚会。是为 1，否为 0。

"社会关心来源"分为以下类型。"家庭关心"指生活中帮助与关心的来源是否主要是家庭。"男同社群/男同关心"指生活中帮助与关心的来源是否主要是男同社群/男同。"非同志圈朋友关心"指生活中帮助与关心的来源是否主要是非同志圈朋友。"医疗机构关心"指生活中帮助与关心的来源是否主要是医疗机构。"文化管理部门关心"指生活中帮助与关心的来源是否主要是文化管理部门。"民政部门关心"指生活中帮助与关心的来源是否主要是民政部门。"工作单位关心"指生活中帮助与关心的来源是否主要是工作单位。"教育部门关心"指生活中帮助与关心的来源是否主要是教育部门。是为 1，否为 0。见表 0-4。

表 0-4　　　　青年男男性行为者一般性文化特征各变量赋值情况

序号	变量	赋值
1	性观念	不开放 = 1；比较开放 = 2；非常开放 = 3
2	性吸引	完全是男性 = 1；多数是男性 = 2；男女差不多 = 3；多数是女性 = 4；完全是女性 = 5
3	性取向	男同性恋者 = 1；男双性恋者 = 2；男异性恋者 = 3
4	与异性隔绝	是 = 1；否 = 0
5	性伴性安全态度	性安全无所谓 = 1；性安全很重要 = 2
6	家庭性教育	是 = 1；否 = 0
7	朋友性教育	是 = 1；否 = 0
8	同事性教育	是 = 1；否 = 0
9	社区性教育	是 = 1；否 = 0
10	学校性教育	是 = 1；否 = 0
11	媒体性教育	是 = 1；否 = 0
12	医务人员性教育	是 = 1；否 = 0
13	酒吧型	是 = 1；否 = 0
14	浴室型	是 = 1；否 = 0
15	公园型	是 = 1；否 = 0
16	网络型	是 = 1；否 = 0
17	朋友型	是 = 1；否 = 0
18	聚会型	是 = 1；否 = 0
19	家庭关心	是 = 1；否 = 0
20	男同社群关心	是 = 1；否 = 0
21	非同志圈关心	是 = 1；否 = 0
22	医疗机构关心	是 = 1；否 = 0
23	文化部门关心	是 = 1；否 = 0
24	民政部门关心	是 = 1；否 = 0
25	工作单位关心	是 = 1；否 = 0
26	教育部门关心	是 = 1；否 = 0

2. 青年男同性恋者/男双性恋者特定性文化特征

"公开性取向"指若是男同性恋者/男双性恋者，是否对家人/朋友公开同性/双性性取向。是为 1，否为 0。

"家人知否"指家人是否知道其同性/双性取向。是为 1，否为 0。

"家人反对"指家人对同性/双性性取向的态度。分为反对、默许、支持，分别赋值为 1、2、3；或根据样本情况分为家人是否反对，是为 1，否为 0。

"非同志圈知否"指非同志圈朋友是否知道同性/双性性取向。是为 1，否为 0。

"非同志圈反对"指非同志圈朋友对同性/双性性取向的态度。分为反对、默许、支持，分别赋值为 1、2、3；或根据样本情况分为非同志圈是否反对，是为 1，否为 0。

"社会歧视"指因同性/双性性取向遭受下列情况。被疑精神问题：指最近 1 年是否因同性/双性性取向被怀疑精神问题。被疑身体问题：指最近 1 年是否因同性/双性性取向被怀疑身体问题。威望受损：指最近 1 年是否因同性/双性性取向社会威望受到损害。失业：指最近 1 年是否因同性/双性性取向失去工作。被人殴打：指最近 1 年是否因同性/双性性取向被人殴打。受到勒索：指最近 1 年是否因同性/双性性取向受到勒索/诈骗。感到焦虑：指最近 1 年是否因同性/双性性取向经常感到焦虑。自杀行为：指最近 1 年是否因同性/双性性取向有过自杀行为。是为 1，否为 0。

"喜欢同性的年龄"指发现自己喜欢同性的年龄。分为 4—14 岁、15—19 岁、20—24 岁、25—40 岁，分别赋值为 1、2、3、4。

"同性恋/双性恋年龄"指确定自己是男同性恋者/男双性恋者的年龄。分为 7—14 岁、15—19 岁、20—24 岁、25—40 岁，分别赋值为 1、2、3、4。

"童年时代家庭环境"指在童年时代是否与母亲亲近、是否被当成女孩养育。"与母亲亲近"指童年时代是否与母亲特别亲近，跟父亲作对以争取母亲的爱；"当成女孩养育"指童年时代父母是否把自己当成女孩养育。是为 1，否为 0。

"青春期性经历"分为几种情况。"过早性经历"指青春期是否有过早性经历。"异性交往受挫"指青春期是否有异性交往受挫经历。"同性性诱惑"指青春期是否有同性性诱惑/同性性游戏经历。"乱伦经历"指青春期是否有乱伦经历。是为 1，否为 0。

"读过男同性恋文章"指是否读过耽美小说、男同性恋题材的文章。是为 1，否为 0。

"男同性恋文化影响"指是否受耽美小说、男同性恋题材网络文化影响。是为 1，否为 0。见表 0-5。

表 0-5　　青年男同性恋者/男双性恋者特定性文化特征各变量赋值情况

序号	变量	赋值
1	公开性取向	是 = 1；否 = 0
2	家人知否	是 = 1；否 = 0
3	家人反对	是 = 1；否 = 0
4	非同志圈知否	是 = 1；否 = 0
5	非同志圈反对	是 = 1；否 = 0
6	被疑精神问题	是 = 1；否 = 0
7	被疑身体问题	是 = 1；否 = 0
8	威望受损	是 = 1；否 = 0
9	失业	是 = 1；否 = 0
10	被人殴打	是 = 1；否 = 0
11	受到勒索	是 = 1；否 = 0
12	感到焦虑	是 = 1；否 = 0
13	自杀行为	是 = 1；否 = 0
14	喜欢同性的年龄	4—14 = 1；15—19 = 2；20—24 = 3；25—40 = 4
15	同性恋/双性恋年龄	7—14 = 1；15—19 = 2；20—24 = 3；25—40 = 4
16	当成女孩养育	是 = 1；否 = 0
17	与母亲亲近	是 = 1；否 = 0
18	过早性经历	是 = 1；否 = 0
19	异性交往受挫	是 = 1；否 = 0
20	同性性诱惑	是 = 1；否 = 0
21	乱伦经历	是 = 1；否 = 0
22	读过男同性恋文章	是 = 1；否 = 0
23	男同性恋文化影响	是 = 1；否 = 0

（三）艾滋病知识及威胁感知

1. 艾滋病知识指艾滋病传播知识知晓率，包括以下内容。

"听说过艾滋病"指是否听说过艾滋病。是为1，否为0。

"输血感染"指是否知道血液传播艾滋病。是为1，否为0。

"共用针具感染"指是否知道共用针具（注射器）传播艾滋病。是为1，否为0。

"健康的人携病毒"指是否能从外表看出（辨认出）艾滋病感染者。是为1，否为0。

"安全套降低危险性"指是否知道正确使用安全套能降低艾滋病传播。是为1，否为0。

"肛交增加危险性"指是否知道肛交时未使用安全套增加艾滋病病毒感染概率。是为1，否为0。

"口交增加危险性"指是否知道口交时未使用安全套增加感染艾滋病病毒机会。是为1，否为0。

"固定性伴需使用安全套"指与固定性伴性交需不需要使用安全套。是为1，否为0。

"吃饭感染艾滋病"指是否知道与艾滋病人吃饭会不会传播艾滋病。是为1，否为0。

"未感染的性伴降低危险性"指是否知道只有1个未感染性伴会不会减少艾滋病传播。是为1，否为0。见表0-6。

表0-6　　　　　　　　　　艾滋病知识各变量赋值情况

序号	变量	赋值
1	听说过艾滋病	是＝1；否＝0
2	输血感染	是＝1；否＝0
3	共用针具感染	是＝1；否＝0
4	健康的人携病毒	是＝1；否＝0
5	安全套降低危险性	是＝1；否＝0
6	肛交增加危险性	是＝1；否＝0
7	固定性伴需使用安全套	是＝1；否＝0
8	吃饭感染艾滋病	是＝1；否＝0
9	未感染的性伴降低危险性	是＝1；否＝0

2. 艾滋病知识来源主要是电视、广播、报刊、书籍、朋友、医生、咨询服务、免费宣传材料、宣传栏、互联网、学校教育。是为1，否为0。

见表0-7。

表0-7　　　　　　　　艾滋病知识来源各变量赋值情况

序号	变量	赋值
1	电视	是=1；否=0
2	广播	是=1；否=0
3	报刊	是=1；否=0
4	书籍	是=1；否=0
5	朋友	是=1；否=0
6	医生	是=1；否=0
7	咨询服务	是=1；否=0
8	免费宣传材料	是=1；否=0
9	宣传栏	是=1；否=0
10	互联网	是=1；否=0
11	学校教育	是=1；否=0

3. 艾滋病威胁感知指是否感受到艾滋病对自身健康的威胁或了解到艾滋病的易感性。

"认识艾滋病人"指是否认识艾滋病感染者或病人。是为1，否为0。

"亲戚/朋友感染"指是否有亲戚、朋友感染艾滋病。是为1，否为0。

"感染艾滋病可能性"指自我评估感染艾滋病的可能性大小，分为根本不可能、可能性很小、有一定可能、可能性非常大，分别赋值为0、1、2、3；或根据样本情况分为可能性很小（包含根本不可能、可能性很小）、有一定可能、可能性非常大，分别赋值为1、2、3。见表0-8。

表0-8　　　　　　　　艾滋病威胁感知各变量赋值情况

序号	变量	赋值
1	认识艾滋病人	是=1；否=0
2	亲戚/朋友感染	是=1；否=0
3	感染艾滋病可能性	可能性很小=1；有一定可能=2；可能性非常大=3

（四）获得艾滋病预防服务

分为是否获得艾滋病宣传材料、是否获得安全套宣传发放（是否获得润滑剂发放）、是否获得同伴教育、是否获得医务人员咨询、是否获得艾滋病抗体检测（是否获得艾滋病抗体确诊）、是否做过性病检查治疗、是否进行过（抗艾滋病）预防性服药、是否获得娱乐场所（艾滋病）干预、是否获得男同社群（艾滋病）干预、是否获得互联网（艾滋病）干预、是否获得清洁针具提供。是为1，否为0。见表0-9。

表0-9　　　　　　　　　获得艾滋病预防服务各变量赋值情况

序号	变量	赋值
1	获得艾滋病宣传材料	是＝1；否＝0
2	获得安全套宣传发放	是＝1；否＝0
3	获得同伴教育	是＝1；否＝0
4	获得医务人员咨询	是＝1；否＝0
5	获得艾滋病抗体检测	是＝1；否＝0
6	性病检查治疗	是＝1；否＝0
7	预防性服药	是＝1；否＝0
8	获得娱乐场所干预	是＝1；否＝0
9	获得男同社群干预	是＝1；否＝0
10	获得互联网干预	是＝1；否＝0
11	获得清洁针具提供	是＝1；否＝0

（五）艾滋病危险性行为

1. 初次同性性行为

（1）"初次性行为"指第一次发生阴道交/肛交/口交性行为。

"初次性行为年龄（岁）"指第一次发生性行为（指阴道交/肛交/口交）时的年龄（岁），分3组（10—19、20—24、25—40），分别赋值为1、2、3。

"初次性行为时间"指第一次性行为发生在婚前还是婚后。答案为婚前、婚后，分别赋值为1、2。

"初次性行为性别"指第一个性伴是男性还是女性。答案为男性、女性，分别赋值为1、2。

"初次性行为对象"指第一次发生性行为时的对象。答案为配偶、恋爱的女朋友、临时异性性伴（指无恋爱关系的偶尔有性行为的非商业性的女性性伴）、商业异性性伴（指以金钱或物品进行过性交易的女性性伴）、男友（指和自己互有感情和稳定性关系的男性）、临时同性性伴（指无恋爱关系的偶尔有性行为的非商业性的男性性伴）、商业同性性伴（指以金钱或物品进行过性交易的男性性伴），分别赋值为1、2、3、4、5、6、7。见表0-10。

（2）"初次同性性行为"指第一次与同性性伴发生肛交/口交性行为。是为1，否为0。

"初次同性性行为年龄（岁）"指第一次与男性发生性行为时的年龄（岁），分4组（10—19、20—24、25—29、30—40），分别赋值为1、2、3、4。

"初次同性性行为安全套使用"指第一次与男性发生肛交性行为时是否使用安全套。答案为是、否，分别赋值为1、0。见表0-10。

表0-10　　　　　　　　初次同性性行为各变量赋值情况

序号	变量	赋值
1	初次性行为年龄（岁）	10—19=1；20—24=2；25—40=3
2	初次性行为时间	婚前=1；婚后=0
3	初次性行为性别	男性=1；女性=2
4	初次性行为对象	配偶=1；恋爱的女朋友=2；临时异性性伴=3；商业异性性伴=4；男友=5；临时同性性伴=6；商业同性性伴7
5	初次同性性行为	是=1；否=0
6	初次同性性行为年龄（岁）	10—19=1；20—24=2；25—29=3；30—40=4
7	初次同性性行为安全套使用	是=1；否=0

（3）"初次同性性行为未使用安全套原因"指初次同性性行为没有使用安全套的最主要原因。答案为手边没有安全套、性伴健康、使用安全套会破坏关系、安全套质量差降低快感、从未想过使用安全套、使用安全套花钱、从未用过、不知道去哪里买、不好意思去买、其他（请注明）。是为1，否为0。见表0-11。

2. 男友同性性行为

（1）"男友同性性行为"指最近1年是否与BF（和自己互有感情及稳定性关系的男性）发生过性行为。答案为是、否，分别赋值为1、0。

（2）"最近 1 年安全套使用"指最近 1 年与 BF 发生肛交性行为时使用安全套的频率如何。答案为从未使用、有时使用、每次都用，分别赋值为 0、1、2。

（3）"最近 1 次安全套使用"指最近 1 次与 BF 发生肛交性行为时是否使用安全套。答案为是、否，分别赋值为 1、0。见表 0-12。

表 0-11　　　　　　　**未使用安全套原因各变量赋值情况**

序号	变量	赋值
1	手边没有安全套	是 = 1；否 = 0
2	性伴健康	是 = 1；否 = 0
3	使用安全套破坏关系	是 = 1；否 = 0
4	安全套质量差降低快感	是 = 1；否 = 0
5	从未想过使用安全套	是 = 1；否 = 0
6	使用安全套花钱	是 = 1；否 = 0
7	从未用过	是 = 1；否 = 0
8	不知道去哪里买	是 = 1；否 = 0
9	不好意思去买	是 = 1；否 = 0
10	其他（请注明）	是 = 1；否 = 0

表 0-12　　　　　　　**男友同性性行为各变量赋值情况**

序号	变量	赋值
1	男友同性性行为	是 = 1；否 = 0
2	最近 1 年安全套使用	从未使用 = 0；有时使用 = 1；每次都用 = 2
3	最近 1 次安全套使用	是 = 1；否 = 0

（4）"最近 1 次未使用安全套原因"指近 1 次与 BF 发生肛交性行为时没有使用安全套的最主要原因。答案为手边没有安全套、性伴健康、使用安全套会破坏关系、安全套质量差降低快感、从未想过使用安全套、使用安全套花钱、从未用过、不知道去哪里买、不好意思去买、其他（请注明）。是为 1，否为 0。见表 0-11。

3. 临时性伴同性性行为

（1）"临时性伴同性性行为"指最近 1 年是否有过 419 行为（与偶尔

有性关系非商业性的男性性伴发生性行为，如一夜情）。答案为是、否，分别赋值为1、0。

（2）"最近1年安全套使用"指最近1年与临时男性性伴发生肛交性行为时使用安全套的频率。答案为从未使用、有时使用、每次都用，分别赋值为0、1、2。

（3）"最近1次安全套使用"指最近1次与临时男性性伴发生肛交性行为时是否使用安全套。答案为是、否，分别赋值为1、0。见表0-13。

表0-13　　　　　　　　临时性伴同性性行为各变量赋值情况

序号	变量	赋值
1	临时性伴同性性行为	是=1；否=0
2	最近1年安全套使用	从未使用=0；有时使用=1；每次都用=2
3	最近1次安全套使用	是=1；否=0

（4）"最近1次未使用安全套原因"指最近1次与临时男性性伴发生肛交性行为时没有使用安全套的最主要原因。答案为手边没有安全套、性伴健康、使用安全套会破坏关系、安全套质量差降低快感、从未想过使用安全套、使用安全套花钱、从未用过、不知道去哪里买、不好意思去买、其他（请注明）。是为1，否为0。见表11。

4. 商业性伴同性性行为

（1）"买性商业同性性行为"指最近1年是否付过对方钱或物得到过男性为您提供的性服务（即买性服务）。答案为是、否，分别赋值为1、0。

（2）"卖性商业同性性行为"指最近1年是否为了得到对方钱或物而为对方提供过同性性服务（即卖性服务）。答案为是、否，分别赋值为1、0。

（3）"最近1年安全套使用"指最近1年卖性商业同性性行为时使用安全套的频率。答案为从未使用、有时使用、每次都用，分别赋值为0、1、2。

（4）"最近1次安全套使用"指最近1次卖性商业同性性行为时是否使用安全套。答案为是、否，分别赋值为1、0。见表0-14。

表 0-14　　　　　　　商业性伴同性性行为各变量赋值情况

序号	变量	赋值
1	买性商业同性性行为	是 = 1；否 = 0
2	卖性商业同性性行为	是 = 1；否 = 0
3	最近 1 年安全套使用	从未使用 = 0；有时使用 = 1；每次都用 = 2
4	最近 1 次安全套使用	是 = 1；否 = 0

（5）"最近 1 次未使用安全套原因"指最近 1 次卖性商业同性性行为时没有使用安全套的最主要原因。答案为手边没有安全套、性伴健康、使用安全套会破坏关系、安全套质量差降低快感、从未想过使用安全套、使用安全套花钱、从未用过、不知道去哪里买、不好意思去买、其他（请注明）。是为 1，否为 0。见表 0-11。

5. 多性伴性行为

（1）"多性伴性行为"指最近 1 年是否与 1 个以上性伴发生过性关系。答案为是、否，分别赋值为 1、0。

（2）"多人性交行为"指最近 1 年是否参加过 3 人以上的群交。答案为是、否，分别赋值为 1、0。

（3）"仅同性性行为"指最近 1 年多性伴中是否仅与男性发生性关系。答案为是、否，分别赋值为 1、0。

（4）"异性性行为"指最近 1 年多性伴中是否仅与女性发生性关系（包括阴道交、肛交、口交）。答案为是、否，分别赋值为 1、0。

（5）"最近 1 年异性性行为安全套使用"指最近 1 年与女性性伴发生性行为时使用安全套的频率。答案为从未使用、有时使用、每次都用，分别赋值为 0、1、2。

（6）"最近 1 次异性性行为安全套使用"指最近 1 次仅与女性性伴发生性行为时是否使用安全套。答案为是、否，分别赋值为 1、0。见表 0-15。

表 0-15　　　　　　　多性伴性行为各变量赋值情况

序号	变量	赋值
1	多性伴性行为	是 = 1；否 = 0

序号	变量	赋值
2	多人性交行为	是＝1；否＝0
3	仅同性性行为	是＝1；否＝0
4	异性性行为	是＝1；否＝0
5	最近1年异性性行为安全套使用	从未使用＝0；有时使用＝1；每次都用＝2
6	最近1次异性性行为安全套使用	是＝1；否＝0

（7）"最近1次异性性行为未使用安全套原因"指最近1次仅与女性性伴发生性行为时没有使用安全套的最主要原因。答案为手边没有安全套、性伴健康、使用安全套会破坏关系、安全套质量差降低快感、从未想过使用安全套、使用安全套花钱、从未用过、不知道去哪里买、不好意思去买、其他（请注明）。是为1，否为0。见表0-11。

用 Cronbach 系数测量问卷内部一致性信度。性文化、艾滋病知识及威胁感知、艾滋病预防服务信度等87项主观性变量的 Cronbach 系数为0.76。表明问卷内部一致性好。

七　统计分析

运用 SPSS22.0 软件建立数据库，并采用 x^2 检验、精确概率法、t 检验、F 检验、*Kruskal Wallis* 检验及二项 Logistic 回归分析等统计分析方法。

第四节　创新之处与不足

一　创新之处

1. 研究视角创新。本研究针对青年男男性行为者艾滋病知识与保护性性行为背离的问题，采取社会文化视角研究青年男男性行为者艾滋病危险性行为，分析社会主流文化和亚文化对青年男男性行为者艾滋病危险性行为的影响程度，探讨社会文化干预策略，克服了以往研究仅从认知改变行为视角研究的局限性。

2. 研究方法及理论创新。本研究基于"艾滋病危险减轻模式""预防艾滋病性网络理论""社会影响模式"等艾滋病危险性行为干预理论，采用现场人群调查研究方法，并将青年男男性行为者分为青年男同性恋者、男双性恋者、与男性发生性行为的男异性恋者共 3 种类型进行组内定量比较研究。

3. 研究内容创新。以往艾滋病危险性行为主要研究有无保护性行为（即性行为过程是否使用安全套）。本研究中的艾滋病危险性行为指可能使个体感染艾滋病病毒的体液交换的性交行为，研究内容有扩展，包括初次同性性行为、男友同性性行为、临时性伴同性性行为、商业性伴同性性行为、多性伴性行为以及安全套使用 6 个维度。社会文化包括性文化特征、艾滋病知识及威胁感知，并将社会人口学特征、艾滋病预防服务等作为混杂因素纳入分析。

4. 研究结果创新。首次报道青年男男性行为者、青年男同性恋者/男双性恋者艾滋病危险性行为特征，以及社会文化因素对青年男男性行为者、青年男同性恋者/男双性恋者艾滋病危险性行为的影响程度，提出了青年男男性行为者艾滋病危险性行为的社会文化干预策略建议，一定程度上弥补了社会文化在青年男男性行为者艾滋病危险性行为干预研究中的不足。

二　研究不足

1. 本次研究地点局限于贵州省 4 城市，研究抽样方法为分类滚雪球抽样与疾病预防控制中心艾滋病自愿咨询、检测门诊调查相结合。疾病预防控制中心艾滋病自愿咨询、检测门诊调查样本量约占总样本量的四成，有偏性，可能高估青年男男性行为者艾滋病危险性行为。故研究结论限定于贵州省的特定人群，不能反映全部青年男男性行为者的艾滋病危险性行为及其社会文化因素。在今后的研究中，建议扩大研究地点抽样范围，采用更具抽样代表性的同伴推动抽样（简称 RDS）等其他抽样方法进行研究。

2. 本次研究主要采用定量与定性相结合的方法。定性研究方面，组织了当地疾病预防控制部门、男同工作组代表等利益相关方参与的小型调研座谈会进行专题小组讨论。由于青年男男性行为者不愿与非同志圈人士接触，本次研究未能对青年男男性行为者进行深入访谈和观察，影响了本研究对青年男男性行为者的亚文化特征与艾滋病危险性行为的深入探讨。建议今后的研究除采用定量研究方法外，增加人类学研究方法，深入实地观察，了解青年男男性行为者的亚文化特征及其与艾滋病危险性行为的关系。

　　3. 本次研究基于个体和群体水平艾滋病危险性行为干预理论进行研究，提出了青年男男性行为者艾滋病危险性行为的社会文化干预策略建议。但部分干预策略建议的可操作性尚未经实践检验。另外，青年男男性行为者同性性行为一直受学术界的个人权利派与社会控制派的关注。由于研究者对青年男男性行为者艾滋病危险性行为与社会文化的关系认识不够全面、系统，相关文献具有局限性，未来还需对本研究提出的干预策略建议进行广泛的论证，进一步修改完善。

第一章

相关理论与研究述评

第一节 中国青年男男性行为者艾滋病流行状况

一 中国艾滋病流行趋势

艾滋病是由艾滋病病毒引起的重大传染病[1]，是人类面临的严重的公共卫生和社会问题。艾滋病病毒感染者潜伏期较长。发病以青壮年居多，发病年龄多在 18—45 岁，即性生活较活跃的年龄段。因机体免疫力极度下降出现多种合并感染，常发生恶性肿瘤，并发生长期消耗，以至全身衰竭而死亡[2]。迄今为止，尚无根治艾滋病的特效药物，也无有效的预防疫苗。在中国，艾滋病为乙类法定传染病，以及国境卫生监测传染病。中国艾滋病流行趋势严峻，形势不容乐观。

（一）中国艾滋病疫情流行程度

总体看，中国艾滋病疫情呈低流行态势。2013 年、2017 年报告现存活艾滋病病毒感染率分别为 0.06% 与 0.052%，低于 0.8% 的世界平均水平。但是，中国自 1985 年发现第一例艾滋病病人以来，艾滋病病毒感染者和患者数量持续增加。2013 年，中国报告现存活艾滋病感染者和患者数 4.37 万人（2.63 万人为感染者，1.74 万人为艾滋病患者），死亡人数 1.36 万人。2014 年现存活艾滋病感染者和患者数比 2013 年增加 6.4 万例。2015 年，发现现存活的艾滋病感染者 57.7 万人，死亡 18.2 万人。2016 年 16 个省现存活艾滋病感染者和患者报告数比 2015 年同期增长

---

[1] 董正全、金玫华、邱志红等：《湖州市 1998—2010 年艾滋病流行特征分析》，《中国农村卫生事业管理》2012 年第 9 期。

[2] 张天、滕丹华：《获得性免疫缺陷综合征合并肺孢子菌肺炎误诊为间质性肺疾病五例分析》，《临床误诊误治》2018 年第 5 期。

10%及以上，7个省现存活艾滋病感染者和患者报告数比2015年同期有所下降。2017年1—6月，全国报告现存活艾滋病感染者和患者数6.7757万，比2016年同期增长8.5%。2017年6月，全国报告现存活艾滋病感染者和患者数为71.8万①（不含港澳台地区）。2013—2017年中国现存活艾滋病感染者和患者报告数见图1-1。

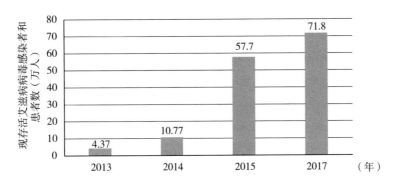

图1-1　2013—2017年中国现存活艾滋病病毒感染者和患者数②

（二）中国艾滋病疫情地区分布

中国艾滋病疫情已从早期的西南局部地区蔓延到全国各地，并具有地理和次区域不平衡特征。疫情分布范围广，地区差异大，局部地区呈高流行态势。31个省（区、市）和98.3%的县区均报告病例；19个省报告现存活数超过1万例，占全国报告总数的91.9%；中西部地区疫情较严重。云南、广西、新疆、四川、重庆等5省艾滋病病毒感染率超过0.1%；5个县全人群报告现存活感染率超过1%，为高流行水平。异性和同性传播的地区分布差异显著。2016年新报告异性传播病例主要分布在西北部和中部地区，而新报告同性传播病例主要分布于西南部和东部沿海城市，全国12个省市区同性传播比例超过异性传播比例③。

（三）中国艾滋病疫情时间分布

中国艾滋病的流行经历了4个阶段。1985—1988年为第一个阶段输

---

① 韩孟杰：《我国艾滋病的疫情形势与面临的挑战》，2017年艾滋病学术大会。
② 韩孟杰：《我国艾滋病的疫情形势与面临的挑战》，2017年艾滋病学术大会。
③ 韩孟杰：《我国艾滋病的疫情形势与面临的挑战》，2017年艾滋病学术大会。

入散发期。主要特征是病例高度分散①。中国首例艾滋病病例发现于 1985
年，为一位到中国旅游的外籍人士。后在 7 个省沿海城市发现 19 例艾滋
病病毒感染者，多为外国人或海外归国人员。1989—1993 年为第二阶段
局部流行期。主要特征是个别地区静脉吸毒人群艾滋病病毒感染呈聚集
性②。1989 年 10 月，首次报道在中国注射吸毒人群艾滋病病毒感染局部
暴发和流行，云南省与缅甸接壤的德宏州瑞丽县戒毒中心发现 79 例艾滋
病病毒感染者，感染率达 45.14%。③ 此后，在其周围几个市县的吸毒人
群中有局部蔓延。艾滋病从 7 个省扩散到 21 个省。1994—1997 年为第三
阶段增长期。主要特征是采血浆污染造成大量有偿供血员感染和艾滋病快
速在吸毒人群中传播。1995 年在安徽、河北等地单采浆献血员中发现艾
滋病感染者，并证实局部出现暴发疫情。全国除青海省外的 30 个省市区
发现艾滋病病毒感染者或艾滋病病人，并于 1996 年发现首例母婴传播病
例。④ 1998 年以来为第四阶段快速增长期。主要特征是感染人数急剧增
长、流行地区继续扩大。全国 31 个省市区均发现艾滋病病毒感染者或艾
滋病病人，部分地区出现暴发流行。⑤ 主要是因为静脉注射吸毒引起疫情
扩散，然后，传播途径逐渐转变为性途径传播，在局部地区艾滋病疫情从
高危人群向一般人群扩散⑥。

（四）中国艾滋病疫情人群分布

1. 年龄

感染者主要集中在青壮年。近年有青年、青年学生和 60 岁以上老年
人艾滋病感染者和患者数增加的趋势。新报告的 15—24 岁青年艾滋病感
染者和患者数从 2008 年的 8354 例上升到 2016 年的 1.671 万例，2017 年
1—6 月的 8320 例。2011 年到 2015 年，新报告的 15—24 岁青年艾滋病感
染者和患者检出率大约以 13% 的比例增加。青年学生占比从 2008 年的

---

① 杨月乔：《中国艾滋病预防的重要性及对策》，《医学信息》（中旬刊）2011 年第 3 期。
② 杨月乔：《中国艾滋病预防的重要性及对策》，《医学信息》（中旬刊）2011 年第 3 期。
③ 马瑛、李祖正、张开祥等：《首次在我国吸毒人群中发现艾滋病毒感染者》，《中华流行病学杂志》1990 年第 3 期。
④ Wu Zunyou, Liu Zhiyuan, Detels Roger, "HIV-1 Infection in Commercial Plasma Donors in China", *The Lancet*, Vol. 346, No. 8966, July 1995, pp. 61-62.
⑤ 杨月乔：《中国艾滋病预防的重要性及对策》，《医学信息》（中旬刊）2011 年第 3 期。
⑥ 董正全、金玫华、邱志红等：《湖州市 1998—2010 年艾滋病流行特征分析》，《中国农村卫生事业管理》2012 年第 9 期。

5.8%上升到2016年的18.3%，2017年1—6月的19.2%。全国60岁以上老年人艾滋病感染者和患者数增加，占比逐年上升。从2008年的4.3%，2009年的5.8%，2010年的7.4%，2011年的9.7%，2012年的10.2%，2013年的10.7%上升到2016年的13.3%[①]（病例数达到1.6505万例）。见图1-2。

艾滋病病毒感染者和患者数占比（%）

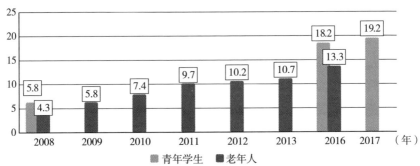

图1-2　2008—2017年不同人群艾滋病病毒感染者和患者数占比[②]

2. 性别

男女性别比例从流行早期的男性占绝对多数，演变到现在的男女性别比为3∶1。2017年1—6月新发现艾滋病感染者和患者数的男女之比为3.6∶1；2017年6月底，报告现存活艾滋病感染者和患者数的男女之比为2.7∶1。[③]

3. 民族

研究报道，不同民族的宗教信仰、传统道德及生活方式对人群性约束的影响程度不同，导致在不同民族间艾滋病感染率存在明显差异[④]。

4. 重点人群

中国艾滋病重点人群主要是青年男男性行为者、注射吸毒者和女性性工作者等高危人群。

---

① 韩孟杰：《我国艾滋病的疫情形势与面临的挑战》，2017年艾滋病学术大会。

② 韩孟杰：《我国艾滋病的疫情形势与面临的挑战》，2017年艾滋病学术大会。

③ 韩孟杰：《我国艾滋病的疫情形势与面临的挑战》，2017年艾滋病学术大会。

④ 刘晓东、杜晓锐：《2006—2015年甘肃省甘南州HIV/AIDS病例报告情况分析》，《中国艾滋病性病》2017年第5期。

（1）青年男男性行为者

青年男男性行为者在新报告艾滋病感染者和患者数占比从 2005 年的 0.3% 快速升为 2015 年的 27.6%[①]。男男性行为者艾滋病病毒感染率呈上升趋势，感染率高于其他人群。国家哨点监测数据显示，中国青年男男性行为人群艾滋病病毒感染率从 2003 年的 1%，2005 年的 1.4%，2007 年的 4.2%，2010 年的 5.7%，2011 年的 6.3%，2014 年的 7.7%[②]上升到 2016 年的 7.75%。见图 1-3。另外，男男性行为者艾滋病病毒感染率在所有大中城市出现"齐步走"式的上升趋势。[③]

（2）注射吸毒者

1989 年，在云南省发现注射吸毒者感染艾滋病病毒。共用针具使得艾滋病快速在临近地区和沿毒品走私路径传播。到 2002 年，中国大陆所有省份均发现了注射吸毒者感染艾滋病的案例。某些地区艾滋病病毒感染率高。如新疆维吾尔自治区伊犁州注射吸毒人群中艾滋病病毒感染率高达 89%。由于采取多项措施，很好控制了艾滋病注射吸毒方式的传播。2005 年以来，注射吸毒者艾滋病病毒感染率呈下降趋势，从 2005 年的 7.5%，2010 年的 6.9%，2011 年的 6.4%，2014 年的 6%，[④] 下降到 2015 年的 3%[⑤]，见图 1-3。

（3）女性性工作者

在注射吸毒为艾滋病疫情扩散主要途径的特定地区，女性性工作者艾滋病感染率超过 1%。例如，在云南省的 3 个县中，女性性工作者中的艾滋病感染率高达 5%。全国哨点监测数据显示，2011 年和 2014 年中国女

①　韩孟杰:《我国艾滋病的疫情形势与面临的挑战》，2017 年艾滋病学术大会。

②　National Health and Family Planning Commission of the People's Republic of China, *2015 China AIDS Response Progress Report*, May 2015, http://www.unaids.org.cn/en/index/Document_view.asp?id=874.

③　韩孟杰:《我国艾滋病的疫情形势与面临的挑战》，2017 年艾滋病学术大会。

④　National Health and Family Planning Commission of the People's Republic of China, *2015 China AIDS Response Progress Report*, May 2015, http://www.unaids.org.cn/en/index/Document_view.asp?id=874.

⑤　中国疾病预防控制中心性病艾滋病预防控制中心:《2015 年全国艾滋病/梅毒/丙肝哨点监测报告》，2015 年。

性性工作者艾滋病感染率分别为 0.26%，0.22%，处于低水平。[①] 见图 1-3。

艾滋病病毒感染率（%）

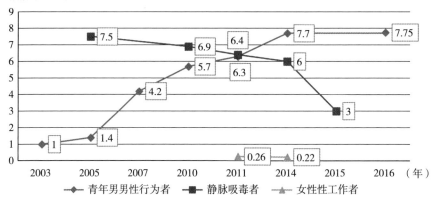

图 1-3　2003—2016 年不同人群艾滋病病毒感率

（五）中国艾滋病疫情传播途径

1. 性传播

中国艾滋病疫情传播途径由流行早期的注射吸毒途径、输血传播等血液传播转变为目前的性传播为主。2005 年，中国艾滋病病毒传播以注射吸毒传播为主，占 44.2%，输血传播占 29.6%，性传播占 11.6%（异性传播占 11.3%，同性传播占的 0.3%），母婴传播占 1.1%，传播途径不详占 13.5%。2007 年，新报告艾滋病感染者和患者数占比首次以性传播途径为主，占 42.3%（异性传播占 38.9%，同性传播占 3.4%），注射吸毒途径占 38.9%，输血传播占 9.5%，母婴传播占 1.5%，传播途径不详占 17.5%。之后，性传播占比逐年上升，2015 年达到 94.1%（异性传播占 66.5%，同性传播占 27.6%），其他途径（含注射吸毒途径、输血传播、母婴传播、传播途径不详）占 5.9%。[②] 见图 1-4。

不同性别性传播方式不同。男性 15—29 岁年龄组以同性传播为主。

---

① National Health and Family Planning Commission of the People's Republic of China, *2015 China AIDS Response Progress Report*, May 2015, http：//www. unaids. org. cn/en/index/Document_view. asp? id=874.

② 韩孟杰：《我国艾滋病的疫情形势与面临的挑战》，2017 年艾滋病学术大会。

新报告艾滋病感染者和患者数占比（％）

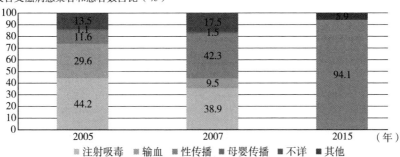

图1-4　2005—2015年新报告艾滋病感染者和患者数不同传播途径占比①

女性15岁以上各年龄组均以异性传播为主。异性传播报告病例性别差异显著。男性以商业性行为为主，占51.3%，非商业性行为占39.7%；女性以非商业性行为为主，占61.2%，商业性行为占38.8%。同性传播报告病例逐年增加。青年及青年学生病例以男男性行为同性传播为主。2017年1—6月，15—24岁青年报告病例中男男同性传播占57.7%，异性传播占42.3%。青年学生报告病例中男男同性传播占82.3%，异性传播占17.7%。男青年学生报告病例中男男同性传播占84.2%，异性传播占15.8%。②

2. 血液传播

经输血传播已得到有效控制，报告经输血感染病例逐年下降，接近零报告水平。2008年以来，新报告的注射吸毒传播病例数逐年减少，注射吸毒感染者的死亡人数逐年下降。新报告的注射吸毒病例主要来自少数省份的局部地区。③

3. 母婴传播

艾滋病母婴传播阻断项目全覆盖，艾滋病母婴传播率逐年下降。全国艾滋病病毒感染孕产妇所生产婴儿的感染率已经从未实施母婴阻断前的34.8%下降到2016年的5.7%。④

---

① 韩孟杰：《我国艾滋病的疫情形势与面临的挑战》，2017年艾滋病学术大会。
② 韩孟杰：《我国艾滋病的疫情形势与面临的挑战》，2017年艾滋病学术大会。
③ 韩孟杰：《我国艾滋病的疫情形势与面临的挑战》，2017年艾滋病学术大会。
④ 韩孟杰：《我国艾滋病的疫情形势与面临的挑战》，2017年艾滋病学术大会。

二 中国青年男男性行为者基本情况

根据青年男男性行为者活动场所不同，通过实体场所（酒吧、浴池、茶社、公园等）、虚拟场所（基于互联网及其衍生产品平台建立的虚拟活动空间）、男男性行为者志愿者或社区小组、自愿咨询检测（VCT）门诊和医疗机构等方式招募调查对象开展调查。通过访谈、问卷调查获得青年男男性行为人群活动场所的信息，绘制青年男男性行为人群活动场所分布图，了解青年男男性行为人群特点、需求和目前干预存在的问题，分析青年男男性行为人群艾滋病危险因素，确定干预工作的切入点和重点活动。结合现有青年男男性行为人群规模估计的各种方法，估算当地青年男男性行为人群规模基数，以合理确定干预覆盖面等工作目标。下面着重介绍青年男男性行为者类型、人群规模。

（一）中国青年男男性行为者类型

男男性行为者（Men Who Have Sex with Men，MSM）指与男性发生过口交或肛交的男性。青年男男性行为者指年龄40岁及以下的男男性行为者。中国青年男男性行为者社会人口学特征表现为年龄趋于年轻化，十四到二十多岁的青少年中男男性行为较多；文化程度较高；婚姻状况以未婚为主；职业分布较为广泛，在商业服务、干部、教师、医生及学生中占较高比例；流动性较强，以居住城市为主。根据活动场所、性取向、性行为角色、性交易性质等可将青年男男性行为者分为不同类型①。

1. 按性取向划分

性取向，又称性倾向是指一个人对同性、异性或多种性别的人在爱情和性欲方面的吸引。按照性取向划分，青年男男性行为者可分为青年男同性恋者、青年男双性恋者、曾与男性发生过性行为的青年男异性恋者。其中，青年男同性恋者（Gay）俗称青年男同或同志，是青年男男性行为人群的核心，常泛指青年男男性行为者，是艾滋病预防干预工作的重点。青年男双性恋者通常与男性和女性都发生性行为。在中国，由于社会的压力，青年男同性恋者或男双性恋者多与女性结婚。青年男同性恋者或男双性恋者可能会将艾滋病由青年男男性行为人群传染到异性恋人群中，成为

---

① 中国疾病预防控制中心性病艾滋病预防控制中心：《男男性行为人群预防艾滋病干预工作指南》，2016年，第4—6页。

艾滋病传播的"桥梁人群"。直男即异性恋男子，指在一般情况下性取向
为喜欢女性的男性。曾与男性发生过性行为的青年男异性恋者包括青年男
男性工作者和境遇性男同性恋者。青年男男性工作者，即 MB（Money
Boy），仅为了获得经济利益或某些特殊情景下与同性发生性行为，在青
年男男性行为人群中所占比例很低。境遇性男同性恋者指在单性环境中男
异性恋者与男性发生同性性行为。当性环境改变，男异性恋者放弃同性性
行为，返回异性性行为。

　　2. 按活动场所划分

　　按青年男男性行为人群寻找性伴的主要活动场所划分，青年男男性行
为人群可以分为酒吧型、浴池型、公园型、互联网型和其他型，各型分别
代表不同的男男性行为亚人群，虽然各型之间存在交叉和重叠，但各型男
男性行为亚人群特征不同，因而对干预工作的意义也各不相同。

　　（1）酒吧型

　　指青年男男性行为人群主要在同性恋酒吧、会所、歌舞厅、茶室等经
营性场所寻找性伴，以男同性恋者为主，较少在场所内发生性行为。

　　（2）浴池型

　　指青年男男性行为人群主要在同性恋浴池、桑拿、足疗、按摩等经营
性场所寻找性伴，以男同性恋者为主，常发生危险性行为。

　　（3）公园型

　　指青年男男性行为人群主要在公园（青年男男性行为人群活动的公
园又称渔场）、草地、公共厕所等非经营性场所寻找性伴，以男同性恋者
为主，在公园、草地交友，公厕内交友或发生性行为。

　　（4）互联网型

　　随着互联网的发展和新媒体的普及，青年男男性行为人群交友方式也
更为多样化，越来越多的青年男男性行为人群通过互联网社交媒体等虚拟
场所进行交友。移动互联网和社交媒体日益成为该人群活动的主要场所，
主要有三种形式，即同志交友软件，聊天室、网站，QQ 群、微信群。同
志交友软件为一种安装在智能手机客户端的同志交友软件。可定位距离，
便于寻找和联系同性性伴。中国国内常见的男同社交软件有 Blued、
Jack'd、赞客（Zank）、Grinder、同志公园（Gaypark）。聊天室、网站为
网络虚拟交友场所。在聊天室、网站通过聊天或个人资料寻找和联系同性
性伴。QQ 群、微信群为建立各种主题的同志 QQ 群和微信群，便于相同

喜好的青年男男性行为人群相互认识，寻找同性性伴。

（5）其他型

不属于上述四种类型。

3. 按性行为角色划分

青年男男性行为人群根据发生插入性行为时不同的性角色，可大致分为肛交口交插入方（主动方）、肛交口交被插入方（被动方）以及既作为插入方又作为被插入方三类。根据不同的称谓，在青年男男性行为人群中，插入方被称为"1 号"或"攻"，被插入方则称为"0 号"或"受"，而既可作为插入方又可作为被插入方者被称为"0.5 号"。

4. 按性交易性质划分

按照青年男男性行为人群性行为是否涉及商业性性交易，可以将青年男男性行为人群划分为有商业性性行为和无商业性性行为青年男男性行为人群。

有商业性性行为青年男男性行为人群包括性服务提供者和接受者。性服务提供者即男性性工作者或男性卖淫者，又称 MB，性服务接受者即嫖客。大多数性服务提供者拥有多个性伴，该人群的安全套使用率较低，且为男性提供性服务时也为女性提供相应的服务。这些未采取保护性措施的行为容易导致艾滋病病毒的传播。[①]

无商业性性行为常指 419、4N9、同性固定性伴性行为。419 是"一夜情"的别称，因一夜情的英文"for one night"和 419 的英文"four one nine"的发音非常相似。4N9 英文原称"for N night"，指有一定情感关系，愿意经常联系，但不会做"一对一"固定情侣的性关系形式。同性固定性伴性行为指同性"一对一"固定情侣的性关系。

5. 其他分类

按是否是跨性别人群，还可以分为跨性别者和非跨性别者。跨性别人群主要指那些生理性别和心理性别认同或表现不一致的人。其中，男性跨越成为女性者（Transwomen）由于具有男性生理特征易发生肛交性行为。

---

① 蔡于茂、刘惠、潘鹏等：《深圳市男男性工作者艾滋病/性病高危行为调查》，《中国艾滋病性病》2008 年第 2 期。

（二）中国青年男男性行为人群规模

由于青年男男性行为人群具有广泛性和隐蔽性，活动方式、关系方式隐蔽又多样。而且，受中国传统文化的影响，多数男同性恋者不愿向非男同性恋者表明其性取向（即未出柜）。另外，调查方法具有局限性，很难准确测算青年男男性行为人群数量规模。

国外应用枚举法、乘数法、捕获再捕获法、人群调查法、德尔菲（Delphi）评价法等调查方法估算青年男男性行为人群规模。1920 年，赫希非尔德对 3600 名德国成年男子调查结果显示，同性恋者占 2.3%。1948年金赛报道，同性恋者占成年男性的 4%。1993 年美国大样本调查结果显示，认为是男同性恋者/男双性恋者占 2.8%，能感受到同性吸引力者占 6%[①]。1990 年，联合国艾滋病规划署在多个国家组织调查。调查结果显示，与同性、异性都发生过性行为的男性（含男双性恋者、与男性发生性行为的男异性恋者），在美国占男性人口的 10%—14%，泰国为 6%—16%，巴西为 5%，秘鲁为 15%，挪威为 3%。如加上男同性恋者（主要与男性发生性行为的男性），则青年男男性行为人群的比例更高[②]。

在中国，一些专家和专业机构根据性行为社会学调查或青年男男性行为人群专项抽样调查对同性恋人群、青年男男性行为人群进行过估算。潘绥铭主持的 1999—2000 年性行为社会学调查结果表明，在 20—64 岁的成年男性中，认为自己是同性恋者占 2.0%；承认曾与同性发生过性行为的男性占 1.9%。大学男生有过同性性行为占 16.6%；仅有同性恋心理倾向的男生占 8.4%，行为和倾向两者都有的男生占 4.2%。刘达临的调查结果显示，大学男生中有过同性性行为的比例为 7.0%—8.3%[③]。张北川主持的 2001 年男男性行为人群艾滋病性病高危性行为调查结果表明，约半数男同性恋者或男双性恋者与异性恋男性发生过性行为，人均 4—5 人，并由此推测中国青年男男性行为人群占成年男性的 10%—15%[④]。李银河

---

①　赖文红、罗映娟：《男男性接触者高危行为与 HIV 感染》，《预防医学情报杂志》2008 年第 3 期。

②　中国疾病预防控制中心、中英性病艾滋病防治合作项目：《艾滋病防治工具书：MSM 人群干预》，人民卫生出版社 2006 年版，第 4—5 页。

③　高燕宁：《同性恋健康干预》，复旦大学出版社 2006 年版，第 85—87 页。

④　张北川、李秀芳、史同新等：《中国大陆男男性接触者艾滋病性病高危行为情况调查》，《中华流行病学杂志》2001 年第 22 卷第 5 期。

认为，在不同的文化环境中均存在男同性性取向和性行为，其分布大致均衡。不论是对男同性恋相对宽容的北欧社会，还是对男同性恋相对苛刻的天主教国家，男同性恋者所占比例均十分接近并保持稳定，并推测中国男同性恋者占男性成年人口的 3%—4%①。2004 年，中国疾病预防控制中心，艾滋病性病预防控制中心首次大规模青年男男性行为人群专项调查结果显示，中国青年男男性行为者约占青年男性人群的 2%—4%，并估算中国有 500 万—1000 万青年男男性行为者②。近期，姜拥军报道，中国青年男男性行为人群大约 960 万—2400 万人③。此外，同志圈知情人士依据当地同志交友软件交友人数，酒吧、浴池、公园等场所男同人数估算当地青年男男性行为人群规模。

三　中国青年男男性行为者艾滋病流行特征

中国青年男男性行为者艾滋病流行呈现疫情流行程度较严重并呈上升趋势、新发感染地区差异大、感染人群艾滋病疾病进展速度快、新报告病例以青年及青年学生为主等特征。

（一）艾滋病疫情流行程度较严重并呈上升趋势

2016 年，中国青年男男性行为者艾滋病疫情在全球处于第 47 位，属中低水平。但增长速度很快。中国自 1989 年在青年男男性行为人群中发现首例艾滋病患者以来，青年男男性行为人群艾滋病病毒感染者/患者数不断增加，呈上升趋势。从 2008 年的 3438 例、2012 年的 1.5768 万例增加到 2015 年的 3.2617 万例。青年男男性行为人群新发现艾滋病病毒感染者和患者数占比呈上升趋势，从 2005 年的 0.5% 上升至 2015 年的 27.6%。国家哨点监测结果显示，全国范围内青年男男性行为人群艾滋病病毒感染率从 2003 年的 0.9%，2007 年的 2%，2010 年的 5.7%，2011 年的 6.3%，2013 年的 7.3%，2014 年的 7.3%，2015 年的 8.0% 上升至 2016 年的 7.75%④。

---

① 李银河：《同性恋亚文化》，内蒙古大学出版社 2009 年版，第 9 页。
② 张卓然、邵一鸣、关琪等：《中国 HIV21B C 重组病毒的 gag-pol 区基因序列特征分析》，《中华医学杂志》2004 年第 5 期。
③ 姜拥军：《MSM 人群 HIV 疫情特征及防治研究进展》，2017 年艾滋病学术大会。
④ 姜拥军：《MSM 人群 HIV 疫情特征及防治研究进展》，2017 年艾滋病学术大会。

　　某些城市青年男男性行为人群的艾滋病病毒感染率上升迅速。在成都，青年男男性行为人群艾滋病病毒感染率从 2003 年的 0.6%，2004 年的 1.0%，2005 年的 1.3%，2006 年的 4.6%，2007 年的 10.6%持续攀升到 2008 年的 12.9%；在重庆，青年男男性行为人群艾滋病病毒感染率从 2006 年的 10.4%，2007 年的 10.8%，2008 年的 16.3%上升到 2009 年的 19.2% [1]。见图 1-5。

艾滋病病毒感染率（%）

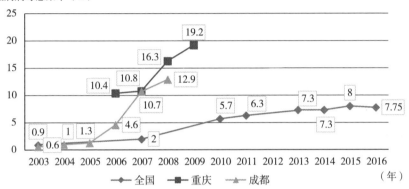

图 1-5　2003—2016 年青年男男性行为者艾滋病病毒感染率[2]

　　与其他高危人群相比，青年男男性行为人群艾滋病病毒感染率远高于注射吸毒人群、女性性工作者等其他监测人群。2012—2014 年，中国青年男男性行为人群艾滋病病毒新发感染率为 5.50/100 人年，高于女性性工作者（1.2/100 人年）、戒毒所静脉吸毒者（0.7/100 人年）、美沙酮门诊静脉吸毒者艾滋病病毒新发感染率（0.5/100 人年）。[3]

（二）艾滋病病毒新发感染地区差异大

　　青年男男性行为人群艾滋病病毒新发感染主要分布于西南部和东部沿海城市。2008 年 4 月至 2009 年 9 月，全国 61 个城市青年男男性行为人群

---

　　① Ministry of Health of the People's Republic of China, *2012 China AIDS Response Progress Report*, March 31, 2012, http：//unaids. org. cn/pics/20120614140133. pdf.

　　② 姜拥军：《MSM 人群 HIV 疫情特征及防治研究进展》，2017 年艾滋病学术大会。"Ministry of Health of the People's Republic of China"，*2012 China AIDS Response Progress Report*，March 31，2012，http：//unaids. org. cn/pics/20120614140133. pdf。

　　③ 姜拥军：《MSM 人群 HIV 疫情特征及防治研究进展》，2017 年艾滋病学术大会。

艾滋病病毒感染状况调查结果显示，青年男男性行为人群总体艾滋病病毒感染率为 4.9%。但不同地区，艾滋病病毒的感染率存在较大差异。一些西南城市、上海及周边城市、沈阳及周边城市、北京和天津的艾滋病病毒感染率分别为 20%，5%—11%，4.3%—10%，4.6%—8.3%。[1] 对青年男男性行为人群的群组调查结果显示，一些城市的年新增感染率高。重庆每百人每年感染 10 人，辽宁省每百人每年感染 4.92 人[2]。另外，研究报道，15—24 岁青年男男性行为人群艾滋病病毒感染率为 5.0%（95%CI：3.9%—6.5%）。西部地区艾滋病病毒合并感染率为 6.3%（95%CI：4.7%—8.5%），显著高于东部（4.2%）（95%CI：2.6%—6.6%）、中部地区（1.9%）（95%CI：0.8%—4.6%）（$P<0.05$）。[3]

（三）艾滋病病毒感染人群艾滋病疾病进展速度快

可能由于中国青年男男性行为者具有某些艾滋病病毒病毒学、免疫学特征，中国青年男男性行为人群艾滋病病毒感染者的艾滋病疾病进展速度快于欧洲青年男男性行为人群；青年男男性行为人群艾滋病病毒感染者多重感染率高，艾滋病疾病进展快于静脉吸毒及异性传播。

（四）艾滋病新报告病例以青年及青年学生为主

研究报道，2008—2012 年，新发现的青年男男性行为人群艾滋病病毒感染者年龄集中在 20—40 岁。20—30 岁病例占全部病例的 45%—52%，20—40 岁病例占全部病例的 70%—80%。2015 年新发现的青年男男性行为人群艾滋病病毒感染者中 20—39 岁占 71%。文化程度较高，大学及以上学历占 42%。2015 年新发现的学生艾滋病病毒感染者中，大中专学生占 77.5%，青年男男性行为者比例高达 82.6%。[4]

---

[1]　颜苹苹、林勋、陈亮等：《福建省哨点监测 MSM 人群 HIV 感染率及影响因素分析》，《海峡预防医学杂志》2013 年第 3 期。

[2]　Wu Z. Y., Xu J., Liu E. W., et al, "HIV and Syphilis Prevalence Among Men Who Have Sex With Men: Across-Sectional Survey of 61 Cities in China", *Clin Infect Dis*, Vol. 57, No. 2, 2013, pp. 298-309.

[3]　曹越、孟详喻、翁鸿等：《中国青年男男性行为人群艾滋病相关行为及感染状况 Meta 分析》，《中华流行病学杂志》2016 年第 7 期。

[4]　姜拥军：《MSM 人群 HIV 疫情特征及防治研究进展》，2017 年艾滋病学术大会。

第二节　青年男男性行为者艾滋病危险性行为干预

一　青年男男性行为者艾滋病危险性行为概念

性行为是构成人与人亲密关系的重要环节，通过其行为表现达到性的愉悦和性压力的释放。

（一）人类的性行为

性行为是人类的一种基本行为，旨在满足性欲和获得性快感而出现的动作和活动。狭义的性行为就是性器官的结合，即性交。广义的性行为是与性有关的行为。性行为是满足性生理、性心理的需要。

1. 性行为分类

根据不同的分类标准，性行为可进行不同分类。

（1）按性行为含义，可分为目的性性行为、过程性性行为、边缘性性行为。目的性性行为即性交。性交是性行为的直接目的和最高体现。过程性性行为指性交前、后的吻、爱抚等行为。边缘性性行为是表示爱慕，不以性交为目的。

（2）按性欲满足程度，可分为核心性性行为、边缘性性行为、类性行为。核心性性行为即两性性交行为，性欲得到满足。边缘性性行为，如接吻、拥抱、爱抚等，性欲部分得到满足。类性行为为无肉体接触，如隔触碰性敏感部位，性欲部分得到满足。

（3）按社会文化发展的标准，可分为正常的性行为、反常的或变态的性行为、违法的性行为。正常的性行为指符合所处文化环境规范（道德规范、法律规范、民俗规范）的性行为。反常的或变态的性行为指不符合所处文化环境规范的性行为。违法的性行为指违反所处文化环境法律规定的性行为①。

（4）按性交对象，可分为一般性交、工具交、兽交等。

（5）按性行为方式，可分为接吻、抚摸、阴道交、口交（即生殖器与口腔性交的行为）、肛交（即生殖器与肛门性交的行为）、股交（即生殖器在对方的大腿间摩擦以达到性高潮的性行为）、指交、自慰、手淫、

---

① 钱明、张颖、沈晓红：《健康心理学》，人民卫生出版社2013年第2版，第159页。

乳交、吻足、吻肛、拳交等。这些行为不仅在男男之间、男女之间、女女之间都有发生。

2. 性行为的心理学基础

20 世纪 50 年代，以心理学家威廉姆·马斯特斯（William M.）和维吉尼亚·琼森（Virginia J.）为代表的科学家开始客观揭示人类性行为的生理和心理机制①。人类性行为受性心理支配。性心理指性在人脑中的主要映像，是与性有联系的或以性为内容的各种心理过程以及与人格特质相联系的关于性的心理活动。性心理内容包括性意识、性人格和性无意识。

（1）性意识

性意识包括性认知过程、性情感过程和性意志过程。

①性认知：指人脑对性的现象、性的本质的反映过程，即个体对性的注意、感知觉、记忆、思维、想象心理活动。性认知是每一个个体产生成熟的性认识和性行为的基础，是个体在生长发育过程中随着性生理发育的成熟和社会经验的逐步积累形成的性心理活动。

②性情感：指人类对性对象、性行为是否符合自身需要所产生的态度体验，主要包括性爱、性美感、性道德感等。人类对性的认识过程通过丰富的情感表达出来。性情感具有两极性、复杂性、动力性等三个特点。两极性指表现出两性之间的爱恋和思念，或者表现出仇恨和嫉妒。复杂性指爱的表达可以深藏不露，也可以表露过度或反向表达。动力性指性既可以成为人们追求性满足、采取性行为的动力，也可以成为人们厌倦、憎恨性行为、消极、悲观、犯罪的驱动力。

③性意志：指性以及在相关事件中的意志表现。性意志对行为具有调节作用。主要表现在两方面。一方面，性意志对行为具有推动作用。个体为达到一定的目的，将性需要转化为性动机，推动个体为达到预定的目的，克服困难，采取必需的行动。另一方面，性意志对行为具有抑制作用。个体意志可以抑制不符合预定目的的行为，在性生活中实现性抑制和性适应，约束或者克制某些性行为。

（2）性人格

指个体对性以及有关事件的社会适应过程中表现在自我意识、需要、动机、能力、兴趣、性格、行为等方面的内部倾向性和心理特征的总和。

---

① 韦波、张作记：《行为医学》，人民卫生出版社 2013 年第 2 版，第 56—58 页。

①性自我意识：指个体对自身性、性别、性别角色的认识和态度。性自我意识成熟的标志是个体能认识到自己生理层面的性、心理层面的性别、社会层面的性别角色。性自我意识是社会化的结果，是性人格的重要组成奇分，是人类性行为区别于动物的主要特征之一。

②性需要：指个体对性需求在大脑中的反映，是具有实施性行为的动力性，是引发性行为的源泉。正常人的性需要通过爱情来实现，能够根据客观条件和社会行为的道德规范有意识地调节自己的性需要。

③性动机：是一种直接推动个体进行性行为，从而满足性需要的内在驱动力。内在需要和外在刺激是动机产生的两个必要条件。最易引起性动机的外在刺激是感觉刺激。

④性能力：是个体顺利完成性活动所必备的心理特征，包括性感知能力、性模仿能力、性观念、性记忆、性经验等心理品质及性爱抚、性幻想、性交等技巧。性能力的形成和发展来自于生活实践，并在性活动中表现出来，直接影响个体的性生活质量。

⑤性兴趣：指针对性及与性有关的事件的倾向性。对个体的性心理及性行为产生重要的影响，具有导向作用。

⑥性度：指个体男性化或者女性化的程度，是抛开两性解剖、生理上的差异，反映某性别个体在性格、气质、行为方式等人格特征的性别倾向性，如男性化、女性化、中性化。性度主要受社会因素、心理因素和生理因素的影响。

（3）性无意识

指在日常生活中，个体没有意识到的性心理活动和行为。如性梦、梦遗、催眠时心理疏导。

3. 性行为的神经调节机制

性行为的调控机制较复杂，涉及自主神经系统、外阴处的外周循环系统、脊髓及下腹部的外周神经、大脑中枢神经系统、内分泌系统。这些系统的复杂交互作用构成对性行为的神经内分泌调节。在中枢神经系统中，大脑发挥着调控指挥中心的角色，对感觉通道接受的信息中与性相关的部分进行合理选择和筛选并指导其余神经系统进行相应的反应。在外围神经系统中，脑脊髓传入神经携带感觉通道的信息到达中枢神经系统，而传出神经则携带大脑相应的指令传至肌肉，自主神经系统则对与性相关的生理反应进行调节。

4. 性行为的激素调节机制

性激素是由内分泌腺体分泌的一种类固醇类化学物质，在组织和促进个体性发展和与性行为相关的神经发展过程中扮演重要的作用。性激素包括雌激素与睾酮。性激素的合成和释放主要受下丘脑和垂体的调节。性激素对性行为具有调节和控制作用。性激素可通过调节对外界性刺激的反应阈限调节性唤醒的程度。在中枢神经系统内，性激素水平决定了对性刺激的反应唤醒程度。在外周神经系统内，性激素决定了感受器对刺激的反应程度。

（二）青年男男性行为者性行为方式

青年男男性行为者性行为方式指男性与男性发生的性交方式[1]，包括接吻、口交、肛交、股交、指交、手交、工具交、舔舐、肛吻，以及少见的虐恋方式的其他性交方式，如拳交等。

接吻：指两个体以嘴唇和舌头相接触，包括深吻和浅吻。

口交：指将阴茎插入对方口内通常伴有射精，包括主动口交和被动口交。主动口交指将阴茎插入对方口内。被动口交指对方阴茎插入本人口内。

肛交：指将阴茎插入对方肛门，包括主动肛交和被动肛交。主动肛交指将阴茎插入对方肛门。被动肛交指对方阴茎插入本人肛门。在青年男男性行为人群有人自称是口交或肛交的主动一方或被动一方，但实际情况并不绝对，互为主动和被动性对象的情况常见。

股交：指阴茎在两腿之间的摩擦而达到高潮。

指交、拳交：指将手指或拳头放入性伴的肛门内的性行为方式，包括主动指交、主动拳交、被动指交、被动拳交。拳交在具有虐恋倾向的性对象之间才会发生，极为少见。

手交：指用手抚摩生殖器及身体上的敏感部位，以达到性高潮和性满足的行为，包括自慰和相互手交。相互手交指性伴侣之间用手抚摩对方的生殖器及身体上的敏感部位。

工具交：指以器具替代阴茎插入达到性高潮。一般指性工具对肛门的插入。

---

[1]　中国疾病预防控制中心、中英性病艾滋病防治合作项目：《艾滋病防治工具书——MSM人群干预》，人民卫生出版社 2006 年版，第 9—10 页。

舔眡：指单方或双方用舌头对身体各部位的舔眡。

肛吻：指用舌头亲吻肛门的性行为方式。

群交（即群 P/群趴）：指两人以上同时参与性活动。

（三）青年男男性行为者艾滋病危险性行为概念

青年男男性行为者艾滋病危险性行为概念主要从传染病学、行为学、社会学等三视角分析。

1. 传染病学视角

青年男男性行为者艾滋病危险性行为指青年男男性行为人群具有感染和传播艾滋病病毒有关的无保护性行为（无保护指在性交中不经常使用安全套）。性行为方式与艾滋病病毒感染有关，按其危险程度高低依次为肛交、口交、指交、拳交、肛吻、股交、工具交、接吻等①，

肛交与艾滋病。无保护的肛交行为是高危险行为，受感染的概率相当高。肛交时直肠黏膜极易破损。当性高潮时，哪怕不射精，阴茎也有体液渗出。如果插入方是艾滋病病毒携带者或艾滋病病人，艾滋病病毒将有机会随体液通过破损直肠黏膜进入对方血液，从而使被插入方感染艾滋病病毒。

口交与艾滋病。一般认为口交是高危险行为，因口腔不健康，如牙龈出血，口交中将对方阴茎咯破导致血液交换。

指交、拳交与艾滋病。无保护的指交、拳交危险程度较高，因易造成直肠黏膜破损。如果手上存在小伤口将增加感染艾滋病病毒的概率。

肛吻与艾滋病。肛吻危险程度较低。如果存在牙龈出血、黏膜破损等口腔不健康状况有感染艾滋病病毒可能。

股交与艾滋病。股交危险程度较低。如果双方有皮肤破损，则有感染艾滋病病毒可能。

手交与艾滋病。手交危险程度较低。如果双方手上有皮肤破损，则有感染艾滋病病毒可能。

工具交与艾滋病。工具交程度较低。如果性交器具未严格消毒，则有感染艾滋病病毒可能。

接吻与艾滋病。接吻一般不会感染艾滋病病毒。如果发生咬破口唇的

---

① 中国疾病预防控制中心、中英性病艾滋病防治合作项目：《艾滋病防治工具书——MSM人群干预》，人民卫生出版社 2006 年版，第 10 页。

深吻，则有被艾滋病病毒感染可能。

2. 行为学视角

青年男男性行为者艾滋病危险性行为是一种行为问题，属强依赖性行为。应承认其发生的生物和心理机制，承认生物遗传、心理欲望、行为惯性对行为发生和维持的作用。体内的性激素是危险性行为的生物机制。它由长期记忆中的自动化行为的图式控制。它的发生往往开始于某些特殊的情境，行为一旦启动就会通过不间断地重复体验快感而形成一种行为模式。每当环境线索足够强时就会不由自主地发生冲动，而且难以阻止。一种行为后紧跟一种结果，从而产生了得到某些结果而重复这种行为不断增长的需要。

3. 社会学视角

青年男男性行为者艾滋病危险性行为是一种以社会因素为主导的社会失范行为。其流行具有其社会根源。个体艾滋病危险性行为的发生往往是在特殊的社会情境之下。艾滋病危险性行为在一个社会中流行主要有其社会环境条件。个体原因只能解释同一社会背景包括同一文化背景下艾滋病危险性行为的个体差异。同一社会背景则可以解释其群体差异。例如，1949 年以前，中国的危险性行为比较严重。新中国成立以后，由于社会制度的变化和整个社会精神文化的导向，危险性行为在 20 世纪 50 年代基本得以控制。改革开放以后，随着社会经济发展、精神文化的开放和人口的大规模流动，中国的危险性行为重新成为严重的问题。这种现象无法完全用国人的人格变化等人体因素来解释，应理解为在社会转型的大背景下出现的社会问题。另外，青年男男性行为者艾滋病危险性行为是一种社会化的行为方式，社会化养成是危险性行为预防和矫正必须重视的手段。危险性行为的发生离不开社会情境，家庭和社会影响人们对危险性行为所持的态度。由于经济动机的驱动，社会上存在的"纵欲"和"煽情"现象对社会化养成不利。为制止危险性行为在社会中的流行，必须重视社会控制策略和方法，主要是社会控制以合理为前提，采取针对社会精神文化塑造和管理方法[①]。

本研究在青年男男性行为者艾滋病危险性行为定义上采取传染病学视

---

① 杨廷忠、李鲁、王伟：《艾滋病危险行为扩散的社会学研究》，中国社会科学出版社 2006 年版，第 9 页。

角，即青年男男性行为者艾滋病危险性行为指发生在青年男男性行为人群健康个体与艾滋病病毒感染者或艾滋病病人之间的带有体液交换性质的性行为。包括初次同性性行为、男友同性性行为、临时性伴同性性行为、商业性伴同性性行为、多性伴性行为。

二 青年男男性行为者艾滋病危险性行为干预理论

改变艾滋病危险性行为是一项复杂的多维度的系统工程。其行为干预实践必须得到相关理论指导。最初，行为干预理论大多假设给予个体正确的艾滋病传播和预防信息将导致个体艾滋病危险性行为的改变。然而，研究结果表明，对大多数个体而言，光靠教育尚不足以改变其行为。后来，行为干预基于个体心理和认知理论，强调加强个体有关减少艾滋病感染的技能技巧训练。最近，社会科学研究人员研究发现，在艾滋病危险性行为干预中必须考虑个体有关的社会文化因素，因为性行为发生在特定环境中除了个体以外，社会结构和社会环境也对艾滋病危险性行为起很重要的作用。按行为干预层次，青年男男性行为者艾滋病危险性行为干预策略可分为个体水平、群体水平和社会水平行为干预策略[①]。下面，将简述其干预策略相关的主要理论。

（一）个体水平行为干预理论

个体水平行为干预策略强调通过大众和群体预防，开展艾滋病知识、教育、传播，同伴教育，以及艾滋病病毒抗体检测和咨询等干预活动，提高目标人群性交流/安全套使用协商的能力，帮助目标人群增强安全套使用技能，从而促使行为改变，并形成避免艾滋病危险性行为的社会规范。其理论基础是危险行为的心理学模式，分为预测危险行为、预测危险行为改变、预测保持安全行为等三类。预测危险行为改变模式研究当个体试图改变行为时个体所经历的情形。通常这些理论或模式将个体因素作为自变量，而不考虑个体与社会、文化和环境的相互作用。基于心理—行为理论的预防艾滋病行为干预的核心是让目标人群提高减轻艾滋病危险的技能。理论主要包括健康信念模式，社会认知理论，合理行动理论和艾滋病危险减轻模式（艾滋病危险减轻模式的描述请参阅绪论中理论基础与研究分

---

① 中国疾病预防控制中心性病艾滋病预防控制中心：《男男性行为人群预防艾滋病干预工作指南》，2016年，第2页。

析框架部分）等心理学理论。

1. 健康信念模式

健康信念模式（Health Belief Model）认为，健康行为与人们的社会人口学特征，知识和态度有关。人们对健康所持的理念即健康信念决定着人们的各种健康行为，健康信念是人们改变行为的关键。具有良好健康信念的人会重视自己的健康，会以实际行为追求和保持自己的健康状况，避免不利于健康的行为和生活方式。

健康信念模式的形成主要受两个理论的影响。一是刺激反应理论（行为结果对行为的强化）；二是价值期望理论，即行为由行为结果的价值和实现的可能性来决定。在健康行为方面，价值期望指的是渴望避免疾病和得到好的结果（价值）；某些特殊的行为将会预防疾病（期望）。

健康信念模式的假设是个体是否改变不利健康的行为取决于人们是否具有如下信念：（1）认识到疾病或健康危险因素的威胁（即知觉到易感性）；（2）意识到这些问题的严重性（即知觉到严重性）；（3）确信通过采取某些行动，确实能够避免某些负性健康结果（即知觉到益处，知觉到效果，知觉到障碍，行动暗示）；（4）确信自己能成功克服困难采取一个推荐的行为（即自我效能）。因此，健康信念模式的核心是促使人们改变信念即对相关疾病威胁知觉和行为评估，以达到改变行为的目的。相关疾病威胁知觉指疾病易感性和疾病后果严重性的认知。行为评估指行为改变的有效性、行为改变的投入和收益及行动实施的障碍等评估。人们权衡改变行为的得失，和改变行为的障碍或难易程度。当得大于失时，行为改变成为可能。

基于健康信念模式的青年男男性行为者艾滋病危险性行为干预策略为：（1）通过宣传教育、说服以及典型案例说明，使目标人群建立"性危险行为健康后果威胁"的信念，包括一般健康信念、不良性行为易于导致艾滋病的信念和艾滋病具有严重性的信念。在此基础上，让目标人群意识到无保护性性行为会使自己处于相当危险的境地。（2）通过与目标人群充分讨论，使目标人群确信安全性行为可以有效预防艾滋病，安全性行为可以带来多方面益处。[①]然而，安全性行为并非容易的事情，性观念、性取向、性伴态度及情境因素有很大挑战。

---

① 杜玉开、丁辉、李芬等：《生殖健康概论》，人民卫生出版社 2012 年版，第 45—47 页。

2. 社会认知理论

社会认知理论（Social Cognitive Theory）认为，个体试图采取的健康行动大多来自与同伴的互动过程，因而个体与同伴的互动关系则是改变人群，尤其是改变亚文化人群健康相关行为的关键。社会认知理论主要包括三元交互决定论、观察学习、自我效能。

三元交互决定论。行为到底是由外部力量决定的还是由内部力量决定的，长期以来存在两种决定论：个体决定论和环境决定论。个体决定论强调人的内部心理因素对行为的调节和控制，环境决定论强调外部环境因素对行为的控制。三元交互决定论将环境因素、行为、人的身体因素三者看成是相互独立、同时又相互作用，从而相互决定的理论实体。其中，个体的主体因素包括行为主体的生理反应能力、认知能力等身心机能。所谓交互决定，是环境、行为、人三者之间互为因果，每二者之间都具有双向的互动和决定关系。在三元交互决定论中，首先，人的主体因素如信念、动机等往往强有力地支配并引导其行为，行为及其结果反过来影响并最终决定思维的内容与形式以及行为主体的情绪反应。其次，个体可以通过自己的主体特征如性格、社会角色等引起或激活不同的环境反应。再者，行为作为人与环境之间的中介，是人用以改变环境，使之适合人的需要而达到生存的目的并改善人与环境之间的适应关系的手段，而它不仅受人的需要支配，同时也受环境的现实条件的制约。

观察学习亦称替代学习，指一个体通过观察他人的行为及其强化结果习得某些新的反应，或使他已经具有的某种行为反应特征得到矫正。按信息加工的模式对观察学习进行分析。观察学习是由四个相互关联的子过程组成的即注意过程、保持过程、产出过程、动机过程。注意过程指在观察时将心理资源开通的过程，决定着观察者选择什么样的示范原型。保持过程是对示范活动的保持，要对示范活动进行保持就必须以符号的形式把它表象化，从而保留在记忆中。观察学习主要依存于两个表象系统表象和言语。其中，言语编码较之视觉表象在观察学习时更具有确实性。产出过程是把符号表象转换成物理形式的外显行为的过程。动机过程指观察着在特定的情境条件下由于某种诱因的作用而表现示范行为的过程。总之，观察学习只有在这四个过程都完成的基础上才能实现。

自我效能是个体对自己与环境发生相互作用效验性的一种自我判断。自我效能感强的人能对新的问题产生兴趣并全力投入其中，能不断努力去战胜困难，而且在这个过程中自我效能也将会不断得到强化与提高。相反，自我效能感差的人总是怀疑自己什么都做不好，遇到困难时一味地畏缩和逃避。自我效能是通过实践的成败经验、替代性经验、言语的劝导、身心状态等四个方面的信息来获得或形成。实践成败经验即个体对自己的实际活动过程中所取得的成就水平的感知，成功经验增强其自我效能感，反之降低自我效能感。替代性经验的效能信息，指看到能力等人格特征和自己相似的他人，在活动中取得了成功的观察结果，能够使观察者相信当自己处于类似活动情境时也能获得同样的成功，从而提高观察者的自我效能感。言语的劝导指接受别人认为自己具有执行某一任务的能力的语言鼓励而相信自己的效能。身心状态会影响自我效能的水平，个体在追求目标时，自我效能通过生理唤起来影响行为改变。乐观积极的自己肯定信念能创造积极情感，消极情绪会产生挫败感，所以要变消极情感为乐观心态。自我效能是可以通过个体在社会环境中来培养。

社会认知理论的核心是自我效能（相信具有实施必要行动的能力）和行为后果预期（如相信使用安全套后将能预防艾滋病的传播）。所以，在开展青年男男性行为者艾滋病危险性行为干预活动中，要激励和强化目标人群降低风险行为的技能和自我效能的主观性。要通过同伴教育，借助同伴之间的人际互动，交流性行为、安全套使用、正面和负面的安全套使用的信念、降低风险的种种障碍，使相关信息得以扩散，并在此基础上促使目标人群在认知观念上发生变化，进而使不安全行为逐渐转化为安全行为。①

3. 合理行动理论

合理行动理论（Theory of Reasoned Action）认为，决定人们是否实施某种行为的最重要因素是行为意向。行为意向指行为趋向的意图，即做出行动之前的思想倾向和行动动机，是指导人们行动旳关键，是刺激人们行动并促使人们达到其设置目标的真正动力。而行为意向又由人们对健康性行为的态度和主观行为规范或社会影响决定。行为态度是由人们对行为后果的评价和对行为结果的相信程度决定。如果人们对行为结果积极评价时，就会对这种行为产生积极的态度。主观行为规范是由人们遵从社会规范的动机和对社会规范的信念决定。如果个体认为某些对他有影响的人期望他实行某个行为，并且他有满足他们期望的动机，他将有阳性旳主观行

---

① 杜玉开、丁辉、李芬等：《生殖健康概论》，人民卫生出版社 2012 年版，第 47—49 页。

为规范①。合理行动理论的假设是人们的行为是在其主体意识支配下发生的，一系列的理由决定了人们实施行为的动机。人们认为的"合理性"是个体认知系统在行为决定过程中所起的作用，是行为发生和维持的主要原因。该理论阐明了行为信念、行为态度和主观行为规范的因果关系，强调行为效益的最优化原则。基于该理论的青年男男性行为人群艾滋病危险性行为干预活动，要使目标人群了解干预活动的合理性。只有在了解干预活动的合理性基础上，目标人群才可能有采取安全措施的理性行为。要着力于改变目标人群降低风险的态度，适应社会行为规范要求，并打算改变危险性行为。该理论有局限性，忽视了情境、个体行为标准、习惯、行为承诺、责任等在行为发生、维持和消退中的作用。②

上述个体心理学理论强调心理因素对青年男男性行为人群个体性行为的影响，对认识青年男男性行为人群个体性行为与艾滋病病毒传播很有帮助，对制定和评估艾滋病危险性行为干预策略具有理论指导意义。强调有效减轻艾滋病危险性行为的风险的方法包括感知个体感染艾滋病的风险，改善性伴的性交流，提高个体安全套使用技能技巧。然而，人际交流的认知—行为改变效果有限。这些理论只强调了个体心理认知变化引起个体性行为改变，忽视了个体性行为与社会、文化、经济等维度的关系，忽视了具体的社会环境对人体性行为选择的制约作用。因为人际的行为过程包括对疾病的认知交流、符号表征、加工扩散均是集体地结构在人群亚文化社会环境中，包括阶级生活史、网络、角色、社区结构和权力过程中。个人和小群体行为变化最终需要由亚文化改变的社会支持和促进得以巩固③。另外，个体性行为的动机通常很复杂、很模糊，往往事前没有认真思考。这些理论忽略了非理性因素在个体性行为选择中的作用，尚不能完全解释青年男男性行为人群具有较高的艾滋病患病率，也不能完全解释社会、文化、经济等因素与个体性行为的相互作用的机制④。

---

① 石舒原、王泽洲、沈秋明等：《男男性行为者高危性行为影响因素及理论模型综述》，《上海交通大学学报》（医学版）2018 年第 10 期。

② 张胜康、王曙光、邹勤：《不同文化人群艾滋病问题的社会学研究》，四川大学出版社 2008 年版，第 144—145 页。

③ 王曙光：《青少年的脆弱与应对——策略方案与理论实践》，四川大学出版社 2010 年版，第 199—201 页。

④ 张晓虎：《艾滋病问题的双向建构》，知识产权出版社 2013 年版，第 7 页。

(二) 群体水平行为干预理论

青年男男性行为者具有特定的亚文化特征。群体水平行为干预策略强调考虑该人群性社会网络、亚文化背景等因素，通过同伴教育、外展服务干预等，改变目标人群的社会规范及行为。理论主要有预防艾滋病性网络理论、创新扩散理论、社会影响或社会接种模式。预防艾滋病性网络理论、社会影响或社会接种模式请参阅绪论中理论基础与研究分析框架部分。下面，简述创新扩散理论。

创新扩散理论（Diffusion of Innovation Theory）认为，一项新事物、新思想、新技术、新行为方式要通过一定的传播渠道在某群体内扩散，逐渐为社区成员或该人群所了解与采用。创新扩散的步骤为得到信息、被说服并转变态度、决定接受创新、实施、确认。创新扩散的过程呈现 S 形曲线。刚开始人们接受程度低，扩散慢。当接受者所占比例达到某个临界值时，扩散加速，大部分人群接受该创新。然后，扩散再次慢下来，对创新的接受逐渐达到饱和点。影响创新扩散的因素主要为创新的特性、传播渠道（大众传播、人际传播）、目标人群（先驱者、早期采用者、早期多数、后来多数、迟钝者）、社会系统（社会规范、社会风俗、社会状态、公众领袖）。用创新扩散理论指导艾滋病危险性行为干预活动取得效果。如人际传播对减少艾滋病危险性行为的作用。同伴教育干预方案研究发现，青年男男性行为人群同伴教育员尤其是具有影响力的领袖率先改变自己的高危性行为，并与同伴言传身教，向同伴提出忠告、传播行为改变的方法，最终在青年男男性行为人群形成安全性行为的社会规范，使目标人群安全性行为持续增加。[①]

群体行为干预理论认为，个体行为根植于社会文化背景中。青年男男性行为人群具有特定的社会文化及社会规范，是影响目标人群性行为改变的重要因素。干预策略主要包括通过同伴教育及外展服务活动，向目标人群提供生动的安全性行为宣传材料，训练建立和保持安全性行为关系和减轻社会压力的技能技巧，提高安全性行为协商能力，进行群体艾滋病病毒抗体检测和咨询，重塑目标人群性社会网络的社会规范等。干预策略不仅要适合当地特定文化群体文化需要，还要针对个体行为改变阶段的差异性

---

① 杨廷忠、李鲁、王伟：《艾滋病危险行为扩散的社会学研究》，中国社会科学出版社 2006 年版，第 11—25 页。

因人施策。

（三）社会水平行为干预理论

青年男男性行为者艾滋病危险性行为不仅与心理、文化因素有关，还与政治经济环境、社会结构等因素相关。社会水平行为干预理论主要包括社会经济因素理论、健康促进社会生态模式、社会控制理论、社会建构理论等。

1. 社会经济因素理论

社会经济因素理论（Socioeconomic Factors Theory）认为，经济因素如贫困、失业对个体性行为有很强的影响。处于最低收入水平的社区、国家通常艾滋病病毒感染率高。无论在最富裕的还是最贫穷的社区、国家，贫困与艾滋病病毒感染有关。艾滋病病毒感染又加剧了贫困状况。在艾滋病危险性行为干预中，应关注处于贫穷的社区和经济弱势地位的青年男男性行为者，因为社会经济地位低下将增加艾滋病病毒感染易感性。①

2. 健康促进社会生态模式

健康促进社会生态模式（Social Ecological Model for Health Promotion）认为，人类行为由一套同心圆分层嵌套结构的社会生态系统影响。该社会生态系统包括微观系统、中间系统、外层系统、宏观系统。个体处于多个系统中心，每个系统都与其他系统以及个体行为交互作用从而影响个体的发展。微观系统指个体活动和交往的直接系统，包括家庭、学校、工作机构等，是影响个体成长的首要环境。中间系统指微观系统之间的联系。外层系统指那些个体并未直接参与但对个体的发展产生影响的系统。如家庭其他成员所处的工作环境。宏观系统指存在于以上三个系统中旳文化、亚文化和社会大环境，如行为规范、道德规范、法律规范等。个体通过身边的人际关系和情境接受宏观系统中文化、习俗等的影响。换言之，健康相关行为由以下因素决定：（1）个体因素。个体知识、态度、自我意识、技能和行为等特征。（2）人际因素。正式和非正式的小群体社会网络及支持系统，包括家庭、工作伙伴及朋友。（3）机构因素。制定和影响社会规则的有关组织。（4）社区因素。工作单位、组织机构和非正式网络的关系。（5）公共政策及规范。区域

---

① UNAIDS, *Sexual Behavioral Change for HIV: Where Have Theories Taken Us?*, Geneva, Switzerland: UNAIDS, 2009, p. 11.

或国家的有关政策、法律规范、行为规范、道德规范。社会生态模式将男男性行为者艾滋病危险性行为干预策略从个体技能发展范畴延伸到大众媒体和公共政策改变领域，强调个体与环境关系对艾滋病危险性行为改变过程的影响。①

　　3. 社会控制理论

　　社会控制理论（Social Control Theory）认为，社会控制是社会组织利用社会规范对其成员的社会行为实施约束的过程。有广义和狭义之分，广义的是指对一切社会行为的控制；而狭义的社会控制特指对偏离行为或越轨行为的控制。② 社会控制理论的前提是由于个体害怕违反社会组织的规范和价值而受到惩罚和制裁。该理论的基本观点是人天生就具有追求个体欢愉的趋向，但我们之所以没有完全按照天生的自我追求取向行事，是因为我们的行为随时随地受到他人或自身的控制。现代人类社会有一系列法规和行为准则，通过政权、法律和纪律，习俗、道德和宗教，和社会舆论与群体意识等社会控制手段来约束个体行为，以保证社会生活的正常、和谐和有序。如果某些行为与国家的法律和行为准则相违背，则将带来法律和道德上的惩罚与谴责。性越轨者在面临诱惑时情欲冲动控制能力较差，主要因为未思考越轨行为的后果和社会群体社会行为规范的松懈。对于艾滋病危险性行为要通过舆论、法律、信仰、社会暗示、宗教、个体理想、礼仪、艺术乃至社会评价等社会控制手段进行干预③。在实践中既要克服传统道德评价与肛交、多性伴等性行为歧视所致的障碍，还要处理好与性少数人群亚文化（甚至生存方式）的冲突。④

　　4. 社会建构理论

　　社会建构理论（Social Construction Theory）认为，性并不仅仅是个体的内在驱动力的作用结果，更重要的是由具体的社会、文化和历史环境所催生的⑤。社会建构理论是从社会结构理论、社会文化建构理论等发展而

---

　　① 王曙光：《青少年的脆弱与应对——策略方案与理论实践》，四川大学出版社 2010 年版，第 62 页。

　　② 寇祥强：《社会控制理论的主要形态》，《大理学院学报》2009 年第 1 期。

　　③ 田佑中、陈国红：《罗斯的社会控制理论述评》，《南京政治学院学报》1999 年第 6 期。

　　④ 杨廷忠、李鲁、王伟：《艾滋病危险行为扩散的社会学研究》，中国社会科学出版社 2006 年版，第 36 页。

　　⑤ 潘绥铭、黄盈盈：《"主体建构"：性社会学研究视角的革命及本土发展空间》，《社会学研究》2007 年第 3 期。

成。社会文化的建构不仅影响人们的性行为，同时还通过性认同、性的定义、性的意识形态，以及对性的管理来塑造人们的性经验①。性的管理主要通过主体活动和环境影响两方面实现。主体活动包括个性特征（人格自评、心理自评）、健康自评（总体健康、居住状况）、独处程度（社交机会、活动类别）、上网程度（时间总计、闲暇时间）、相关行为（新型毒品、早独离家）、人口移动（地理移动、地位变迁）。环境影响包括家庭背景（出身等级、父母婚姻）、生育结果（子女人数、独生子女）、制度影响（处罚知晓、政治身份）、社会等级（文化、职业、收入、城乡）、文化传统（风俗习惯、信仰倾向）。该理论关心社会结构中的价值系统、社会分层、社群文化、宗教、生活习俗等影响人类情感、性欲望（异性恋、同性恋、双性恋等性欲取向）以及性关系的方式。②

从社会视角分析，社会建构理论对"精神变态"医学理论提出了严厉挑战。该理论从 20 世纪 70 年代开始。作为主要代表人物，福柯首次用建构论阐述了同性恋的医学来源，并将同性恋面世的 1869 年定为同性恋者正式被确立为一个族群的开始③。福柯认为，"鸡奸只是一种暂时性的越轨行为，而同性恋者则是一个族群。"这一构建是同性性行为社会化、社会医学化、行为科学兴起和实证资料积累的共同结果。福柯还认为，"同性恋"之说并非图言语方便，关键能使医学歧视和道德谴责更简便易行，而一旦对某行为的反对演变为对一个人群的谴责，其压制就趋向制度化并更有效率。主流道德使人噤若寒蝉，可"防患于未然"。麦金托许指出："将同性恋定为一个专门的、受鄙视的、受惩罚的人群，其目的在于保护社会在整体上的纯洁性，有如将罪犯加以隔离以保护其他遵纪守法者。"④建构论着重探讨同性欲望的社会表达，之所以不关心这种欲望的生物性，是因为本应平等看待各种性欲望。它所探讨的是社会身份的起源，而非同性间性吸引的本身，也不追溯个体欲望的由来。医学对同性恋的错误归类并不能抹杀同性恋存在的客观性。对于"病态说"甚至"犯罪说"，建构论则在

---

① 潘绥铭、黄盈盈：《"主体建构"：性社会学研究视角的革命及本土发展空间》，《社会学研究》2007 年第 3 期。
② 潘绥铭、黄盈盈：《性社会学》，中国人民大学出版社 2011 年版，第 102—104 页。
③ 熊金才：《同性婚姻权之性理论探析》，《东方法学》2009 年第 3 期。
④ 熊金才：《同性婚姻权之性理论探析》，《东方法学》2009 年第 3 期。

颠覆主流社会医学和法律霸权中寻求解放。

从社会历史视角分析，在西方社会，同性恋伴随着工业化和城市化的实现由隐蔽走向公开，并迅速蔓延。在社会生产力水平总体低下的农业社会，同性恋都是反社会既定生存法则和道德价值观的，势必受到国家法律的制裁和道德与宗教的唾弃①；在工业社会和城市化时期，伴随着社会物质财富的日益丰富，国家法律和教会的压制减轻，同性恋的生存环境改善；第二次世界大战以来，人权主义和个人自由意识的兴起，使同性恋者谋求社会认可的机遇增加，其法律和意识形态上的个人权利越来越受到人们的关注和尊重②。

从社会文化视角分析，不同群体文化差异及结构分层是影响男男性行为、艾滋病传播的关键因素。中国近 30 年在社会建构思想推动下，开展了一系列研究。性的基本理念、指导思想更全面，从生物决定论发展到社会建构论。20 世纪 90 年代，中国日益重视性的社会文化特征研究，开始 LGBT（即男女同性恋、双性恋、跨性别）概念及其理念的研究。2005 年，中国人民大学举办的第十届中国 Sexuality 研究年度会议（1996—2005）把中国"性"研究的起点与使命作为主题，强调性的社会文化和政治因素。目前，社会世俗观念对男男性行为的歧视与压制，使青年男男性行为者不愿承认自己的性取向，不愿参加社区相关健康活动。另外，在社会场合公开讨论青少年性问题不易被接受，使得许多安全套使用和安全性行为推广活动受阻。根据社会建构理论，男男性行为者艾滋病危险性行为干预策略为改造社会结构，使社会结构更加人性化，增强干预的文化适宜性、人群针对性、活动场所适当性、交流技巧实用性③。

然而，社会建构理论通常忽略了对于性本身的研究。往往借"性"来表达社会的、历史的、文化的、政治的思想。另外，男男性行为人群中艾滋病易感多样化性行为评估的研究揭示，该人群艾滋病易感性的亚文化

---

① 黄兆群:《美国同性恋的历史考察》,《鲁东大学学报》(哲学社会科学版) 2006 年第 4 期。

② 黄兆群:《美国的民族、种族和同性恋——美国社会的历史透视》,东方出版社 2007 年版,第 353 页。

③ 王曙光:《青少年的脆弱与应对——策略方案与理论实践》,四川大学出版社 2010 年版,第 60—63 页。

可能比性学社会建构理论具有更为复杂的含义，即男男性行为人群性行为取向、表达、易感并非一般地结构在社会经济、历史、文化、制度的环境维度中①。

　　上述社会水平行为干预理论认为，人类行为不仅是个体或个体的亲密社会关系的表现，而且依赖他们所处的社会政治经济环境。青年男男性行为人群常受社会歧视，提倡重视弱势地位的青年男男性行为人群艾滋病危险性行为干预；要根据目标人群的需求，积极动员目标人群参与行为干预项目，并由目标人群自己确定干预目标；要动员社会力量，依靠个体社会关系、社会组织及部门、政策法规、经济等手段，营造行为改变支持性环境，改变与危险行为相关的政策、社会结构、社会规范及其文化实践。要将低风险性行为作为社会规范，重塑目标人群亚文化及社会规范、建立行为改变新信念、新意愿，帮助人们接受为行为改变所必需的社会支持和强化措施，促使目标人群在较大范围、较长时间保持行为改变。

　　下面，将青年男男性行为者艾滋病危险性行为干预理论汇总，见表1-1。

表1-1　　青年男男性行为者艾滋病危险性行为干预相关理论一览表

分析水平	理论或模式	影响因素
个体水平	健康信念模式	知觉到易感性、知觉到严重性、知觉到益处、知觉到效果、知觉到障碍、行动暗示、自我效能
	社会认知理论	自我效能、行为后果预期
	合理行动理论	行为信念、行为态度、主观行为规范
	艾滋病危险减轻模式	行为认识阶段：艾滋病传播的知识、艾滋病易感性的认识、情感上厌恶艾滋病 承诺行为改变阶段：行为改变的益处、自我效能、社会规范、情感上厌恶艾滋病 采取行为改变行动阶段：情感上厌恶艾滋病、性交流、寻求帮助行为、社会支持因素
群体水平	预防艾滋病性网络理论	社会关系、性社会网络的构成、安全性行为的态度、提供必要的帮助、特别高风险的人
	创新扩散理论	创新的特性、传播渠道（大众传播、人际传播）、目标人群（先驱者、早期采用者、早期多数、后来多数、迟钝者）、社会系统（社会规范、社会风俗、社会状态、公众领袖）
	社会影响模式	社会交往、社会规范、社会奖惩、影响力人物/领袖、认识艾滋病危险性行为、降低危险性行为技能技巧

---

①　王曙光：《艾滋病亚文化易感挑战社会建构理论》，《社会科学研究》2008年第4期。

分析水平	理论或模式	影响因素
社会水平	社会经济因素理论	经济因素：经济收入、贫困程度、失业状况、生活条件、卫生资源、艾滋病预防措施的便利性
	健康促进社会生态模式	个体因素：个体知识、态度、自我意识、技能和行为等特征 人际因素：正式和非正式的小群体社会网络及支持系统，包括家庭、工作伙伴及朋友 机构因素：制定和影响社会规则的有关组织 社区因素：工作单位、组织机构和非正式网络的关系 公共政策：区域或国家的有关法律、政策
	社会控制理论	舆论、法律、信仰、社会暗示、宗教、个体理想、礼仪、艺术、社会评价
	社会建构模式	文化差异：性认同、性定义、性意识、性管理、价值系统、宗教、生活习俗 结构分层：社会分层

注：根据本节"青年男男性行为者艾滋病危险性行为干预理论"所述部分文献整理。

综上，青年男男性行为者艾滋病危险性行为干预理论分为个体、群体、社会水平干预理论，各层次间的干预理论强调的干预内容不同，每个层次内每个理论各有特色亦有交叉，在应用中各有优势和局限性，有的理论的指标参数较难量化。为构建研究分析框架，本研究主要是应用艾滋病危险减轻模式、预防艾滋病性网络理论、社会影响模式、社会建构模式等个体水平、群体水平、社会水平行为干预理论。同时，辅以其他理论于研究结果的解释、讨论。

三 青年男男性行为者艾滋病危险性行为干预实践

中国青年男男性行为者艾滋病危险性行为干预主要包括干预策略和干预评估。2014 年，联合国艾滋病规划署提出在 2020 年实现艾滋病 3 个 90%的防治目标，即 90%的感染检测率、90%的抗病毒治疗率、90%的病毒抑制率[1]。2017 年 1 月，《中国遏制与防治艾滋病"十三五"行动计划》将 3 个 90% 的目标纳入其中。艾滋病防治 3 个 90%策略遵循传染病管理"早发现、早报告、早治疗"，消灭传染源的原则。中国青年男男性行为者艾滋病预防战略抉择遵循习近平总书记要坚定不移贯彻预防为主方

---

[1] 杨介者、蒋均、潘晓红等：《基于 EPP-Spectrum 模型的浙江省艾滋病疫情评估》，《预防医学》2018 年第 7 期。

针、坚持防治结合、联防联控、群防群控的指示，尽快调整到预防为主关口前移的轨道上来，平行推进针对健康人群以预防为中心的宣教干预策略和针对感染人群以治疗为中心的防治结合策略，认真落实联防联控和群防群控①。强调要综合运用行为学和生物医学的方法和措施，从个体、群体和社会多个层面实施综合干预。行为干预策略及措施包括艾滋病相关知识的宣传教育、安全套和润滑剂的推广使用、艾滋病感染状态的知情交友、同伴教育、外展服务以及互联网干预等，其目的是提高青年男男性行为者防范艾滋病感染的风险意识和自我保护意识，促进青年男男性行为人群安全性行为。②

生物医学干预策略及措施包括艾滋病检测和咨询（自愿检测咨询、伴侣检测咨询、艾滋病自检）、性病筛查及治疗、艾滋病感染者的随访干预、暴露前和暴露后艾滋病抗病毒药物预防用药，以及艾滋病病毒感染者抗病毒治疗等，其目的是扩大青年男男性行为人群的检测覆盖面，促进青年男男性行为人群形成定期检测的行为习惯；扩大青年男男性行为人群中艾滋病病毒感染者病毒治疗覆盖面，促进青年男男性行为人群对应用抗病毒治疗药物开展暴露前及非职业暴露后预防服务的认识和利用。组织管理由疾病预防控制专业机构、社会组织及医疗机构共同实施，三者工作彼此有效衔接、相互配合，形成"三位一体"的工作组织管理模式，为目标人群提供宣传、检测、治疗和关怀等预防干预服务③。

（一）中国青年男男性行为者艾滋病危险性行为干预策略及措施

青年男男性行为人群是一个存在高危险性行为并受艾滋病危害严重的人群，不仅有性取向决定的男同性恋人群，而且有同性性游戏的青少年人群、以同性为对象性宣泄的流动人口等男异性恋人群。当前，学术界通常主要关注男同性恋人群，对从事男男性行为活动的男异性恋人群关注不够。由于男异性恋人群的男男性行为在心理、情感、方式、认同方面与男同性恋人群有着极大差异，其同性性行为的发生扩大了青年男男性行为人

---

① 邵一鸣：《艾滋病预防研究进展和我国的策略选择》，2016 年艾滋病学术大会。
② 中国疾病预防控制中心性病艾滋病预防控制中心：《男男性行为人群预防艾滋病干预工作指南》，2016 年，第 2 页。
③ 中国疾病预防控制中心性病艾滋病预防控制中心：《男男性行为人群预防艾滋病干预工作指南》，2016 年，第 6 页。

群的范围，也增大了艾滋病在青年男男性行为人群中传播的危险。

艾滋病预防控制涉及生物医学和社会科学等多学科的方法与技术。当前艾滋病缺乏有效的生物学方法如疫苗来预防控制。艾滋病与人类性行为密切相关。因此，开展艾滋病的行为干预是预防控制艾滋病的重要措施。目前，在青年男男性行为人群中实现安全性行为最主要的措施是推进安全套的使用。每次性行为都正确使用安全套，以便减少自己和性伴感染艾滋病病毒的机会①。

1. 中国青年男男性行为者艾滋病危险性行为干预策略

（1）青年男男性行为者艾滋病危险性行为干预类型

根据干预对象和实施干预的目的，艾滋病危险性行为干预可分为个体、社区、地区以及国家水平等 4 种干预类型。个体水平行为干预的对象是个人，其目的是促进个体行为方式改变。常见的促进方法有个人培训、小组讨论、同伴教育等。社区水平行为干预的对象是个人和社区。目的是改变个人行为和社区群体中的行为规则或者行为规范。常用的方法有社区动员、社区宣传教育、社区外展服务以及社区干预网络建设等。地区水平行为干预是社区水平的延伸，由多个社区相互联系，通过共同干预目标，进行相关的干预活动。同时，也采用大众媒体等手段进行干预。国家水平行为干预指对全体国民进行艾滋病健康教育，由于国家涉及范围较广，更多是利用不同的大众媒介，联合多个部门进行相关的健康活动宣传。

（2）行为干预基本原则

中国政府在青年男男性行为人群推行的为权威国际机构倡导的"社会干预基本原则"。

干预对象为中心的原则。青年男男性行为者尤其是男同性恋人群是较早对预防艾滋病有自觉意识和行动的人群。并且，他们已经形成一支社会志愿者队伍。行为干预要消除对他们的歧视，以其需求为中心，克服向其生硬施教的不平等意识，推行有效的干预方法和措施。

社区参与原则。社区泛指由青年男男性行为者约定俗成的集体活动场所，包括街头、公园、浴池、酒吧、网络，以及有着相对固定群体的人际交往活动的地方。社区的集体意识对个人的行为选择形成有极大影响。另

---

① 中国疾病预防控制中心、中英性病艾滋病防治合作项目：《艾滋病防治工具书——MSM人群干预》，人民卫生出版社 2006 年版，第 24—27 页。

外，社区中有影响力的人士在社区集体意识的形成中起重大的作用。因此，一定要动员社区力量，尤其社区中具有影响力的人士，参与青年男男性行为者行为干预措施的提出、修改以及宣传活动。要尊重酒吧、浴池等场所经营者的经营需求，不排斥他们的商业需求，认真考虑他们的建议，调动整个社区参与的积极性。

干预对象参与原则。让干预对象参与到干预措施的制定过程中来，包括方案设计、计划拟定和调整、具体的实施以及后期的评估。让干预对象真正了解干预的目的，掌握具体的干预方法、选择适用有效的干预措施，并能在参与的活动中及时得到反馈，从干预对象的角度考虑问题，制定出较优的措施，以便激发他们的创造性以及参与治理的热情，制定出更具实用性的措施，从而提高干预效率。[①]

社会科学指导原则。行为干预活动和"同志社区"或者"同志"人群小团体活动的不同之处在于行为干预活动是以社会科学思想和理论模式为指导去改变干预对象的行为。

可持续性原则。在青年男男性行为人群中开展社会干预预防和遏制艾滋病的传播蔓延是一项艰巨的长期任务。社会干预的可持续性原则主要体现在政策和组织措施、支持资源、干预方式和方法的设计与模式、干预的可持续性推广等四个方面。如通过干预的持续性推动，使青年男男性行为人群习惯的人际、性交际行为方式向自觉采用安全用品保健消费转化。

社会性别平等原则。中国社会目前法律上并没有认定同性性行为为违法犯罪。并且，对同性恋的诊断也进行了修订。这是针对青年男男性行为人群开展的行为干预遵循的法律和科学依据。要尊重干预对象的社会性别角色和性取向，提高行为干预的社会性别敏感度。

（3）行为干预基本内容和手段

①开展宣传和健康教育

青年男男性行为人群较其他易感人群具有较高的文化程度，和较高的艾滋病相关知识知晓率。但由于社会歧视的存在，外界很难接近他们。必须依靠该人群中的志愿者队伍，为他们提供资源和技术支持。宣传和健康教育内容主要是宣传艾滋病的传播途径、临床症状、对个人、家庭、社会

---

① 王旭东、荆丽萍：《艾滋病病人犯罪现状及解决途径——以西部某省为例》，《甘肃警察职业学院学报》2007 年第 4 期。

的危害、预防的措施，宣传安全性行为、安全套使用技能，咨询心理支持、医疗服务、国家相关政策法规等。

②促进使用安全套及润滑剂

在青年男男性行为人群中推广使用安全套和润滑剂是阻止艾滋病病毒传播的重要工作。因此，促进安全套和润滑剂的使用意义重大。一要做好宣传培训工作，包括在知识层面介绍使用安全套的益处，如何正确使用安全套和使用安全套的技巧，以及如何选用水质润滑剂等。同时，依靠培训等手段，消除青年男男性行为人群使用安全套的心理障碍。二要提高安全套和润滑剂的可及性。要生产更多、质量更高的安全套、润滑剂。安全套社会营销目标人群要有针对性。

③提供性病和性健康服务

青年男男性行为人群不愿意，甚至是不敢向正规医疗服务机构寻求帮助，因为他们担心、害怕受到他人异样的眼光、歧视或者是议论。因此，必须向青年男男性行为人群提供性病和性健康服务。性病和性健康服务内容包括健康体检、性病咨询和诊疗、安全性行为教育、性健康教育、艾滋病知识咨询、艾滋病病毒抗体检测等。服务形式为门诊服务、热线电话服务、专业人员外展服务、男同志愿者工作组人员社群服务。

（4）行为干预的途径

在青年男男性行为人群行为干预中，志愿者、志愿者工作组、圈内有影响力的人士、场所经营者、专业机构共同形成有效的网络，发挥各自的作用。青年男男性行为人群的志愿者熟悉干预目标人群、干预环境，以他们作为宣传和咨询工作的主体，利用同伴教育和心理支持等诸多方式，发动和组织青年男男性行为人群参与，不仅可消除青年男男性行为人群在心理上的不适应性，还可使干预工作在更广泛的青年男男性行为人群中拓展延续。另外，志愿者与青年男男性行为人群经常聚集的场所经营者保持很好的联系，能借助经营者的帮助实现对目标人群的行为干预。青年男男性行为人群圈内有影响力的人士可以影响他们所在的亚群体，从而带动更广泛的人群参与。

2. 中国青年男男性行为者艾滋病危险性行为干预措施

（1）宣传教育

①宣传教育内容

要着重宣传艾滋病对青年男男性行为人群自身身心健康带来的巨大危

害，同时强调恶意传播艾滋病是违反法律的行为。宣传新型毒品（如冰毒）和助性剂（如零号胶囊和 RUSH）滥用危害，减少青年男男性行为人群在性行为过程中的使用①。在大学校园宣传积极的恋爱观，减少高危无保护性性行为的发生。宣传放弃危险性行为；性行为开始的年龄不宜过早；减少性伴侣数量，只与 1 个性伴侣性交；减少或避免针具共享危险行为。

②宣传教育形式

通过大众媒体及自媒体开展宣传。青年男男性行为人群是大众人群的一部分，通过大众媒体宣传可以更广泛地覆盖青年男男性行为人群。充分发挥全社会参与优势，支持各种大众媒体参与针对青年男男性行为人群艾滋病预防宣传。除了报纸、电视等传统媒体，更加注重利用如微信、微博等新媒体开展宣传。互联网是青年男男性行为人群最常用的媒体，利用青年男男性行为者网站、微博等宣传艾滋病核心信息。以移动终端为载体的同志交友软件是青年男男性行为人群常用的社交软件，是青年男男性行为人群相互交往的新媒体，应利用青年男男性行为人群新媒体开展宣传。

通过青年男男性行为人群群组活动宣传。根据青年男男性行为者不同亚人群如酒吧群、老年群等的特点和需求，开展相应的主题宣传及同伴教育活动，活动形式以参与式活动为主，寓教于乐。如竞赛活动或文化娱乐活动等。

（2）推广使用安全套和润滑剂

①开展媒体宣传和动员

研究报道，青年男男性行为者艾滋病知识知晓率较高，但对预防性病、艾滋病传播存在错误理解。部分青年男男性行为者对艾滋病感染意识淡薄且存在侥幸心理，认为自己不可能感染艾滋病。在青年男男性行为人群中，由于没有怀孕等方面的担忧，对使用安全套关注不够。同性行为时使用安全套往往被看成相互不信任。要针对青年男男性行为人群普遍使用新媒体的特点，利用各种新媒体开展艾滋病预防宣传。首先，宣传国家与本地青年男男性行为人群艾滋病疫情，提高青年男男性行为人群对艾滋病的防范意识。然后，进一步宣传安全套对预防与控制性病、艾滋病的作用

---

① 卢洪洲：《HIV/AIDS 的防治新策略：感染者及未感染者》，2016 年艾滋病学术大会。

和意义，以及使用安全套的知识和技能。

另外，安全性行为疲惫、治疗乐观化也是青年男男性行为者安全套使用率低的原因。大多数青年男男性行为者认为长期使用安全套太难，甚至认为感染上艾滋病病毒也不是什么大事，毕竟现在医疗较发达，可以通过药物进行控制。① 故有研究采用以咨客为中心的访谈技术——动机访谈，以改善青年男男性行为人群安全性行为动机，提高安全性行为。

②在外展服务中发放安全套和润滑剂

在外展服务中强调实践知识宣教，免费发放安全套、润滑剂等物品，演示安全套的正确使用方法，交流与性伴协商使用安全套的技巧，提高安全套和润滑剂使用技能，鼓励青年男男性行为人群在每次性行为中都使用安全套。

（3）感染状况知情交友

感染状态知情交友（以下简称知情交友）是指青年男男性行为者在交友之前相互了解性伴的检测情况并告知检测结果，从而进一步加强性行为过程中的自我防护。该方法以激发个体的健康需求为切入点，将自身健康利益与性伴感染状态紧密结合，主观上有助于推动性伴之间互相积极引导，形成和强化检测意识，客观上有助于推动双方定期检测和安全套使用。手机等移动终端上的微信或特定软件，通过动态密码或二维码信息获取其检测结果，从而极大地方便检测结果的查询，有利于该人群性伴之间告知检测结果，并相互交流。

（4）同伴教育

同伴教育旨在通过来源于青年男男性行为社群的同伴教育员开展艾滋病宣传和教育，有助于增强针对性，提高干预效果。对男男性服务人群、跨性别人群干预，要挑选该类人群或者熟悉该类人群的人员作为同伴教育员，进行性病艾滋病防治相关知识和技能培训，培训内容主要包括该类人群现况和需求、性病艾滋病咨询方法和能力、外展工作方法以及艾滋病快速检测的流程和方法等。对物质滥用人群进行同伴简短干预和安全性行为强化干预。同伴简短干预以动机强化干预理论为基础，在5—10分钟时间

① Stefan Rowniak, "Safe Sex Fatigue, Treatment Optimism, and Serosorting: New Challenges to HIV Prevention Among Men Who Have Sex With Men", *Journal of the Association of Nurses in AIDS Care*, Vol. 20, No. 1, January - February 2009, pp. 31-38.

内，通过干预人员与精神活性物质滥用者进行简短而有效的交谈，通过与目标人群的交流与沟通，激发、促进和强化停止滥用的动机，鼓励滥用者积极行动起来，制订行为改变的计划，不断努力去改变那些可能影响自己健康的物质滥用行为，建立健康的行为模式。安全性行为强化干预是针对不同种类物质滥用过程中可能导致高危性行为的关键环节，通过同伴交流干预的方式，讨论实施安全性行为的障碍及促进安全性行为的方法，引导干预对象选择适合自己特点和需求的安全性行为措施。研究报道，四川省乐山市五通桥区在城区"坝坝舞"健身活动中开展艾滋病防治知识宣传。山东省济南市充分调动社区组织优势，积极推行同伴教育，倡导青年男男性行为人群艾滋病患者自救自助，提出"1+3 活动"综合干预模式（即每次行为干预活动的时间不少于 3 小时，每名同伴教育员每月动员检测不少于 3 人，每个场所发展同伴教育员不少于 3 名），使青年男男性行为者更易接受并逐步实现行为改变。[①]

（5）外展服务

外展服务指干预工作人员定期到青年男男性行为人群活动场所开展宣传、咨询、散发宣传材料和发放安全套及润滑剂等活动。干预工作人员通常是由青年男男性行为人群同伴教育员或社会组织工作人员中熟悉外展工作场所的人员组成。外展服务的目的是提高青年男男性行为人群安全性行为意识和技能，以及促进青年男男性行为人群定期接受检测。对固定场所男男性服务人群，可由同伴教育员、社会组织工作人员、性病门诊医生或咨询检测人员定期深入场所，与男男性服务人群进行面对面的交流和讨论（以一对一为主，也可以小组讨论），开展艾滋病防治知识宣传、咨询和培训。

（6）互联网/新媒体干预

随着信息化的发展，基于新媒体技术的各类应用程序（App）、网站和网络聊天群等已经在青年男男性行为人群中普遍使用，新型媒体具有信息传递迅速、效率高、覆盖人群广泛、受众人群指向明确等特点，因此应充分利用网站、移动客户端软件、QQ、微信等新媒体平台开展青年男男性行为人群干预。对无固定活动场所的个体男男性服务人群，针对其分布

[①]　吕翠霞、张晓菲、董蕾等：《利用男男性行为者活动场所开展 AIDS 高危行为干预效果评价》，《中国艾滋病性病》2016 年第 1 期。

分散、流动性强，大多数活跃在同志互联网社交媒体上的特点，同伴宣传员可通过互联网社交媒体与他们进行接触和交流，提供性病艾滋病预防咨询和动员检测，实现"线上咨询，线下检测"的一条龙服务。同时，对青年男男性行为人群进行艾滋病心理干预和行为干预。

（二）中国青年男男性行为人群艾滋病危险性行为干预评估

1. 评估内容

中国青年男男性行为人群预防艾滋病干预评估包括行为干预和生物学干预评估。行为干预评估内容包括干预措施的落实情况，目标人群知识和行为的改变情况，以及艾滋病预防效果。干预措施的落实包括督导和评估宣传教育、同伴教育、外展服务、网络干预等预防干预活动进展情况。知识和行为的改变包括评估青年男男性行为人群艾滋病基本知识知晓率、安全套使用率等知识和行为的改变情况。预防效果包括通过青年男男性行为人群艾滋病病毒和性病感染率，结合知识和行为指标综合评价防治效果。

2. 评估指标

青年男男性行为人群艾滋病危险性行为干预评估指标可以分为核心指标和附加指标两类，核心指标是评估行为干预实施的直接效果和作用。

（1）核心指标。①干预工作：艾滋病行为措施覆盖青年男男性行为人群的比例。②知识与行为改变：青年男男性行为人群艾滋病基本知识知晓率；青年男男性行为人群与同性发生肛交性行为时坚持使用安全套的比例。③预防效果：青年男男性行为人群梅毒患病率；青年男男性行为人群艾滋病病毒感染率。

（2）附加指标。①每年度宣传资料发放数。②每年度安全套和润滑液发放数。

2008 年以来，中国青年男男性行为人群预防艾滋病干预取得进展，不断完善、创新干预措施和实施模式。在全球基金、盖茨基金会等项目的支持下，社会组织积极参与青年男男性行为人群艾滋病同伴预防干预活动，中国青年男男性行为者艾滋病预防行为干预取得一定成效。2008—2014 年青年男男性行为人群全国干预人数从不到 5 万人次/月增加到约 20 万人次/月。该人群艾滋病知识知晓率稳定在 90% 以上、接受干预服务比例在 80% 左右。

然而，安全套使用率一直波动在 40%—50%，做过艾滋病检测比例也波动在这一数值范围。仍有 20%—30% 的感染者和病人未被发现或不清楚自己的感染状况，距离第一个 90% 的目标仍有差距①。

另外，青年男男性行为人群艾滋病危险性行为干预项目评估结论可能存在如下问题。第一，项目干预对象和评估来源的类型缺少清晰判断，造成评估结论的片面性。如目标群体是大学生男男性行为人群，反馈的信息（如对艾滋病预防、安全性措施的认知，性行为方式，性活动状态等）信息与社会上的青年男男性行为人群有极大的差异。第二，项目评估标本来源的群体重复，严重高估干预效果。不同机构在同一地方通过与同一志愿者工作组的合作，在短时间内进行标本采集的干预项目（如艾滋病病毒检测项目），造成该志愿者工作组熟悉和联络的目标群体成了"艾滋病病毒检测专业户"。其评估数据和结论可能不能真实反映该地青年男男性行为人群艾滋病流行状况，不能很好地为相关防治政策提供科学依据。第三，干预覆盖面的局限性影响评估结论。由于青年男男性行为人群群体的多元化，一个地区的一个志愿者工作组往往不会和多元类型的青年男男性行为人群有亲和的联系。他们的工作范围、干预覆盖面是比较局限的。因此，其干预评价结论要慎重，不能推而广之。为此，专家建议：第一，提高项目的参与度。以社会科学的指导思想，全社会参与的行为干预态度，聘请相关领域的学者、社会工作者、卫生人员、青年男男性行为人群志愿者参与干预项目的设计、执行、评估。第二，提高项目的透明度。要让项目各方明确项目的目的、实施步骤、评估指标及要求，及时发现问题，并以民主决策的方式及时解决问题。加强项目实施过程中参与方相互监督。第三，扩大干预项目覆盖面。明确行为干预目标群体类型，增强专业机构和该类群体目标人群的联系，加强志愿者能力建设，动员发动干预目标人群。②

综上，中国在青年男男性行为者艾滋病危险性行为干预实践中积累了经验，也取得了成绩。然而，青年男男性行为者"知行分离"现象明显，行为干预策略的针对性不够强；青年男男性行为者安全套使用率低、艾滋病病毒感染率持续上升，行为干预效果不够理想。因此，有待进一步探索

---

① 董薇、周楚、葛琳等：《2008 年—2014 年中国预防艾滋病经性传播干预措施落实情况分析》，《中华流行病学杂志》2015 年第 12 期。

② 中国疾病预防控制中心、中英性病艾滋病防治合作项目：《艾滋病防治工具书——MSM 人群干预》，人民卫生出版社 2006 年版，第 127—128 页。

青年男男性行为者艾滋病危险性行为与社会文化的关系。

第三节　研究综述

一　青年男男性行为者艾滋病危险性行为特征

（一）男男无保护性行为

男性同性伴侣间的常见性行为方式是肛交和口交两种，是传染艾滋病病毒的重要途径。男性性交行为的肛门直肠与女性阴道的组织结构不同，其弹性和抵抗力不如女性阴道，直肠内衬的上皮黏膜组织极易在异物插入过程以及性交过程中的摩擦受到损伤，即使是在熟练的操作和正确与妥善使用辅助工具如润滑剂与安全套的情况下，无论是否有不舒适甚至疼痛的感觉，仍然会造成许多肉眼所看不见的小伤口。无保护性肛交时，无论是主动插入还是被动插入都有很高的感染或传播艾滋病病毒、性病的危险性。[①] 因此，肛交很容易使直肠黏膜受损形成易于病毒传播的创面。如果主动插入方在对方肛门内射精，则传播艾滋病、性病的可能性增大。口交是绝大多数男男性行为者用来达到性高潮的另一种性交方式。一些男男性行为者以为口交不会感染艾滋病病毒，但是对于艾滋病病毒来说，在口腔和牙龈有炎症、破损、溃疡、出血等情况下，传播的危险性大，特别是在口腔射精，危险性更大。无论口腔健康状况如何，口交感染其他性病的危险性也很高，如尖锐湿疣、淋病。[②] 研究报道，男男性行为者肛交占36.9%，口交占26.2%；肛交时不使用安全套的占81.5%[③]。

（二）一夜情、多性伴性关系

青年男男性行为者处于性活跃期，由于男男性行为者之间的关系不受婚姻、家庭等方面的制约，性伴侣常不固定，常发生一夜情、多性伴性关系，防范艾滋病的能力较弱，加大了艾滋病病毒的传播机会。研究报道，15—24岁青年男男性行为者多性伴行为发生率为65.5%，近6个月发生肛交性行为率为89.1%，安全套坚持使用率为42.0%。阴道性行为发生

---

①　邓艳红、王明、李红卫等：《艾滋病与男同性恋》，《中国健康教育》2005年第2期。

②　邓艳红、王明、李红卫等：《艾滋病与男同性恋》，《中国健康教育》2005年第2期。

③　刘达临、鲁龙光：《中国同性恋研究》，中国社会出版社2005年版，第165页。

率为 11.4%，安全套坚持使用率为 36.9%①。另有报道，男男性行为人群中报告经常发生同性一夜情者占 11.7%，偶尔发生者占 16%，比较少发生者占 9.4%，只发生 1—2 次者占 15.3%，未发生者占 47.6%②。85%的青年男男性行为者报告过去六个月与多名同性性伴侣发生肛交性行为；67%的报告在肛交中未坚持使用安全套；25.9%的报告在上次与同性性伴侣肛交时未使用安全套③。85%（17/20）的青年男男性行为者在感染艾滋病病毒当次肛交性行为时未使用安全套。另外，艾滋病病毒阳性而没有及时进行抗病毒治疗的青年男男性行为者存在无保护性行为④。

（三）商业性伴同性性行为

由于青年男男性行为者公开性取向（即出柜）人数少，且同性需求强烈，相当数量的青年男男性行为者通过互联网交友软件或到娱乐场所寻求同性商业性伴以满足性需求。研究报道，男男性工作者平均年龄 23 岁，20—30 岁者占 70%以上。未婚者占 92%以上。城市户籍者占 60%。文化程度偏高。大学及以上学历者占 20%及以上，高中文化程度者占 50%及以上。依靠从事卖淫为生者约占 40%，其他为在校学生、工人、技术人员、管理人员及公务员。认同自己是同性恋者占 35%—50%。⑤

男男性工作者危险性行为的发生率高于普遍青年男男性行为者。研究报道，在调查前 6 个月内 54%的男男性工作者与 6 个及以上同性性伴发生肛交，高于普遍青年男男性行为者。不到 10%的男男性工作者报告坚持使用安全套者，16%—40%的男男性工作者报告经常使用安全套者。另外，大约 30%—50%的男男性工作者有异性性伴，安全套使用率低，有将艾滋病病毒由高危人群向一般人群传播的风险。⑥

---

① 曹越、孟详喻、翁鸿等：《中国青年男男性行为人群艾滋病相关行为及感染状况 Meta 分析》，《中华流行病学杂志》2016 年第 7 期。

② 闫红静：《男男性行为人群艾滋病综合防治干预》，东南大学出版社 2014 年版，第 7 页。

③ Ministry of Health of the People's Republic of China, *2012 China AIDS Response Progress Report*, March 31, 2012, http://unaids.org.cn/pics/20120614140133.pdf.

④ 姜拥军：《MSM 人群 HIV 疫情特征及防治研究进展》，2017 年艾滋病学术大会。

⑤ 吴尊友：《中国防治艾滋病 30 年主要成就与挑战》，《中华流行病学杂志》2015 年第 12 期。

⑥ 闫红静：《男男性行为人群艾滋病综合防治干预》，东南大学出版社 2014 年版，第 14 页。

（四）初次同性性行为

发生初次同性性行为的年龄较早。研究报道，青年男男性行为者初次同性性交（含手交、口交、肛交）年龄为 5—58 岁，平均年龄（20.3±5.5）岁[①]。另有报道，青年男男性行为者初次同性性行为年龄中位数约18 岁[②]。究其原因可能是随着生活条件的改善，青少年生长发育提前，性成熟更早。另外，整个社会性观念的逐渐开放，青少年男男性行为比例增加。再有，青少年社会经验不足，自我保护意识不强，容易成为很多"大哥""大叔"猎取的性对象。

二　青年男男性行为者艾滋病危险性行为的社会文化等影响因素

（一）社会文化概念

1. 社会文化定义

社会学家和人类学家认为，社会文化有广义和狭义之分。广义的社会文化是社会物质财富和精神财富的总称。狭义的社会文化指社会的意识形态及其与之相适应的文化制度和组织结构，包括思想意识、道德规范、宗教信仰、哲学、艺术、习俗等。[③]

2. 文化的组成

（1）文化的认知成分

包括知识和信仰。知识是关于自然和社会客观事实和观念，以解释各种自然和社会现象。信仰是人们对自然和社会主观的系统化认识，如宗教。

（2）文化的规范成分

包括价值观和社会规范。价值观是人们对现实生活中各种事务和现象进行认知评价决定取舍所持的观点和态度。社会规范是指导人们日常行为的规则。价值通过社会规范的执行得以体现。

---

① 张北川、李秀芳、储全胜等：《中国 9 城市 2250 例男男性接触者 HIV/AIDS 相关状况调查概况》，《中国性病艾滋病》2008 年第 14 卷第 6 期。

② 闫红静：《男男性行为人群艾滋病综合防治干预》，东南大学出版社 2014 年版，第12 页。

③ 胡健：《社会文化因素对少数民族流动人口艾滋病高危性行为的影响》，《贵州大学学报》（社会科学版）2013 年第 4 期。

（3）文化的符号成分

包括文字、数字、语言、绘画、音乐、舞蹈等。

3. 文化的类型

（1）表现形式

可分为物质文化或智能文化、制度文化或规范文化、精神文化或思想文化或观念文化等。物质文化或智能文化是人们创造的物质产品及其工艺、技术，通过环境的改变影响人们的行为生活方式。制度文化或规范文化是一定人群中的规范体系，包括社会制度、教育、法律法规、风俗习惯、伦理道德等，通过社会行为的规范改变人们的行为。精神文化或思想文化或观念文化包括文化观念、宗教信仰、社会认同等通过影响人们心理过程和精神生活而改变人们的行为。①

（2）文化的特殊形态

可分为亚文化、反文化、跨文化。亚文化指非居社会主导地位或不具有全社会性的思想文化。如青年男男性行为者形成的有别于其他群体的文化要素。反文化是一种亚文化，挑战主流文化的价值观、信仰、观念、风俗习惯等。根据对社会发展的作用，分为积极反文化和消极反文化。跨文化是由于文化背景的变化形成的文化现象，如移民文化。

文化是教化个人，使之顺应社会道德规范及政治需要的工具。文化的影响具有广泛性。如教育、宗教信仰、风俗习俗等的影响波及整个人群。另外，文化的影响还具有持久性。如影响可持续于生命的整个过程，甚至几代人。②

（二）青年男男性行为者艾滋病危险性行为的社会文化因素

人文社会科学视角认为，在特定的社会文化背景下，人类发生某种行为。这种行为与文化背景相互作用，共同呈现一种可观察到的实践，并具有社会文化含义③。文化是一定社会群体或社会阶层的思想、情感和行为模式，广泛存在于群体内隐和外隐的活动中，并借助语言和符号运用构成不同文化人群的生活方式。青年男男性行为者包括青年男同性恋者、青年

① 胡健：《社会文化因素对少数民族流动人口艾滋病高危性行为的影响》，《贵州大学学报》（社会科学版）2013年第4期。

② 龚幼龙、严非：《社会医学》，复旦大学出版社2009年版，第49—56页。

③ 翁乃群：《艾滋病的社会文化建构》，《清华社会学评论》2001年第1期。

男双性恋者、青年男异性恋者，前两者对男性具有性吸收力，表现特定的亚文化特征。中国青年男男性行为者艾滋病危险性行为相关的社会文化因素主要涉及社会主流文化和青年男男性行为者的亚文化等两层面。

1. 社会主流文化

（1）宗教信仰

伊斯兰教国家因宗教戒律严禁男同性恋者同性性行为。基督信仰的犹太教、东正教、天主教和基督教以《圣经》的训诫为依据，反对男同性性行为。认为男同性性行为不能生殖后代，是对父权及其传承的反叛，是对既存价值观念的威胁，会损害婚姻和家庭的繁衍功能。以欧洲为中心的西方社会，在 12 世纪进入以传统基督教为主流的"政教合一"社会以后，直至"工业革命"以前的近 700 年时间里，以"宗教裁判所"为特征，以性作为"原罪"的性伦理，同性性行为被描述成性罪恶、性堕落、性变态、性本能倒错等。同性性行为者不仅受到社会排斥，而且屡遭政治迫害。最残酷的莫过于第二次世界大战期间纳粹分子对男同性性行为者的迫害①。当今社会，西方宗教系统对现代人们私生活的约束越来越弱，其内部对男同性性行为的认识也有分化，既有谴责也有接纳的。罗马天主教和主张从严解释《圣经》的新教（基督）基本教义派反对男同性性行为。而自由派基督教教徒通常并不把《圣经》看作是绝对正确的。很多神学家呼吁加大对男同性恋者和双性恋者的理解和接受②。中国没有西方那种宗教文化，佛教也没有伊斯兰教那么强大的阵容。佛教主张肉体禁欲主义，但无基督教眼中的"原罪"，从未像基督教文化那样反对口交、肛交、自慰、同性交合、避孕等，也无心理分析所曰的"病态"，没提出要对男同性性行为进行严厉的惩罚。

（2）中国传统性文化

从商周到清末，男同性性行为在中国一般以隐蔽的形式存在。辛亥革命后，封建帝制瓦解，男同性性行为受到社会鄙视，转入隐蔽状态。新中国成立以后，政治运动不断，社会风气整肃而严厉，男同性性行为

---

① ［法］弗洛朗斯．塔玛涅：《欧洲同性恋史》，周莽译，商务印书馆 2014 年版，第 451 页。

② 黄兆群：《美国的民族、种族和同性恋——美国社会的历史透视》，东方出版社 2007 年版，第 351 页。

被视为流氓行为从而转入地下，成为一般社会公众陌生而惊奇的想象和传闻①。20 世纪 80 年代，随着艾滋病防治工作的开展，男同性性行为再次引起社会关注。

有学者分析认为，当社会环境较宽松时，男同性性行为成为一种社会风气。明清时期不仅在君王而且在民间"男风"（即男人与男的性行为）盛行，广东、福建地区出现类似于同性婚姻的"契父""契兄弟"现象，不全是个人的天生癖好，也是封建等级制在男人之间所制造的不人道的关系，是男尊女卑的性别压迫在男人内部的翻版。父权制度不只是男人奴化女人的制度，在男人的内部，一部分男人也同样以对待女人的方式奴役另一部分男人。只要处于被支配旳地位，不管男性还是女性，支配者都同样期待他们对自己做出柔弱、卑下、屈从的反应。另外，封建统治者为加强对民众的控制，推崇程朱理学，以"存天理，灭人欲"为伦理规则核心②，讲究封建名教，性禁锢和性封闭成为明清时期性规范的主流文化，加强对异性间的性约束，尤其是女性的道德约束。朝廷严禁官员和士子宿娼嫖妓。在当时社会，婚姻不能自主，宿娼嫖妓行不通。同时，中国宗室家庭观念重，中国人生在环环相扣的人伦关系里，其中"家"是这个关系网络的核心。对男女的接触甚为严谨，尤其是生殖更是小心出错，唯恐扰乱了家庭和宗室的秩序。君为臣纲、父为子纲、夫为妻纲视为社会秩序的"三纲"③。男同性性行为既不会生儿育女，造成血统紊乱，也不会扰乱宗室家庭秩序，使社会瓦解。于是，在严格控制异性性行为的同时，对男同性性行为加以宽容与默许。④

也有学者认为，中国历史上没有清晰、固定的"同性恋"的概念和认同，也不存在一个社会对同性恋的固化的歧视程度⑤。中国传统农业社会特别强调家庭秩序的稳定和价值观念的统一，中国人性观念"唯生殖论"，对传宗接代"多子多福""不孝有三，无后为大"等"生育文化"

---

① 张楠、张晶：《传统伦理观对中西历史上同性恋现象的影响》，《黑龙江教育学院学报》2010 年第 3 期。

② 张楠、张晶：《传统伦理观对中西历史上同性恋现象的影响》，《黑龙江教育学院学报》2010 年第 3 期。

③ 张莉：《同性性侵犯行为犯罪化问题研究》，《呼伦贝尔学院学报》2007 年第 6 期。

④ 余私祥：《中国传统性风俗及其文化本质》，商务印书馆 2014 年版，第 220 页。

⑤ 张在舟：《暧昧的历程——中国古代同性恋史》，中州古籍出版社 2001 年版，第 135 页。

尊崇，不可能鼓励同性性行为。道教的阴阳思想主要强调异性间的采阴补阳，未否认男女之间的互变和性别的流动性。对于男同性性行为相对具有一种自然主义的兼容性。整体而言，性在中国文化只是生命中不可分割的一部分，所以不会按性伴的性别来划分性人种。只要不违背人伦宗族秩序，男同性性行为一直为社会文化所包容。

（3）法律法规

人类历史上，不同时代、不同文化、不同宗教、不同社会背景下，男同性恋者的法律地位不同，有的赞成，有的反对，有的忽略①。在镇压男同性恋者的法律中，男同性性行为一直被当作一种"违反人类天性的罪行"。1533 年，英王亨利八世制定了对鸡奸罪判处死刑的法律，以针对男同性性行为②。为回应社会歧视和偏见，20 世纪 50—60 年代兴起男同性恋权利运动。随着男同性恋社区的发展，男同性恋酒吧的普及以及男同性恋身份认同的加深，男同性恋者开始对其社会"流浪者"和"犯罪者"的地位日益不满。1969 年，在纽约发生一起男同性恋者与警察间的暴力冲突即"石墙骚乱"事件。从此，男同性恋者大规模组织起来要求合法的地位、社会认同和平等③。保卫男同性恋者免受憎恨、暴力和其他形式的歧视是男同性恋权利的主要议题。在此背景下，西方大多数国家中男同性恋者法律地位发生改变。1956 年，英国《性犯罪法》规定，如未在公共场所（包括公厕）且无其他人在场发生的双方同意的鸡奸行为不属违法。1967 年，英国法律规定，年满 21 岁、双方同意的男同性性行为不算犯罪。④ 1988 年 12 月，丹麦通过"同性恋婚姻法"，成为第一个法律认可同性婚姻的国家，明确同性婚姻享有与异性婚姻相同的权利。⑤ 此后，荷兰、英国、美国等 11 个国家确认同性婚姻合法化。在同性婚姻合法的国家，很多男同性恋或双性恋家庭通过异性恋家庭领养或代孕妈妈得到自己的孩子。⑥

现行中国法律及其司法解释中并没有确认同性性行为为非法的条款。

---

① 杨渊：《涉外同性婚姻在我国的法律适用问题》，《法制与社会》2016 年第 8 期。
② 李银河：《同性恋亚文化》，内蒙古大学出版社 2009 年版，第 389—391 页。
③ 潘绥铭、黄盈盈：《性社会学》，中国人民大学出版社 2011 年版，第 199—200 页。
④ 郭翔：《犯罪学辞典》，上海人民出版社 1989 年版，第 89 页。
⑤ 杨渊：《涉外同性婚姻在我国的法律适用问题》，《法制与社会》2016 年第 8 期。
⑥ 陈哆：《关于同性婚姻的立法的思考》，《法制与社会》2011 年第 26 期。

然而，中国对男同性性活动立法缺失，青年男男性行为者处于缺乏法律保护的状态。

①刑法方面

从 20 世纪 50 年代也就是建国之后这半个多世纪，一直给男同性性活动不适当地越来越多地插上了政治标签。"大清律"和新中国成立后的法律文件规定了惩治"鸡奸罪"（指男性之间通过阴茎插入肛门而获得快感的性活动）条款。出于预防艾滋病和性传播疾病的社会需要，《中华人民共和国刑法》（1997 版）修改删除了用于惩罚男同性性行为的"流氓罪""鸡奸罪"条款，取消了对男同性性行为和双性性行为的歧视法律，实现了男同性性行为的非刑罚化。对于发生在两个成年人之间的自愿的男同性性行为没有明确的法律条文加以禁止。某些同性性行为会因触犯刑法而构成犯罪，并承担相应的刑事责任。涉及的罪名为聚众淫乱罪、猥亵儿童罪、故意传播性病罪、组织淫秽表演罪。某些同性性行为如在公共场所发生，或以男妓身份向其他同性卖淫，因违反《治安管理处罚条例》或者其他行政法规而受到行政处罚（即治安处罚），包括警告、罚款、拘留和劳动教养。法律规定，对于男同性性侵害，如果受害人是 14 岁以下儿童，适用"猥亵儿童罪"；如果受害人是 14 岁以上儿童，适用"故意伤害罪"。司法实践对组织男同性卖淫的惩罚与组织异性卖淫的惩罚平等地进行法律适用。对性交易产业和性文化产品传播产业的禁止十分严厉，使得实际存在的男同性交易和同性文化产品传播屡禁不止。对多数"男同性强奸"和"男同性猥亵"以违反《中华人民共和国治安管理处罚法》论处，造成"男同性强奸"和"男同性猥亵"刑法立法缺失。

②婚姻法方面

《中华人民共和国婚姻法》承认的婚姻关系只是局限于一男一女之间，还没有任何允许男同性恋者结婚或承认其同居生活的法律①。同性夫妻/伴侣没有法律地位。财产权和继承权在同居当时和之后都得不到法律保护②。中国《人类辅助生殖技术管理办法》（2003 年）也不允许代孕行

①　何东平：《中国同性恋人权保障研究》，厦门大学出版社 2012 年版，第 254 页。
②　贾平：《中国与艾滋病问题相关的政策与法律环境：UMNESCAP 国家审议与咨询报告》，2016 年艾滋病学术大会。

为，并规定任何医疗机构和医务人员不得实施任何形式的代孕技术。从2000 年开始，社会学家李银河及中国同性恋群体积极通过两会的契机呼吁同性婚姻的合法化。①

③国际私法方面

2011 年《中华人民共和国涉外民事关系法律适用法》未对男同性恋者跨国婚姻等内容加以规定②。

④其他

未在有关法律法规和规章中加入就业权利反歧视条款；未在有关的媒体审查性法律中加入促进男同性恋文化的多元公共教育条款。

（4）男同性性行为非病理化

过去，男同性性行为一直被认为是人格障碍，被归类为性变态。1973年，美国精神医学协会（American Psychiatric Association）将男同性性行为自《精神障碍诊断与统计手册》（第 3 版）（即 DSM-3）中删除。1990年 5 月 17 日，世界卫生组织（WHO）没有将男同性性行为列入《疾病和相关健康问题的国际统计分类（ICD-10）》③。认为单纯的性取向不能被视为一种心理及行为障碍，只有当出现自我不和谐的性取向（即自己对自己的性偏好或性身份不认同，并希望改变）才属于性心理障碍。2001年 4 月 20 日，参照世界卫生组织《疾病和相关健康问题的国际统计分类（ICD-10）》，《中国精神障碍分类与诊断标准（CCMD-3）》第 3 版对男同性性行为的诊断做了调整，将男同性性行为从精神病名单中删除。认为只有当同性性行为导致男男性行为者心理矛盾、焦虑，才被诊断为性心理障碍。更加接近世界卫生组织所施行的政策，符合国际精神疾病诊断标准，表明了中国男同性性行为非病理化④。

（5）社会歧视

中国社会对男同性性行为除了无知外，还存在对性取向和艾滋病双重歧视。

---

① 周湘斌：《性的生理心理与文化》，冶金工业出版社 2012 年版，第 135—136 页。

② 杨渊：《涉外同性婚姻在我国的法律适用问题》，《法制与社会》2016 年第 8 期。

③ 世界卫生组织：《疾病和相关健康问题的国际统计分类（ICD-10）》，人民卫生出版社1992 年版，第 174—175 页。

④ 张开宁：《中国性与生殖健康 30 年（1978—2008）》，社会科学文献出版社 2008 年版，第 147 页。

①对男同性性行为的不理解和不认同

中国的传统伦理仍然认同以异性间的感情为基础的婚恋价值观。中国社会对男同性性行为的舆论压力表现为心里漠视或鄙视或歧视①。青年男男性行为者感受的压力主要来自对社会规范的恐惧。青年男男性行为者受到的不公正待遇主要有各种行政管理和处罚，及单位安排工作时对青年男男性行为者的歧视和偏见。一些青年男男性行为者由于性取向不同，产生社会不适应，常有心理压抑和不适感。研究报道，68.6%的调查对象不赞成甚至厌恶、憎恨男同性恋者，赞成、同情男同性恋者占13.6%，认为属个人自由、不必多管的占17.8%②。另有报道，普通人群认为男性同性恋是心理扭曲的占40.5%，认为是正常的情感抉择的占38.0%，认为是正常的生理现象的占12.1%，认为是另类的、时尚潮流的占7.3%，认为是危害社会的行为的占2.1%。社会大众这种极端的选择性反应，对处于具有男同性性行为的人来说形成极端的心态情绪反应③。

②对艾滋病相关联的标签化、污名化与歧视

艾滋病的标签化。文化社会学标签理论认为，在人们出现某种社会越轨行为时，社会为其贴上该类行为者的标签。该类行为者可能接受所贴标签的暗示，并按其标签行动。另外，被贴上标签的人既难摆脱标签对自身行为的影响，同时还会遭遇他人的社会偏见和社会歧视。由于艾滋病首先在男同性性行为人群中发现，在疾病初期该病被命名为GRID，被认为是男同性恋疾病，患者往往会被贴上行为越轨者的标签，认为男同性恋等同艾滋病。

艾滋病的污名化。污名是可能损害个人或群体声誉的一种社会标记，是社会对某些个体和群体的贬低性和侮辱性的标签，会对某些个人或群体的声誉造成严重影响，在某种程度上贬低个人或群体的社会价值，并限定个人或群体的社会地位。污名化可以被理解为一种社会控制的工具，被社会的主流用来边缘化和排除那些被标记为社会中"不受欢迎"的群体的工具。由于艾滋病病毒感染与个人或群体社会越轨行为有关，个人或群体社会越轨行为可能增大其艾滋病病毒感染概率。因而，艾滋病病毒感染可

① 王晴锋：《"恐同症"的根源——基于宗教、现代性和文化的阐释》，《吉首大学学报》（社会科学版）2013年第1期。

② 刘达临、鲁龙光：《中国同性恋研究》，中国社会出版社2005年版，181页。

③ 闫红静：《男男性行为人群艾滋病综合防治干预》，东南大学出版社2014年版，第9页。

能成为一种社会污记。

艾滋病的歧视。艾滋病的歧视主要包含两方面内容。

一是对艾滋病病毒感染者/病人及其家属的歧视。主要源于自我防卫意识的排斥和疏离，是基于对风险及资源的关心而产生的有意歧视。表现为不愿与艾滋病病毒感染者/病人握手，拒绝照顾艾滋病病毒感染者/病人的家属，拒绝对艾滋病病毒感染者/病人提供帮助。即使是男男性行为者亦对感染艾滋病的同性性伴有歧视[①]。

二是对污名个体和群体的歧视。主要出自道德的判断。表现为对污名个体和群体的拒绝和排斥。当前，在艾滋病的认识上部分人群仍然以不同感染途径的传统伦理作为评价，对青年男男性行为者艾滋病危险性行为干预缺乏正确的认识和支持，对干预方法和内容过多坚持传统伦理价值的评价，传递"无辜感染"和"有罪感染"的歧视性评判标准，强化社会文化歧视[②]。社会及高校内部对艾滋病患者和男同性恋者关注有限、包容不足、引导不够。私营部门和公共部门内存在高度歧视，从而削弱了对青年男男性行为者艾滋病危险性行为干预的力度和效果，使得对社会歧视敏感的青年男男性行为者处于性取向和艾滋病双重歧视的恐惧中，增加了青年男男性行为者艾滋病危险性行为的隐蔽性，导致了相当数量的男同性恋者处于"隐身"状态，对朋友、家人和医生隐瞒性取向。男同性恋者污名化后，把男同性恋与艾滋病画等号，同志圈内外反应强烈，出现"男同性恋恐惧症"，对拥有男同性性取向和性行为的个体产生消极影响。男同性恋者的活动就进入了秘密状态，使男同性恋者独立于社会的性文化，好像是一种鲜为人知的性行为活动方式[③]。由于害怕因性倾向的披露自身权利受到伤害，青年男男性行为者多不愿主动接受艾滋病病毒的检测和艾滋病早期病毒治疗，增加了艾滋病传播的危险性；不愿意参与艾滋病危险性行为干预活动，造成行为干预的复杂性。

（6）性安全教育及干预

近年来，艾滋病流行引起的恐慌进一步强化了性的负面形象。一方

---

① 何国平、刘立珍、李现红、刘立芳、王红红、Takudzwa Shumba、王晓东：《成都市男男性行为者艾滋病相关羞辱和歧视的现状研究》，《中国全科医学》2011 年第 5A 期。

② 杨玲、朱雅雯、李健升：《艾滋病污名研究述评》，《西北师大学报》（社会科学版）2007 年第 4 期。

③ 高燕宁：《同性恋健康干预》，复旦大学出版社 2006 年版，第 191 页。

面，社会控制学派认为，为维护社会的稳定和秩序，要求青年男男性行为者既要对性有所了解，又要对性行为实施社会控制，提倡减少性行为、减少多性伴，减少男男性工作者数量，反对性自由、性享乐，从而降低风险。另一方面，个人权利派认为，性是个人生活和人格的重要组成部分，要维护个人通过性来获取幸福的权利。注重性的积极面，希望从积极、肯定的角度看待性对人生的价值。青年男男性行为者有权利也有能力决定是否从事性行为。性教育只需敦促青年男男性行为者注意个人安全和健康。艾滋病对于性的意义仅仅是在权利与快乐的基础上增加一个安全。

近年研究发现，通过男同志愿者开展同伴教育、外展服务更容易被男男性行为人群接受。男同社群核心同伴教育者具有一定影响力，能较好地利用和构建各种社会关系网络，在艾滋病危险性行为干预活动发挥重要作用[1]。

为此，各地加强对校内外青少年、流动人口性安全教育；通过网络平台，传播有关男同性性行为的科学认知、预防艾滋病的行为干预信息，进行同伴教育、自我关怀，以及有效倡导安全性行为；通过男男性行为人群志愿者工作小组开展同伴教育及外展活动。2004 年，在中央电视台中国政府高级官员第一次公开谈同性恋问题后，在国内外组织机构及专家的支持下，以各地各级疾病预防控制中心为主，发动和组织男男性行为者社群"防艾（滋病）"志愿者工作小组 120 个，遍及全国（香港、澳门、台湾除外）28 省、市、区的 40 多个大中城市[2]。

（7）人口流动与社会隔离

在社会转型与城市化进程中，大量农村人口向城市流动。人口流动扩大了城市中青年男男性行为人群的规模和多元化。人口流动使得大量对自己性取向不明确或者有异性性取向的人进入青年男男性行为人群中。在很多性别单一的环境中，如农民工聚集的居住地，作为被压抑的性欲求的宣泄渠道，男同性性行为时有发生。研究报道，在 9 个城市进行的调查结果显示，约 40% 的男男性行为者为流动人口。人口的自由流动为青年男男性行为人群寻找性伴提供了便利，同时为艾滋病防治工作带来了挑战[3]。

---

[1] 常战军、许迎喜、邹媛等：《男同性恋社区组织精英的社会建构与意义》，《医学与哲学》（A）2015 年第 1 期。

[2] 潘绥铭、黄盈盈：《性社会学》，中国人民大学出版社 2011 年版，第 202 页。

[3] 史同新、张北川、李秀芳等：《男男性行为者中流动人口艾滋病高危行为研究》，《中华流行病学杂志》2009 年第 7 期。

2. 青年男男性行为者的亚文化

（1）性取向

①性取向概念

性取向指一个人对异性、同性或两种性别具有的情感和性欲方向的吸引，并完成个人性身份认同。性取向可用连续谱表示，位于两端的为异性恋和同性恋，居中的是双性恋①。异性恋取向指对异性个体产生性欲及发展恋爱关系的愿望。同性恋取向指对同性个体产生性欲及发展恋爱关系的愿望。双性恋取向指对异性或同性个体都能产生性欲及发展恋爱关系的愿望。性取向一般是稳定的，但也有转变可能。如在异性婚姻占统治地位的社会，男同性恋者/男双性恋者迫于社会压力与异性结婚。当认识到自己的性取向不是异性，其个人认同关系可能会随之改变。

②性取向成因

同性或双性性取向的原因和发生机制尚不十分清楚。多因素模型认为，同性性取向起因涉及生理、心理和社会环境等因素。性取向的形成受到先天因素和后天因素复杂的交互作用的影响。性取向是在个体发展的"关键时期"（即生理与环境相互作用的时期）形成。生理学家认为，性取向与性激素和家族遗传有关。大脑由不同区域组成，在个体胚胎期和儿童发展期，大脑的这些区域会对性激素产生反应。意味着同一大脑的不同区域存在着性差异。激素水平以及激素与发育中的大脑的接触时间会对个体的性取向产生影响，从而使儿童产生不同的气质，导致不同的性吸引。另外，男同性恋者有同性恋的兄弟、叔父、表兄弟的概率高于异性恋者。在领养兄弟、同卵双胞胎、异卵双胞胎的比较研究中，同卵双胞胎相同性取向的比率高于其他两组。心理学家认为，童年心理有冲突和问题的人可能导致性取向障碍。社会学家认为，文化背景中的生活经历、环境刺激、社会学习等会加强并调整遗传的影响力。②

行为主义学说认为，同性性取向是受环境的影响而习得的，强调伙伴群关系、偶然事件和特殊性经历的影响。如果一个人在与异性交往中受挫，有过不愉快的首次性经验，异性恋感情得不到正常的发展，而同时又

① 钱明、张颖、沈晓红：《健康心理学》，人民卫生出版社 2013 年第 2 版，第 160 页。
② ［美］格雷·F. 凯利：《Sexuality Today（性心理学）》，耿文秀等译，上海人民出版社 2011 年版，第 389 页。

受到同性的诱导，可能就会产生同性恋倾向，习得与同性发生性行为。另外，如果一个人性冲动强，而在监狱、矿区、施工队、男子寄宿学校、军营、远洋船队等一些特殊的行业、单性的工作环境中工作，异性往往是不能或不容易接触到，而同性更容易得到，于是人们的性目标就转向同性，发生同性性行为。当离开这类环境后，他们又转向异性。这种定义为"境遇性同性恋"，或"假性"同性恋。再者，童年期的性别认同障碍，比如男孩玩女孩玩具，与女孩游戏等，也会导致同性恋。①

精神分析学说认为，同性性取向是性心理发展中某个阶段的抑制或停顿。童年时代的家庭环境不利儿童心理健康成长，成年后会害怕与异性作性的接触，即"异性恋恐怖说"。提出恋母情结作为同性性取向成因的理论。因此，与母亲过于亲密，把儿子当女孩养育，鼓励儿子的女性行为倾向，使儿子认同女性性别角色，从而可能导致同性性取向。②

（2）寻找性伴方式变迁

互联网的发展和社交媒体日益普及使得青年男同性恋者或男双性恋者寻找性伴方式发生了很大改变，寻找性伴更隐蔽、更便捷，方式更多样，且呈现"去熟人化"特征，由在"首属群体"③（指人际间由亲密且长久的关系形成的社会群体）内活动变成在"次属群体"（指人际间由非亲密且长久的关系形成的社会群体）内活动，导致"群P"（即群交）或"快餐"（即滥交）等纵欲行为的发生，加剧了艾滋病病毒的传播④。研究报道，受调查的青年男男性行为人群中使用手机 App 寻找性伴的人数占75.5%⑤。青年男男性行为者使用手机 App 寻伴影响青年男男性行为人群艾滋病病毒新发感染率。使用手机 App 寻伴的青年男男性行为者的艾滋病病毒新发感染率为 8.1/100 人年，高于不使用手机 App 寻伴的青年男男性行为者的艾滋病病毒新感染率 2.2/100 人年⑥。对传统的艾滋病危险性

---

① 李银河：《同性恋亚文化》，内蒙古大学出版社 2009 年版，第 31—37 页。
② 李银河：《同性恋亚文化》，内蒙古大学出版社 2009 年版，第 31—37 页。
③ 李银河：《北京地区男同性恋社群状况调查》，《青年研究》1992 年第 10 期。
④ 景军、孙晓舒、周沛峰：《亲密的陌生人：中国三个城市的男同性恋交友格局》，《开放时代》2012 年第 8 期。
⑤ 曹越、孟详喻、翁鸿等：《中国青年男男性行为人群艾滋病相关行为及感染状况 Meta 分析》，《中华流行病学杂志》2016 年第 7 期。
⑥ 姜拥军：《MSM 人群 HIV 疫情特征及防治研究进展》，2017 年艾滋病学术大会。

行为干预方式带来了挑战。

（3）性观念

性观念指对性生理、性心理、性行为、性道德和性文化等的总认识和看法，如择偶观、恋爱观、婚姻观、性别角色、性与爱的关系等[①]。随着经济的发展、社会的进步及西方思想的传入，中国青年人群的性观念逐步开放[②]。适度开放的性观念对科学正确的性知识的传播具有正面意义，但过度开放的性观念，不仅会造成性道德方面的问题，还会造成性传播疾病方面的健康隐患（如艾滋病病毒的传播），甚至会影响到婚姻与家庭的幸福完整。所以对于现代社会开放的性观念，应准确把握，发挥积极作用，正面引导健康安全的性行为，减少消极作用，利用中国的传统道德中对性伴忠诚等观念降低不安全性行为的发生。

青年男同性恋者或双性恋者的性观念较男异性恋者开放。青年男同性恋者或双性恋者的性以娱乐为目的，宣泄性欲和追求生理刺激。而男异性恋者的性除了娱乐目的之外，还有生育功能。西方基督教传统的性观念、中国的传统文化性观念，都主张以生育为性的唯一合法目的，并在某种程度上视娱乐动机为罪恶或堕落。青年男同性恋者或男双性恋者的同性性行为因为不可能具有生殖动机，就不可避免地被某些人视为"荒唐"行为。[③] 另外，现在的青年男同性恋者或男双性恋者的性观念较过去更加开放，择友观发生改变。某些青年男同性恋者或男双性恋者片面追求情感和性生活的满足，反对一切性约束，认为性交是人人都应有的与生俱来的自由权利，性行为是个人私事，只要双方自愿就可以发生性关系，导致性伴不稳定、多性伴性关系。

（4）性伴持久性

男同性恋者性伴持久性较差，有固定同性性伴的不多，占 37.4%。可能与以下因素有关。①男同性恋者性动机只是为了快乐，而非生殖。性行为娱乐目的决定了男同性恋者不断选择新性伴。②社会规范对男同性恋

---

① 李宁、戴建英、高静儒：《2012 中国同性恋调查报告及对同性婚姻合法化的思考》，《中国性科学》2014 年第 1 期。

② 徐启钟、陈志伦：《大学生正确的性观念培养机制研究》，《科技经济导刊》2018 年第 2 期。

③ 郭海鹰：《论曹丽娟女同性恋书写的"剥离"》，《广东外语外贸大学学报》2018 年第 1 期。

者同性性行为约束力较弱。社会习俗、婚姻制度只约束异性，不约束同性。③某些同性性伴性生活不和谐，不能长久相处。④与男异性恋者恋爱心理比较，男同性恋者忌妒心较低，独占心理较弱。①

（5）婚姻状况与双重性网络

在西方国家，男同性恋者的行为和情感可以自由表达。荷兰、加拿大等国已经承认同性婚姻。在中国，目前不承认同性婚姻。研究报道，中国男同性恋者或双性恋者与异性的结婚率可达 70%—80%（甚至 90%），在西方国家男同性恋者或双性恋者与异性的结婚率约为 10%—20%。② 另有报道，青年男男性行为者中已婚比例达到 32.7%，已婚青年男男性行为者近 6 个月与同性发生性行为的比例为 62.1%。青年男男性行为者中在婚者占 24.7%，非在婚者占 75.3%。③

中国男同性恋者或双性恋者与异性的结婚率高的最主要原因是规范文化的压力，就是中国社会主流文化特别看重婚姻和家庭的价值，特别强调传宗接代。受长辈传统家庭观念的影响，长辈的迫切探试婚姻的行为和对后代的期盼，使进入婚龄的男同性恋者或双性恋者，尤其是计划生育后的独生子女一代，不得不考虑应对父母的策略，选择与异性结婚。

男同性恋者或双性恋者婚姻关系有三种模式。第一种夫妻关系模式，是男同性恋者或双性恋者将对妻子的反感压抑下去，并抱着对妻子的负疚感，恪守做丈夫的义务和职责。第二种模式，是选择性冷淡的女性做妻子，或在婚后把妻子培养和改造成为能够适应自己状况的人。第三种模式，是不能成功地做到上述两点，沦为婚姻失败者，等待着他们的大多是婚姻关系失调，直至破裂。④

（6）自我认同

学者卡斯认为，在北美和欧洲，男同性恋者的性身份认同通常通过身份认同困惑、身份的比较、身份的容忍、身份的接纳、身份自豪、身份整合 6 个阶段形成。身份认同困惑阶段：产生于人们开始意识到同性性取向的信息在一定程度上与他们及其反应相关的时候，表现为很难确认自己是

①　刘达临、鲁龙光《中国同性恋研究》，中国社会出版社 2005 年版，第 167 页。
②　高燕宁：《同性恋健康干预》，复旦大学出版社 2006 年版，第 231 页。
③　曹越、李十月、路亮等：《已婚与未婚男男性行为者特征及与同伴交往状况比较》，《中国公共卫生》2014 年第 10 期。
④　李银河：《同性恋亚文化》，内蒙古大学出版社 2009 年版，第 248—258 页。

男同性恋者或双性恋者。身份的比较阶段：开始审视作为男同性恋者或双性恋者更为广泛的影响。身份的容忍阶段：开始接受自己的性取向。身份的接纳阶段：与男同性恋文化连续接触，被圈内成员接纳。身份自豪阶段：随着对男同性恋团体的认同，完成团体活动的自豪感加强。身份整合阶段：男同性恋者或双性恋者身份认同并与自身其他身份的认同与人格达到完全的整合。不再消极地看待异性恋者。向他人公开男同性恋者身份。个体经历这些阶段的过程存在差异，而且个体对自身性取向的认知可能随着时间发生改变①。

研究报道，在中国通常通过无师自通和其他男同性恋者引导完成性身份认同。男同性恋者的身份认同年龄最早为 14 岁，最晚 29 岁，中位值 18 岁②。

居住在城市地区的人更易自我认同为男同性恋者或双性恋者。可能的原因为城市环境有益于男同性恋性取向、双性恋性取向的个体良好发展，如较大的社会关系网络和较多的商务机会。一些成长于城市中的个体更易意识到自身的男同性或双性性取向并最终完成身份认同。同时，很多男同性恋者和双性恋者希望移居到城市中并获得更多团体感受。团体除提供支持氛围（如提供物质和情感支持）外，还带来语言文化和思想，接纳同性性取向和性行为，将其融入生活方式、自我认同、恋爱模式和性爱表达中。

受到中国传统社会伦理的影响，青年男同性恋者或双性恋者，尤其是社会地位和经济地位较低下的青年男同性恋者或双性恋者，自我认同程度低，对自己性行为及其性身份存有极大的恐惧，存在自我歧视和内部歧视的现象。

青年男同性恋者或双性恋者自我歧视表现为有犯罪感或道德上的负疚感③。一些青少年由于与同性朋友的关系稍稍亲密，就对自己的心态和行为具有了"同性恋恐惧症"，试图像戒烟一样将自己的不良性倾向戒掉；有的人认定自己有病，抱怨自己命运不好，逃避社会传统道德观念对自己

---

① ［美］格雷·F. 凯利：《Sexuality Today（性心理学）》，耿文秀等译，上海人民出版社 2011 年版，第 402—403 页。

② 李银河：《同性恋亚文化》，内蒙古大学出版社 2009 年版，第 31—37 页。

③ 刘影、张小山：《华中某市高校同性恋者的个案研究》，《青年研究》2004 年第 8 期。

人格的否定，常常感到痛苦和无奈，陷入可怕的痛苦和孤独之中；有的感到外部压力，心态上处于封闭或逃避状态，无法向任何人表明自己的性倾向，不得不过双重生活。另外，很难找到理想的伴侣。再者，对艾滋病危险性行为干预形成不自觉的文化心理屏蔽，削弱了主动接受干预的自觉性。研究报道，男同性恋者自我认同认为有益者占 5.1%，认为有害者占 32.3%，认为无所谓益害者占 56.9%[1]。另有报道，对待自己同性性取向的态度，40%的人表示有时候有改变性取向的欲望，23%的人从未想过改变性取向，17.5%的人很想改变性取向，10.5%的人尝试过改变性取向未成功，9%的人正在尝试改变正性取向[2]。

　　青年男同性恋者或双性恋者内部歧视表现为对自己习惯的性行为和性活动方式无法改变。主要表现为以下几种情况。

　　对 419（即一夜情）的谴责和无奈。受教育程度、社会职业层次较高的青年男同性恋者或双性恋者一方面多持传统道德观念，一定程度上自我约束男同性性行为活动。另一方面，对自己的性取向、性行为未形成良好的科学、公正、自我权利的自我表现认同。他们不可能完全禁绝自己的性活动。他们的性活动受自我认同的影响，不论在场所选择还是在安全套使用上，因为缺乏自己会发生性行为的准备，往往也就缺乏安全措施的准备，造成上述类型的青年男同性恋者或双性恋者发生 419（即一夜情）概率较高。他们对预防艾滋病有了解需求但不愿使用安全套。

　　对 MB（即男男性工作者）的歧视。青年男同性恋者或双性恋者中的 MB 群体有预防艾滋病的需求。但该群体受经济利益驱使，以及法律、道德因素的影响，MB 群体自我认同不同于其他青年男同性恋者或双性恋者。他们对行为干预存在很强的戒备心理，往往不提供真实信息，造成安全性行为减少。

　　上网的青年男同性恋者或双性恋者与公共场所活动的青年男同性恋者或双性恋者相互歧视。上网的青年男同性恋者或双性恋者看不起在公共场所活动的青年男同性恋者或双性恋者；反之，在公共场所活动的青年男同性恋者或双性恋者也看不起上网的青年男同性恋者或双性恋者。

────────────

① 刘达临、鲁龙光：《中国同性恋研究》，中国社会出版社 2005 年版，第 65 页。
② 闫红静：《男男性行为人群艾滋病综合防治干预》，东南大学出版社 2014 年版，第 10 页。

　　具有明显女性化人格的青年男同性恋者或双性恋者、年龄较大的青年男同性恋者或双性恋者在青年男同性恋者或双性恋者内部普遍受到歧视。

　　青年男同性恋者或双性恋者会组成各种小团体，小团体之间也存在明显的歧视。他们之间的成员相不往来，使得艾滋病防控人员很难接触到他们。即使接触到他们，也难融入他们各自的小"圈子"，使艾滋病防治工作的开展存在阻力，影响干预的效果。①

　　（7）出柜（即公开男同性恋身份）

　　西方社会是一个以个人为中心、以个人为基础的"团体格局"，而中国社会则是一个以自我为中心、以家庭宗亲为基础的"差序格局"。美国推崇的以个人站出来为基础、以石墙酒吧事件为标志的对抗式同性恋解放模式，背靠的是以个人主义为本的社会制度和以无伤害原则为宗旨的法治精神。个人是美国社会运作的基本单位，性取向可能是一位白人中产男同性恋者所承受的最深切压迫，因而也特别感到出柜的解放力量。

　　在中国，虽然绝少用暴力方式压迫男同性情爱。传统文化亦能给予男同性亲密的生存空间，男同性关系有条件比西方更亲密或融入主流社会的人伦秩序里。但中国社会的运作基础并非个人，而是以家族主义为核心的人伦网络。因此，中国男同性恋者最难现身的对象始终是父母，感受最大的压力是双亲催婚。况且，中国社会甚少为小众争取权益，故中国男同性恋者"出柜"往往面临极大的困难，需更多的心理和社会支持②。研究报道，中国一项超过 5000 名青年男男性行为者参与的调查结果表明，不会对任何人说自己男同性性行为身份的调查对象占 50.2%，只会对要好的朋友说的占 29%，只会对陌生人说的占 11%，表示不介意对所有人都说的占 8.5%，只对家人说的占 1.3%。③

　　（8）预防艾滋病知识和技能

　　青年男男性行为者普遍具有较高的预防艾滋病知识知晓率，存在"知识与行为相背离""有安全套而不用"的现象。研究报道，受调查的男性性工作者中知道正确使用安全套可以降低感染风险者占 92%，但每

①　中国疾病预防控制中心、中英性病艾滋病防治合作项目：《艾滋病防治工具书——MSM人群干预》，人民卫生出版社 2005 年版，第 14 页。

②　童戈：《中国人的男男性行为：性与自我认同状态调查》，北京纪安德咨询中心，2005年，第 135 页。

③　闫红静：《男男性行为人群艾滋病综合防治干预》，东南大学出版社 2014 年版，第 7 页。

次使用安全套者为0[①]；绝大多数青年男男性行为者知晓艾滋病的传播途径，但每次使用安全套者仅占31%[②]。有的青年男男性行为者认为信任与爱十分重要，要相信对方，没必要使用安全套。相当数量的青年男男性行为者未能掌握正确使用安全套及润滑剂类型等防护技能，增加了感染艾滋病病毒的风险。

（三）青年男男性行为者艾滋病危险性行为的其他影响因素

青年男男性行为者较易受到艾滋病伤害，是艾滋病的易感、脆弱人群，与其处于社会结构边缘、社会经济地位较低有关。[③] 同时，也与是否获得艾滋病预防服务相关。

1. 艾滋病病毒检测及告知率

青年男男性行为人群中有相当一部分人因为害怕暴露男同身份、担心无法面对阳性检测结果等原因，从未接受过艾滋病检测。北京市哨点监测结果显示，约30%的青年男男性行为人群未接受艾滋病病毒抗体检测，不了解自身感染状况，在不知不觉地继续传播扩散艾滋病病毒，同时也错过了自己接受治疗的最佳时机[④]。研究报道，青年男男性行为人群艾滋病病毒感染者/患者中只有23.9%将自身感染状况告知其同性性伴[⑤]。另外，中国青年男男性行为者艾滋病病毒检测结果告知性伴比例低于美国。中国青年男男性行为人群艾滋病病毒感染阳性者拥有男性性伴比例为76.40%，艾滋病病毒阳性告知性伴比例为44.7%；拥有男性偶遇性伴比例为59.70%，艾滋病病毒阳性告知性伴比例为21.1%；拥有女性固定性伴及妻人比例为11.4%，艾滋病病毒阳性告知性伴比例为59.6%。美国青年男男性行为人群艾滋病病毒阳性者拥有男性性伴比例为42.8%，艾滋病病毒阳性告知性伴比例为84.8%；拥有男性偶遇性伴比例为37.7%，艾滋病病毒阳性告知性伴比例为50.1%；拥有女性固定性伴及妻人比例

① 李现红、王红红、何国平等：《男男性行为人群艾滋病防治策略研究进展》，《护理研究》2012年第24期。

② 刘立珍、李现红、何国平等：《成都市男性行为者艾滋病相关知识和高危性行为调查分析》，《中国全科医学》2010年第26期。

③ 张宁、赵利生：《田野调查与相关艾滋病问题研究现状的回顾》，《学术探索》2011年第1期。

④ 卢红艳：《北京市男性行为人群互联网+艾滋病多元化检测工作模式探索》，2017年艾滋病学术大会。

⑤ 潘晓红：《MSM人群艾滋病感染者性伴HIV感染调查和检测服务实践》，2017年艾滋病学术大会。

为 19.5%，艾滋病病毒阳性告知性伴比例为 70.4%。[1]

2. 性病

研究报道，22.4% 的青年男男性行为者近 6 个月有过性传播感染（STI）临床症状，11.0% 曾被确诊患 STI，近一年 STI 发病率为 6.6%。由于性病可通过各种生物学机制增加艾滋病病毒的传播性及易感性，性病使艾滋病病毒传播的危险性提高 2.0—23.5 倍，集中在 2—5 倍之间。在高流行的同性恋群体内艾滋病病毒传播率为 1/1—1/10。[2]

3. 物质滥用

青年男男性行为人群通过滥用某些药物或精神活性物质（以下简称物质滥用）提高性兴奋体验，这些精神活性物质主要包括治疗男性勃起功能障碍的药物（万艾可，即"伟哥"）、具有催情作用的化学物质（异丙基亚硝酸盐，即"Rush Poppers"）和刺激性亢奋的精神活性物质，如甲基苯丙胺（冰毒）、摇头丸、氯胺酮、二甲基色胺、二乙基色胺等。滥用这些精神活性物质可导致极度兴奋、性欲增强、性交时间延长、群交及无保护肛交行为增多，忽视安全套使用，从而增加感染性病艾滋病的危险。研究报道，青年男男性行为者中曾有药物滥用史者占 18.0%，近 6 个月内有药物滥用史者占 14.9%。主要药物为 K 粉（占 10.1%），冰毒（占 4.4%），摇头丸（占 2.9%）。近 6 个月内发生同性性行为时使用安全套的频率：从不用者占 4.4%，偶尔用者占 24.3%，有时用者占 25.8%，每次都用者占 45.5%。相关性分析结果表明使用药物使安全套使用频率下降。[3]

4. 艾滋病病毒暴露前预防

90% 的青年男男性行为者不了解非职业暴露知识[4]。由于担心无法保证服用抗病毒药依从性，害怕耐药发生，害怕药物的副作用，药物费用较贵等原因，70% 的青年男男性行为者不愿使用非职业暴露预防措施，不愿开展艾滋病病毒生物预防。

---

① 姜拥军：《MSM 人群 HIV 疫情特征及防治研究进展》，2017 年艾滋病学术大会。
② 张北川、李秀芳、储全胜等：《中国 9 城市 2250 例男男性接触者 HIV/AIDS 相关状况调查概况》，《中国性病艾滋病》2008 年第 6 期。
③ 闫红静：《男男性行为人群艾滋病综合防治干预》，东南大学出版社 2014 年版，第 15 页。
④ 姜拥军：《MSM 人群 HIV 疫情特征及防治研究进展》，2017 年艾滋病学术大会。

　　综上，中国青年男男性行为者艾滋病危险性行为相关的社会文化因素主要集中在社会主流文化因素和青年男男性行为者的亚文化因素方面。另外，相关因素还有青年男男性行为者社会人口学特征及获得艾滋病预防服务程度。然而，多数研究为描述性分析，对社会文化因素与艾滋病危险性行为关系的研究有待深化和进一步验证，并探讨相应的对策。

第二章

青年男男性行为者社会
文化及其他特征

　　青年男男性行为者指与同性发生肛交、口交等同性性交行为年龄在15—40岁的男性。近年，因互联网的发展和社交媒体的普及等原因使得该人群交友形式发生很大改变，交友更隐蔽、更便捷，方式更多样。因此，该人群艾滋病危险性行为发生率处于较高水平，艾滋病病毒感染者和患者比例逐年增高，从2006年的2.5%上升到2015年的28.3%，[①] 成为艾滋病侵害的主要人群，亦是艾滋病防治的重点人群。

　　在当今社会主流文化的影响下，青年男男性行为者不被主流社会接受，多数人不愿意公开自己的性取向。因此，青年男男性行为者很难通过常规的艾滋病防治服务、艾滋病综合干预而获得艾滋病健康服务。国内外研究经验表明，对青年男男性行为者进行艾滋病防治工作时，应该对这一人群的社会文化及其他特征深入研究，从而采取适合这一特定人群的艾滋病防治策略。

　　为此，本章采用描述性分析方法描述青年男男性行为者艾滋病危险性行为相关的性文化特征（一般性文化特征、青年男同性恋者/双性恋者特定性文化特征）、艾滋病知识及威胁感知等社会文化因素，以及社会人口学特征、青年男男性行为者获得艾滋病预防服务情况等其他相关因素；采用χ^2检验、精确概率法、F检验、*Kruskal Wallis*检验等方法比较不同性取向类型的青年男男性行为者社会人口学特征、性文化特征、艾滋病知识及威胁感知、获得艾滋病预防服务的异同；最后，在本章小结归纳总结本章研究发现。

---

　　① 中国疾病预防控制中心性病艾滋病预防控制中心：《男男性行为人群预防艾滋病干预工作指南》，2016年，第1页。

第一节　青年男男性行为者社会人口学特征

社会人口学范畴的社会人口学特征常用于研究与某些社会现象相关的社会综合概念，常常包括年龄、性别、文化、职业、收入等指标。本节采用描述性分析方法对青年男男性行为者社会人口学特征进行研究，研究对象为青年男男性行为者，即年龄15—40岁，并于调查时近1年（过去的12个月）与男性发生过肛交或口交性行为的男性。有效样本量861例。

男男性行为者又称男性同性性行为者、男男性接触者等。从广义上来说，根据性取向的不同，男男性行为者可以分为男同性恋者、男双性恋者和有过男男性行为的男异性恋者。从狭义上来说，男同性恋者又简称男同或同志，在男男性行为人群中占比最大，是男男性行为人群的核心，在实际工作中常指代男男性行为者。

本研究按性取向类型分类，青年男男性行为者样本构成为男同性恋者594例，占68.99%；男双性恋者230例，占26.71%；有过男男性行为的男异性恋者37人，占4.30%。见表2-1。

表2-1　　不同性取向的青年男男性行为者样本构成〔n,（%）〕

变量	性取向			合计
	男同性恋者	男双性恋者	男异性恋者	
样本量	594（68.99）	230（26.71）	37（4.30）	861（100.0）

注：根据2016年调研数据整理。

本研究在贵州省4城市6区开展调查。按调查城市分类，青年男男性行为者样本构成为贵阳市（云岩区/南明区）245例，占28.45%；遵义市（红花岗区/汇川区）200例，占23.23%；铜仁市（碧江区）216例，占25.09%；安顺市（西秀区）200例，占23.23%。见表2-2。

表2-2　　不同城市的青年男男性行为者样本构成〔n,（%）〕

变量	城市				合计
	贵阳	遵义	铜仁	安顺	
样本量	245（28.45）	200（23.23）	216（25.09）	200（23.23）	861（100.0）

注：根据2016年调研数据整理。

一　年龄

青年男男性行为者年龄构成以 20—24 岁为主，占 35.7%，其次为 25—29 岁占 25.9%，30—34 岁占 14.8%，15—19 岁占 12.9%，35—40 岁最少，占 10.8%。不同性取向的青年男男性行为者年龄组构成比较，差异具有统计学意义（$P<0.05$）。见表 2-3。

表 2-3　　　不同性取向的青年男男性行为者年龄构成 ［n，（%）］

变量	性取向			合计	χ^2 值	P 值
	男同性恋者	男双性恋者	男异性恋者			
年龄（岁）					16.58	0.035
15—19	80（13.5）	21（9.1）	10（27.0）	111（12.9）		
20—24	223（37.5）	73（31.7）	11（29.7）	307（35.7）		
25—29	154（25.9）	62（27.0）	7（18.9）	223（25.9）		
30—34	79（13.3）	43（18.7）	5（13.5）	127（14.8）		
35—40	58（9.8）	31（13.5）	4（10.8）	93（10.8）		

注：根据 2016 年调研数据整理。

青年男男性行为者平均年龄为（25.91±5.94）岁，其中，男同性恋者为（25.61±5.85）岁，男双性恋者为（26.90±5.94）岁，男异性恋者为（24.70±6.69）岁，差异具有统计学意义。见表 2-4。

表 2-4　　　不同性取向的青年男男性行为者平均年龄（$\bar{x}\pm s$）

变量	性取向			合计	F 值	P 值
	男同性恋者	男双性恋者	男异性恋者			
年龄（岁）	25.61±5.85	26.90±5.94	24.70±6.69	25.91±5.94	4.78	0.009

注：根据 2016 年调研数据整理。方差同质性检验 $Levene=0.85$，$P=0.429$。

不同性取向类型的青年男男性行为者平均年龄多重比较结果显示，男同性恋者平均年龄低于男双性恋者，差异具有统计学意义（$P<0.01$）；男双性恋者平均年龄大于曾与男性发生性行为的男异性恋者，差异具有统计学意义（$P<0.05$）；男同性恋者与曾与男性发生性行为的男异性恋者平均年龄差别不具统计学意义。见表 2-5。表明青年男男性行为者平均年龄较小。其中，男异性恋者平均年龄最小，其次为男同性恋者，男双性恋者平均年龄最大。

表 2-5　　　　　不同性取向的青年男男性行为者平均年龄多重比较

性取向	$\bar{x}$	男异性恋者	男双性恋者	男同性恋者
男同性恋者	25.61	0.91	-1.29 **	
男双性恋者	26.90	2.20 *		
男异性恋者	24.70			

注：根据 2016 年调研数据整理；* P = 0.036，** P = 0.005。

青年男男性行为者年龄较小，处于性活跃期，发生性行为的频率较高。研究报道，青年男男性行为者年龄为艾滋病防治的保护因素。[①] 随着年龄的增长，研究对象对自身健康状态的关注度更高。年轻的青年男男性行为者对自身健康的关注度较低，更倾向于追求同性性行为中的性体验的快乐程度，发生无保护性的高危性行为的概率较大。提示加强青年男男性行为者尤其是低年龄组的艾滋病危险性行为干预尤为重要。

二　民族

本研究结果显示，861 例青年男男性行为者中，汉族为 664 例，占77.1%，少数民族为 197 例，占 22.9%。男同性恋者、男双性恋者、有过男男性行为的男异性恋者等不同性取向的青年男男性行为者的民族构成比较，差异无统计学意义。

三　婚姻状况

本次研究婚姻状况以未婚/离异/丧偶者为主，占 88.5%，在婚/异性同居者占 11.5%。不同性取向类型的青年男男性行为者婚姻状况比较，差异具有统计学意义。男同性恋者婚姻状况为未婚/离异/丧偶者达93.9%，高于男异性恋者的 78.4%，和男双性恋者的 76.1%。见表 2-6。

本次研究结果青年男男性行为者在婚/异性同居者占 11.5%，低于中国男男性行为者在婚者比例 17%—35% 的研究结果。[②] 可能与本研究对象限定于 15—40 岁的青年男男性行为者有关。

---

① 吴尊友：《中国防治艾滋病 30 年主要成就与挑战》，《中华流行病学杂志》2015 年第12 期。

② Zhang Lei, Chow E. P. F., Jing Jun, "HIV Prevalence in China: Integration of Surveillance Data and a Systematic Review", *Lancet Infect Dis*, Vol. 13, No. 12, December 2013, p. 955.

表 2-6　　不同性取向的青年男男性行为者婚姻状况 ［n, (%)］

变量	性取向			合计	χ^2 值	P 值
	男同性恋者	男双性恋者	男异性恋者			
婚姻状况					55.82	0.000
未婚/离异/丧偶	558 (93.9)	175 (76.1)	29 (78.4)	762 (88.5)		
在婚/异性同居	36 (6.1)	55 (23.9)	8 (21.6)	99 (11.5)		

注：根据 2016 年调研数据整理。

四　户籍及居住时间

在艾滋病防治工作中，流动性小为艾滋防治工作开展的有利因素。目前，政府对艾滋病感染者及病人提供一系列持续关怀服务，如"四免一关怀"，以治疗促进预防，流动性较小对提供持续的关怀服务及定期随访等一系列艾滋病防治管理服务的开展提供了有利因素，也让对男男性行为者从防到治的连续管理提供了保障作用。另外，外来流动的青年男男性行为者由于处于陌生人环境，社会控制力较松懈，较易发生危险性行为。

本次研究结果显示，青年男男性行为者户籍归属地以调查区本地户籍为主，占 72.5%，本省非调查区户籍占 18.9%，外省非调查区户籍占 8.6%。表明外来的青年男男性行为者不少。不同性取向类型的青年男男性行为者户籍状况比较，差异具有统计学意义。男同性恋者调查区户籍比例高于男双性恋者、男异性恋者。见表 2-7。

表 2-7　　不同性取向的青年男男性行为者户籍情况 ［n, (%)］

变量	性取向			合计	χ^2 值	P 值
	男同性恋者	男双性恋者	男异性恋者			
户籍					11.30	0.023
调查区	447 (75.3)	152 (66.1)	25 (67.6)	624 (72.5)		
本省非调查区	95 (16.0)	58 (25.2)	10 (27.0)	163 (18.9)		
外省非调查区	52 (8.8)	20 (8.7)	2 (5.4)	74 (8.6)		

注：根据 2016 年调研数据整理。

青年男男性行为者居住时间（年）以 >2 者为主，占 90.8%；≤2 者占 9.2%。不同性取向类型的青年男男性行为者居住时间比较，差异无统计学意义。表明本次研究对象居住在调查地时间较长。

五　文化程度

青年男男性行为者文化程度以≥大专为主，占 50.9%，高中/中专占 39.8%，≤初中占 9.3%。表明青年男男性行为者文化程度较高。不同性取向类型的青年男男性行为者文化程度比较，差异无统计学意义。

本次研究结果与国内相关研究报道结果一致。国内艾滋病病毒新发感染疫情数据显示，经男男同性传播感染人群具有文化程度较高特征。近年，在校大学生艾滋病新发感染率上升[①]，且主要通过高校在校大学生男同性性传播。[②] 究其原因可能是在校园内或步入社会不久的青年男男性行为者存在社会知识欠缺、自我保护意识薄弱、好奇心重等特点，导致近年不断有年轻大学生与校外年长"网友"首次性接触后检测出 HIV 阳性的案例发生。提示在对青年男男性行为者进行艾滋病防治工作时，应重点开展高校学生艾滋病防治宣传教育，提高男男性行为者中青年高学历人群艾滋病高危性行为的安全保护意识。

六　宗教信仰

青年男男性行为者以无宗教信仰者为主，占 89.4%，有宗教信仰者（包括佛教 73 例，基督教 9 例，道教 5 例，伊斯兰教 2 例，天主教 2 例）占 10.6%。不同性取向类型的青年男男性行为者宗教信仰比较，差异无统计学意义。

七　职业

在本次研究中，将职业分为学生、待业、白领、蓝领。861 例青年男男性行为者中占比最高的职业为蓝领（41.5%），其次为学生（26.5%），白领占 22.0%，占比最低的为待业，占 10.1%。不同性取向类型的青年男男性行为者职业分布比较，差异具有统计学意义。职业为学生的男同性

①　黑发欣、王璐、秦倩倩等：《中国 2006—2010 年男男性行为者艾滋病疫情分析》，《中华流行病学杂志》2012 年第 1 期。

②　王岚、丁正伟、阎瑞雪等：《中国 2006—2009 年青年学生艾滋病疫情状况分析》，《中华流行病学杂志》2010 年第 9 期。

恋者占比高于男异性恋者、男双性恋者；职业为待业的男异性恋者占比高于男双性恋者、男同性恋者；职业为白领的男双性恋者占比高于男同性恋者、男异性恋者；职业为蓝领的男异性恋者占比高于男双性恋者、男同性恋者。表明，男同性恋者中学生占比高，男双性恋者中白领占比高，男异性恋者中蓝领、待业人员占比高。应根据不同性取向的青年男男性行为者职业特点针对性地开展干预活动。见表2-8。

表2-8　　　　不同性取向的青年男男性行为者职业情况 ［n，（%）］

变量	性取向			合计	χ^2值	P值
	男同性恋者	男双性恋者	男异性恋者			
职业					13.32	0.038
学生	175（29.5）	43（18.7）	10（27.0）	228（26.5）		
待业	58（9.8）	24（10.4）	5（13.5）	87（10.1）		
白领	121（20.4）	63（27.4）	5（13.5）	189（22.0）		
蓝领	240（40.4）	100（43.5）	17（45.9）	357（41.5）		

注：根据2016年调研数据整理。

八　经济收入

青年男男性行为者月均收入（元）以3000—者为主，占44.1%，其次为<1000者，占32.6%，1000—者占23.2%。不同性取向的青年男男性行为者月均收入比较，差异具有统计学意义。见表2-9。

青年男男性行为者以未享受低保者为主，占94.1%，享受低保者占5.9%。不同性取向类型的青年男男性行为者是否享受低保比较，差异无统计学意义。

表2-9　　　　不同性取向的青年男男性行为者收入水平 ［n，（%）］

变量	性取向			合计	χ^2值	P值
	男同性恋者	男双性恋者	男异性恋者			
月均收入（元）					14.76	0.005
<1000	208（35.0）	58（25.2）	15（45.9）	281（32.6）		
1000—	141（23.7）	48（20.9）	11（29.7）	200（23.2）		
3000—	245（41.2）	124（53.9）	11（29.7）	380（44.1）		

注：根据2016年调研数据整理。

第二节　青年男男性行为者性文化特征

本节主要描述青年男男性行为者一般性文化特征和青年男同性恋者/双性恋者特定性文化特征。

一　青年男男性行为者一般性文化特征

青年男男性行为者一般性文化特征包括性观念、性吸引、性取向、性伴性安全态度、安全性行为教育、寻求性伴场所、社会关心等方面。

(一)青年男男性行为者性观念等情况

1. 性观念

本次研究结果显示,青年男男性行为者报告性观念以比较开放者为主,占62.4%,不开放者占24.3%,非常开放者占13.4%。不同性取向类型的青年男男性行为者性观念比较,差异具有统计学意义。见表2-10。

表2-10　不同性取向的青年男男性行为者性观念等情况〔n,(%)〕

变量	性取向			合计	χ^2值	P值
	男同性恋者	男双性恋者	男异性恋者			
性观念					30.83	0.000
不开放	12 (20.5)	66 (28.7)	21 (56.8)	209 (24.3)		
比较开放	390 (65.7)	131 (57.0)	16 (43.2)	537 (62.4)		
非常开放	82 (13.8)	33 (14.3)	0 (0.0)	115 (13.4)		
性吸引					596.34	0.000
完全男性	460 (77.4)	4 (1.7)	1 (2.7)	465 (54.0)		
多数男性	128 (21.5)	144 (62.6)	2 (5.4)	274 (31.8)		
男女差不多	6 (1.0)	82 (35.7)	34 (91.9)	122 (14.2)		
与异性隔绝					7.92	0.019
是	20 (3.4)	18 (7.8)	1 (2.7)	39 (4.5)		
否	574 (96.6)	212 (92.2)	36 (97.3)	822 (95.5)		

注：根据2016年调研数据整理。

有过男男性行为的男异性恋者性观念为不开放者占比最大(56.8%),高于男双性恋者、男同性恋者。男同性恋者、男双性恋者的比较开放、非常开放占比高于有过男男性行为的男异性恋者。表明有过男男性行为的男异性恋者，虽然曾经发生过同性性行为，但从本质来看，性取向属于异性恋人群，他们的性观念因为受着传统社会道德因素的影响，其性观念开放程度低于男同性恋者和男双性恋者。而男同性恋者、男双性恋者则推崇唯性娱乐观，以宣泄性欲和追求生理刺激为目的。性观念较开放，健康意识较弱，思想中存在享乐主义，认为在性行为中应该以快乐体验为第一位。部分男同性恋者、男双性恋者认为在男男同性性行为角色中扮演插入方感染风险小。① 提示应针对男同性恋者、男双性恋者开展性观念教育，树立健康的性价值观。

2. 性吸引

指性欲方面的吸引。"Homosexuality（同性恋）"一词是法国医生Benkert 于 1869 年创造的，指对异性不能做出性反应，却被与自己性别相同的人所吸引，并导致身体接触和性快感。

青年男男性行为者性吸引特征结果显示，性吸引以完全男性为主，占54.0%，性吸引多数为男性占 31.8%，男女差不多占 14.2%。不同性取向类型的青年男男性行为者性吸引对象上的差异具有统计学意义。男同性恋者性吸引对象完全是男性占比高于男双性恋者、男异性恋者。男双性恋者的性吸引对象以多数男性为主（62.6%），有过男男性行为的男异性恋者性吸引对象以男女差不多为主（91.9%），见表 2-10。

3. 与异性隔绝

在青年男男性行为人群中，部分人由于在特定的氛围、特定的情境中与异性隔绝而发生情境性男男性行为。当脱离特定的氛围、情境后，跟异性恋人群一样被异性所吸引，不再发生同性行为。② 本次研究结果显示，大部分（95.5%）青年男男性行为者未与异性隔绝，仅少数（4.5%）的青年男男性行为者存在与异性隔绝现象。不同性取向类型的青年男男性行为者是否在社会交往过程中存在与异性隔绝比较，差异具有统计学意义。见表 2-10。

4. 性伴性安全态度

社会认知理论（Social Cognitive Theory）认为，要借助性伴性安全态

① 刘达临、鲁龙光：《中国同性恋研究》，中国社会出版社 2005 年版，第 89 页。
② 李银河：《同性恋亚文化》，内蒙古大学出版社 2009 年版，第 56 页。

度、性伴间的人际互动交流性行为，改变青年男男性行为者的高危性行为。[1]

青年男男性行为者多数（82.8%）认为性伴性安全态度很重要，少数（17.2%）认为性伴性安全态度无所谓，只要快乐。不同性取向类型的青年男男性行为者性伴性安全态度比较，差异无统计学意义。

（二）青年男男性行为者安全性行为教育途径

在对 861 例青年男男性行为者性教育途径调查研究时发现，接受朋友性教育者占 53.3%，未接受朋友性教育者占 46.7%；接受医生性教育者占 48.2%，未接受医生性教育者占 51.8%；接受学校性教育者占 45.9%，未接受学校性教育者占 54.1%；接受媒体性教育者占 39.0%，未接受媒体性教育者占 61.0%；接受家庭性教育者占 18.7%，未接受家庭性教育者占 81.3%；接受同事性教育者占 13.2%，未接受同事性教育者占 86.8%；接受社区性教育者占 3.0%，未接受社区性教育者占 97.0%。表明青年男男性行为者主要通过朋友、医生、学校、媒体等途径获取安全性行为教育知识。

此研究结果基本与近几年中国在男男性行为者中开展安全性行为宣传教育的努力一致。近来各地在学校传播性知识、在医疗部门开展艾滋病性病知识咨询、在青年男男性行为人群开展同伴性教育、在新闻媒体开展性教育，取得一定进展。但家庭性教育、社区性教育较薄弱。

不同性取向的青年男男性行为者家庭性教育、社区性教育、医生性教育比较，差异具有统计学意义。男同性恋者/男双性恋者接受家庭性教育、同事性教育、社区性教育、医生性教育比例低于男异性恋者。见表 2-11。

表明男同性恋者/男双性恋者家庭性教育、同事性教育、社区性教育、医生性教育较弱。究其原因可能是多数男同性恋者/男双性恋者在家人、社区、医生面前隐瞒自己的性取向，在家人、社区、医生面前谈论性知识的时候会有意回避，避而不谈，所以开展家庭、社区、医生性教育方面较为困难。另外，男同性恋/男双性恋社区在中国尚未形成，男同性恋/男双性恋人群社区性教育缺失。由于男同性恋/男双性恋人群生存方式隐秘，很难触及。当今，通过男男同性性传播艾滋病的比例不断上升，故应积极

---

① 张胜康、王曙光、邹勤：《不同文化人群艾滋病问题的社会学研究》，四川大学出版社2008 年版，第 140 页。

开展男同性恋/男双性恋人群的家庭性教育、社区性教育、医生性教育工作，重新构建男同性恋/男双性恋人群性文化。

表 2-11　不同性取向的青年男男性行为者安全性行为教育途径 [n, (%)]

变量	性取向			合计	χ^2 值	P 值
	男同性恋者	男双性恋者	男异性恋者			
家庭性教育					11.40	0.003
是	96 (16.2)	52 (22.6)	13 (35.1)	161 (18.7)		
否	498 (83.8)	17 (77.4)	24 (64.9)	700 (81.3)		
同事性教育					7.04	0.030
是	67 (11.3)	42 (18.3)	5 (13.5)	114 (13.2)		
否	527 (88.7)	188 (81.7)	32 (86.5)	747 (86.8)		
社区性教育					9.70	0.008
是	13 (2.2)	9 (3.9)	4 (10.8)	26 (3.0)		
否	581 (97.8)	221 (96.1)	33 (89.2)	835 (97.0)		
医生性教育					7.70	0.021
是	283 (47.6)	106 (46.1)	26 (70.3)	415 (48.2)		
否	311 (52.4)	124 (53.9)	11 (29.7)	446 (51.8)		

注：根据 2016 年调研数据整理。

不同性取向的青年男男性行为者朋友性教育、学校性教育、媒体性教育比较，差异无统计学意义。

（三）青年男男性行为者寻求性伴场所情况

由于寻求性伴场所为多选题，通过二分法组值为 1 时进行制表，百分比和总数基于回答数计算多重回答率。861 例青年男男性行为者寻求性伴场所回答以网络型、酒吧型为主，总回答数 1320，回答率从高到低依次为：网络型为 61.4% (811/1320)、酒吧型为 28.1% (371/1320)、浴室型为 4.5% (60/1320)、公园型为 2.9% (38/1320)、朋友型为 2.7% (36/1320)、聚会型为 0.3% (4/1320)。不同性取向类型的青年男男性行为者寻求性伴场所类型回答情况与总体分布一致。但男同性恋者寻求性伴场所网络型回答率 96.6 (574/594)、酒吧型回答率 47.0 (279/594) 高于男双性恋者、男异性恋者。男异性恋者寻求性伴场所朋友型、公园型回答率高于男同性恋者、男双性恋者。见表 2-12。

表 2-12 不同性取向的青年男男性行为者寻求性伴场所回答情况 [n，(%)]

变量	性取向			合计 (N=861)
	男同性恋者 (N=594)	男双性恋者 (N=230)	男异性恋者 (N=37)	
网络型	574 (96.6)	211 (91.7)	26 (70.3)	811 (61.4)
酒吧型	279 (47.0)	79 (34.3)	13 (35.1)	371 (28.1)
浴室型	41 (6.9)	17 (7.4)	2 (5.4)	60 (4.5)
公园型	25 (4.2)	10 (4.3)	3 (8.1)	38 (2.9)
朋友型	18 (3.0)	15 (6.5)	3 (8.1)	36 (2.7)
聚会型	3 (0.5)	1 (0.4)	0 (0.0)	4 (0.3)

注：根据 2016 年调研数据整理。

在与青年男男性行为者进行访谈的过程中了解到，在网络软件还未兴起时，男男性行为者寻求性伴场所主要为酒吧型、浴室型、公园型。近年，随着社会通信网络发展及交友网络软件的普及，青年男男性行为者主要通过社交软件来结识性伴，网络型成为寻求性伴场所最主要的方式。青年男男性行为者特别是有身份地位的青年男男性行为者，平时聚会很少，很多人都不愿抛头露面，不愿公开自己的真实身份，对外来的人群警惕性较高。目前市场上，网络交友软件多，网络交友软件存在着社交效率高、个人隐私保护好等优点。同志圈中使用最多的一款社交软件为"Blued"。Blued 是京蓝城兄弟信息技术有限公司旗下的移动社交产品，与淡蓝网、BF99 交友、V1069 导航、淡蓝公益，形成针对华人互联网服务的产品群，主要使用人群为男同性恋者。该款软件 2012 年 11 月正式上线使用，2013年 5 月 Blued 用户突破 100 万。2018 年 6 月，注册用户数达 2700 万。对于同志社交的产品来说，该社交软件用户市场很大。网络结识性伴以临时性伴为主，因为青年男男性行为者基本以"约炮"为目的，问答十分直接，大部分通过年龄、地区进行搜索，通过简单的聊天就可以成功的约见并发生临时性伴同性性行为。部分男男性行为者报告，网络型结识性伴存在商业性伴同性性行为，政府对交友软件的管理还不够规范等问题。今后，男同社交软件应不断完善社会责任，如成立公益部门，依托社交软件积极开展 HIV 防控活动、多元文化建设和反歧视的工作；与当地政府机构、社区组织合作，共同设立免费的艾滋病病毒检测站点，在探索"互联网+HIV 防控"的工作中发挥作用。

访谈还了解到，由于城市间交通的便利，目前青年男男性行为者也在酒吧寻求性伴。每逢周末及节假日，周边小城市的男男性行为者会聚集在大城市的男同酒吧进行一些活动以结识性伴，但很多小城市的同志酒吧生意逐渐惨淡甚至面临关门。浴室型结识性伴方式的人群大部分为年龄较大的人群，因为对手机网络的操作不熟悉，仍采取这种较为落后的结识性伴方式。

（四）青年男男性行为者社会关心情况

社会关心同样为多选题，下面报告多重回答率。青年男男性行为者报告获取生活帮助或关心的主要来源为家庭关心占 36.1%，非同志圈关心占 29.2%，男同社群关心占 23.5%，其他来源为工作单位关心占 5.1%，医疗机构关心占 4.6%，教育部门关心占 1.1%，民政部门关心占 0.3%，文化部门关心占 0.2%。不同性取向的青年男男性行为者家庭关心、非同志圈关心、男同社群关心、工作单位关心、医疗机构关心相比较，男同性恋者家庭关心回答率高于男双性恋者、男异性恋者；男同性恋者/男双性恋者非同志圈关心回答率、男同社群关心回答率高于男异性恋者；男双性恋者工作单位关心回答率高于男同性恋者、男异性恋者；男异性恋者医疗机构关心回答率高于男同性恋者、男双性恋者。见表 2-13。

表 2-13　不同性取向的青年男男性行为者社会关心情况 ［n，（%）］

变量	性取向			合计 （N＝861）
	男同性恋者 （N＝594）	男双性恋者 （N＝230）	男异性恋者 （N＝37）	
家庭关心	500（84.2）	170（73.9）	28（75.7）	698（36.1）
非同志圈关心	410（69.0）	145（63.0）	9（24.3）	564（29.2）
男同社群关心	333（56.1）	112（48.7）	9（24.3）	454（23.5）
工作单位关心	61（10.3）	36（15.7）	2（5.4）	99（5.1）
医疗机构关心	46（7.7）	26（11.3）	16（43.2）	88（4.6）
教育部门关心	16（2.7）	3（1.3）	2（5.4）	21（1.1）
民政部门关心	4（0.7）	1（0.4）	0（0.0）	5（0.3）
文化部门关心	2（0.3）	2（0.9）	0（0.0）	4（0.2）

注：根据 2016 年调研数据整理。

专题小组讨论了解到，部分青年男男性行为者在工作单位不敢公开性取向，怕遭到同事及领导的非议及歧视，影响了工作单位的主动关心。医疗机构关心方面，当地定点医疗机构、疾病预防控制中心设立了艾滋病免费咨询检测门诊，可在保护男男性行为者个人隐私的前提下提供专业的咨询、检测、随访及治疗。然而，部分医疗机构仍存在对艾滋病病人信息保密做得不到位及歧视的现象。

结果表明，近年来，通过政府及社会各界的努力，以往对男男性行为人群的社会排斥逐渐减弱，社会接纳度逐渐提高，来自家庭、非同志圈及男同社群的关心较多。但来自工作单位、医疗机构、教育部门、民政部门、文化部门的关心仍不够，尤其是医疗机构对男同性恋者、男双性恋者关心不足。医疗机构应消除对男同性恋者、男双性恋者的歧视，做好隐私保密工作；教育部门应通过中学及高等院校校内学生社团联系关心校内的青年男男性行为者，了解生活学习中的困难，并及时提供帮助；民政部门应加强对经济困难的青年男男性行为者的生活救助；文化部门应进一步通过正面社会舆论引导，让社会各界对青年男男性行为者更加包容接纳。

二 青年男同性恋者/男双性恋者特定性文化特征

青年男同性恋者/男双性恋者共 824 例，其特定性文化特征主要包括公开性取向、家人知否、家人反对、非同志圈知否、非同志圈反对、社会歧视、喜欢同性年龄、同性恋年龄、童年家庭环境、青春期性经历、男同性恋文化影响等。

（一）青年男同性恋者/男双性恋者公开性取向及他人态度

1. 公开性取向

青年男同性恋者/男双性恋者公开性取向（即出柜）者仅占 28.9%，71.1%的青年男同性恋者/男双性恋者未公开性取向。青年男同性恋者与男双性恋者公开性取向比较，差异无统计学意义。表明在当今社会主流文化影响下，多数青年男同性恋者/男双性恋者不愿公开自己的性取向，导致青年男同性恋者/男双性恋者隐蔽性强，不利于艾滋病行为干预的开展。

2. 家人知否

家人知晓青年男同性恋者/男双性恋者性取向的比例低，仅 15.7%，84.3%的家人不知晓青年男同性恋者/男双性恋者性取向。青年男同性恋者、男双性恋者家人不知晓性取向的比例分别为 81.8%、90.9%。经卡方检验，两类人群家人不知晓性取向的差别具统计学意义。见表 2-14。

表明青年男同性恋者/男双性恋者向家人隐瞒性取向的情况严重。可能是因为中国长期以来的传统生育观念，大部分青年男同性恋者/男双性恋者害怕家人知道自己的性取向后强烈反对，无法接受，对家人造成打击，引发家庭矛盾，给家庭带来不和谐因素。故大部分青年男同性恋者/男双性恋者未曾向家人告知性取向。另外，部分青年男同性恋者/男双性恋者对自己的性取向自我认可度不高，觉得同性性取向是一种不好的现象，所以未向家人公开。再者，在很长一段时间内，社会心理学上根本不确定双性恋是否真的存在，尤其是男双性恋。男双性恋者比男同性恋者更加隐秘，他们迫于社会的压力多数像正常人一样娶妻生子，但可能暗中与男友交往发生同性性行为。2013 年皮尤研究中心的问卷调查显示，自我判定为双性恋的人中仅有 28% 的人公开性取向。而且，男双性恋者自身对性取向也不如男同性恋者那样重视。一些男同性恋者会依据自己厌恶异性的程度来判断自己是否属双性恋者。如在观看男男性爱视频时，有些人会因为女性角色突然加入而兴致大减，而不会因此失去兴致的男同可能会因此认为自己是双性恋者。①

3. 家人反对

青年男同性恋者/男双性恋者家人反对性取向者占 5.0%，未反对者占 95.0%；青年男同性恋者、男双性恋者家人反对性取向的比例分别为 5.7%、3.0%。经卡方检验，男同性恋者、男双性恋者家人反对性取向的差异无统计学意义。结果表明，青年男同性恋者/男双性恋者家人反对的比例很低。原因可能是家人知晓性取向比例低；另外，在已经知晓性取向的家人中，部分家人思想都比较开明，观念比较开放，未对青年男同性恋者/男双性恋者性取向持反对态度。

4. 非同志圈知否

非同志圈知晓性取向者占 40.2%，不知晓性取向者占 59.8%；非同志圈知晓男同性恋者、男双性恋者性取向的比例分别为 41.8%、36.1%。经卡方检验，两类人群中非同志圈知晓性取向的差别不具统计学意义。结果表明，青年男同性恋者/男双性恋者非同志圈朋友知晓性取向的比例明显高于家人知晓性取向的比例。原因可能是青年男同性恋者/男双性恋者对非同志圈朋友未刻意隐瞒，而非同志圈朋友同样为年轻人，思想意识较为开放，对男同性恋者/男双性恋者较能以平常心对待。提示在开展青年

① Octavia：《每个人心中都有一座断背山》，《南都周刊》2017 年第 12 期。

男同性恋者/男双性恋者艾滋病防治宣教工作时，可通过青年男同性恋者/男双性恋者周边朋友作为切入点，推动防艾工作的开展。

5. 非同志圈反对

青年男同性恋者/男双性恋者非同志圈反对占 4.5%，不反对者占 95.5%。男双性恋者非同志圈反对比例高于青年男同性恋者（$P < 0.05$）。见表 2-14。

表 2-14　　　　　不同性取向的青年男同性恋者/男双性恋者

公开性取向及他人态度 [n，（%）]

变量	性取向		合计 （N=824）	χ^2值	P值
	男同性恋者 （N=594）	男双性恋者 （N=230）			
家人知否				10.29	0.001
是	108（18.2）	21（9.1）	129（15.7）		
否	486（81.8）	209（90.9）	695（84.3）		
非同志圈反对				4.53	0.033
是	21（3.5）	16（7.0）	37（4.5）		
否	573（96.5）	214（93.0）	787（95.5）		

注：根据 2016 年调研数据整理。

表明青年男同性恋者/男双性恋者非同志圈朋友反对其性取向情况少，周边非同志圈朋友对其性取向较能包容，对青年男同性恋者/男双性恋者的心理健康具有积极意义。但男双性恋者非同志圈反对比例较高，表明社会主流文化不认同男双性性关系。

（二）青年男同性恋者/男双性恋者社会歧视情况

本次研究结果显示，青年男同性恋者/男双性恋者报告，因性取向已被疑精神问题者占 7.6%，未被疑精神问题者占 92.4%；已被疑身体问题者占 8.9%，未被疑身体问题者占 91.1%；社会威望受损者占 3.8%，社会威望未受损者占 96.2%；失业者占 1.1%，未失业者占 98.9%；被人殴打者占 0.4%，未被人殴打者占 99.6%；受到勒索者占 1.1%，未受到勒索者占 98.9%；感到焦虑者占 23.4%，未感到焦虑者占 76.6%；有自杀行为者占 3.4%，无自杀行为者占 96.6%。

结果表明，青年男同性恋者/男双性恋者社会歧视问题主要是感到焦虑、被疑身体问题、被疑精神问题等。与其他研究结果①相符。究其原因可能是青年男同性恋者/男双性恋者自身的生活方式、思想观念与社会的传统文化、家族观念和"延续香火"等主流价值观格格不入，已婚者无法适应正常的异性婚姻，导致心情厌烦，情绪不稳定和易激惹。在现实社会可能常受到家庭成员和社会的排斥、不满甚至歧视，受到不公平的待遇，常会因性取向遭社会歧视，产生一些精神健康问题。另外，艾滋病在青年男同性恋者/男双性恋者中发病率高，部分青年男同性恋者/男双性恋者听到圈内同志患艾滋病后，因为担心自己也会患艾滋病可能引起焦虑状况。提示要从男同性恋者/男双性恋者和社会两方面共同努力以解决存在的社会歧视、心理健康问题。一方面，男同性恋者/男双性恋者要自尊、自爱、自重，正确科学地看待自己的性取向并自我认可；另一方面，要加大社会的宽容度，社会公众不应该对男同性恋者/男双性恋者持单方面的批判态度，社会媒体应该正确积极地引导社会的主流价值观，在报道某些同性恋事件时，不能单方面片面的批评和消极否定，应本着客观公正的原则，为男同性恋者/男双性恋者创造一个宽容的环境。② 要努力消除青年男同性恋者/男双性恋者艾滋病"污名化""标签化"的影响。

　　青年男同性恋者、男双性恋者威望受损比较，差异具统计学意义。男双性恋者社会威望受损比例高于男同性恋者。可能是因为社会主流文化不认同男双性性行为，认为是淫乱，有违社会伦理道德。见表2-15。

　　青年男同性恋者、男双性恋者被疑精神问题、被疑身体问题、失业、被人殴打、受到勒索、感到焦虑、自杀行为比较，差异无统计学意义。

表 2-15　　不同性取向的青年男同性恋者/男双性恋者威望受损 [n，(%)]

变量	性取向		合计	χ^2值	P值
	男同性恋者	男双性恋者			
威望受损				4.76	0.029
是	17 (2.9)	14 (6.1)	31 (3.8)		
否	577 (97.1)	216 (93.9)	793 (96.2)		

　　注：根据2016年调研数据整理。

① 伍传仁：《中国男男同性恋的研究现状》，《实用预防医学》2009年第3期。
② 杨明慧：《中国男同性恋心理研究现状》，《辽宁行政学院学报》2011年第12期。

(三) 青年男同性恋者/男双性恋者喜欢同性年龄及同性恋年龄

1. 喜欢同性平均年龄及同性恋/双性恋平均年龄

喜欢同性年龄及同性恋/双性恋年龄反映青年男同性恋者/男双性恋者在性取向或性别身份自我认同的过程中的年龄特征。结果显示，青年男同性恋者/男双性恋者报告喜欢同性最小年龄为 4 岁，最大年龄为 40 岁，喜欢同性平均年龄为 (17.98±4.56) 岁。男同性恋者喜欢同性平均年龄小于男双性恋者 ($P<0.01$)。自我报告为男同性恋者最小年龄 7 岁，最大年龄为 40 岁，同性恋/双性恋平均年龄为 (19.36±4.40) 岁。男同性恋者同性恋/双性恋平均年龄小于男双性恋者 ($P<0.01$)。表明男同性恋者完成性别身份自我认同较男双性恋者早。见表 2-16。

表 2-16　　喜欢同性平均年龄及同性恋/双性恋平均年龄 ($\bar{x}±s$)

变量	性取向		合计	t 值	P 值
	男同性恋者	男双性恋者			
喜欢同性年龄 (岁)	17.39±4.24	19.50±5.02	17.98±4.56	5.64	0.000
同性恋/双性恋年龄 (岁)	18.77±4.16	20.88±4.64	19.36±4.40	6.33	0.000

注：根据 2016 年调研数据整理。

2. 喜欢同性年龄及同性恋/双性恋年龄分组情况

青年男同性恋者/男双性恋者喜欢同性年龄以 15—19 岁为主，占 47.4%，20—24 岁占 28.7%，25—40 岁占 13.9%，4—14 岁占 10.0%。青年男同性恋者与男双性恋者喜欢同性年龄比较，差异具有统计学意义。见表 2-17。

表 2-17　　　　不同性取向的青年男同性恋者/男双性恋者
喜欢同性年龄 [n, (%)]

变量	性取向		合计	χ^2值	P 值
	男同性恋者	男双性恋者			
喜欢同性年龄 (岁)				34.42	0.000
4—14	120 (14.6)	97 (16.3)	23 (10.0)		
15—19	473 (57.4)	364 (61.3)	109 (47.4)		
20—24	158 (19.2)	92 (15.5)	66 (28.7)		
25—40	73 (8.9)	41 (6.9)	32 (13.9)		

注：根据 2016 年调研数据整理。

青年男同性恋者/男双性恋者同性恋/双性恋年龄以15—19岁为主,占40.4%,20—24岁占39.1%,25—40岁占18.7%,7—14岁占1.7%。青年男同性恋者与男双性恋者同性恋/双性恋年龄比较,差异具有统计学意义。见表2-18。

表2-18   不同性取向的青年男同性恋者/男双性恋者的
同性恋/双性恋年龄 [n,(%)]

变量	性取向		合计	χ^2值	P 值
	男同性恋者	男双性恋者			
同性恋/双性恋年龄（岁）				45.28	0.000
7—14	47（5.7）	43（7.2）	4（1.7）		
15—19	447（54.2）	354（59.6）	93（40.4）		
20—24	226（27.4）	136（22.9）	90（39.1）		
25—40	104（12.6）	61（10.3）	43（18.7）		

注：根据2016年调研数据整理。

（四）青年男同性恋者/男双性恋者童年家庭环境情况

本次研究结果显示,青年男同性恋者/男双性恋者与母亲亲近占31.1%,未与母亲亲近占68.9%;当女孩养育占15.9%,未当女孩养育占84.1%。男同性恋者当女孩养育比例高于男双性恋者（$P<0.05$）。见表2-19。

表2-19   不同性取向的青年男同性恋者/男双性恋者
当女孩养育 [n,(%)]

变量	性取向		合计	χ^2值	P 值
	男同性恋者	男双性恋者			
当女孩养育				4.13	0.042
是	104（17.5）	27（11.7）	131（15.9）		
否	490（82.5）	203（88.3）	693（84.1）		

注：根据2016年调研数据整理。

（五）青年男同性恋者/男双性恋者青春期性经历情况

青年男同性恋者/男双性恋者青春期性经历对该人群的同性性取向的形成具有重要的影响。[1] 本次研究结果显示,青年男同性恋者/男双性恋

———

[1] 李银河：《同性恋亚文化》,内蒙古大学出版社2009年版,第31—37页。

者有过早性经历占 22.6%，无过早性经历占 77.4%；有异性交往受挫占
11.7%，无异性交往受挫占 88.3%；有同性性诱惑占 30.7%，无同性性诱
惑占 69.3%；有乱伦经历占 0.7%，无乱伦经历占 99.3%。青年男同性恋
者过早性经历、异性交往受挫比例低于男双性恋者（$P < 0.05$ 或 $P <$
0.01）。见表 2-20。

表 2-20　不同性取向的青年男同性恋者/男双性恋者青春期性经历情况 ［n,（%）］

变　量	性取向		合计	χ^2值	P值
	男同性恋者	男双性恋者			
过早性经历				5.91	0.015
是	121（20.4）	65（28.3）	186（22.6）		
否	473（79.6）	165（71.7）	638（77.4）		
异性交往受挫				37.22	0.000
是	44（7.4）	52（22.6）	96（11.7）		
否	550（92.6）	178（77.4）	728（88.3）		

注：根据 2016 年调研数据整理。

青年男同性恋者与男双性恋者同性性诱惑、乱伦经历等特征比较，差
异无统计学意义。

（六）青年男同性恋者/男双性恋者男同性恋文化影响情况

青年男同性恋者/男双性恋者有读过同性恋题材文章占 64.2%，无读
过同性恋题材文章占 35.8%；受男同性恋文化影响者占 34.2%，未受男
同性恋文化影响者占 65.8%。男同性恋者与男双性恋者读过同性恋题材
文章、男同性恋文化影响等特征比较，差异无统计学意义。

第三节　青年男男性行为者艾滋病知识
及威胁感知情况

一　青年男男性行为者艾滋病知识知晓情况

861 例青年男男性行为者中，未听说过艾滋病者 4 例。故本部分研究对象
857 例。研究结果显示，青年男男性行为者对艾滋病防治知识的认知情况较
好，输血感染艾滋病、共用针具感染艾滋病、看起健康的人携病毒、使用安

全套降低危险性、肛交增加危险性、未感染的性伴降低危险性、吃饭感染艾滋病等7方面艾滋病知识知晓正确率高，达到95%以上。口交增加危险性、固定性伴性交需使用安全套等2项知晓正确率为84%以上。

不同性取向的青年男男性行为者看起健康的人是否携艾滋病病毒、使用安全套是否降低感染危险性比较，差异具有统计学意义。男异性恋者看起健康的人会携艾滋病病毒、使用安全套会降低感染危险性比例低于男同性恋者、男双性恋者。表明青年男男性行为者中有过男男性行为的男异性恋者对某些艾滋病防治知识知晓较差，可能存在将艾滋病由高危人群向一般人群快速传播的风险。见表2-21。

表2-21　不同性取向的青年男男性行为者艾滋病知识知晓情况 ［n，（%）］

变量	性取向			合计	χ^2值	P值
	男同性恋者	男双性恋者	男异性恋者			
健康的人携病毒					5.98	0.049
可能	581（98.0）	220（96.5）	33（91.7）	834（97.3）		
不可能	12（2.0）	8（3.5）	3（8.3）	23（2.7）		
安全套降低危险性					13.67	0.001
能	578（97.5）	226（99.1）	32（88.9）	836（97.5）		
不能	15（2.5）	2（0.9）	4（11.1）	21（2.5）		

注：根据2016年调研数据整理。

不同性取向的青年男男性行为者未感染的性伴降低危险性、口交增加危险性、肛交增加危险性、固定性伴性交需使用安全套、吃饭感染艾滋病、输血感染艾滋病、共用针具感染艾滋病等特征比较，差异无统计学意义。

二　青年男男性行为者艾滋病威胁感知

对857例青年男男性行为者进行艾滋病威胁感知调查时发现，42.2%的青年男男性行为者认识艾滋病病人，57.8%不认识艾滋病病人；21.9%的青年男男性行为者报告有亲戚/朋友感染或死于艾滋病，78.1%报告无亲戚/朋友感染或死于艾滋病；39.5%的青年男男性行为者认为感染艾滋病可能性为有一定可能，36.6%认为可能性很小，16.9%认为可能性非常大，6.9%认为根本不可能。

结果表明，目前青年男男性行为者对自身艾滋病感染风险认识不足。仍有相当部分的青年男男性行为者觉得自身艾滋病感染风险可能性较小，或根本不可能，总抱着侥幸心理发生高危性行为。研究报道，男男性行为者艾滋病感染风险意识较低将对安全套使用具有抑制作用。[1] 提示应通过同志圈中被感染艾滋病的同伴讲述自身的经历，让男男性行为者认识到艾滋病离自己很近，提高男男性行为者的艾滋病感染风险意识，在同性性行为时采取必要的安全措施。

不同性取向的青年男男性行为者认识艾滋病病人、感染艾滋病可能性、亲戚/朋友感染艾滋病比较，差异无统计学意义。

三　青年男男性行为者艾滋病知识来源

由于艾滋病知识来源为多选题，通过二分法组值为1时进行制表，百分比和总数基于回答数计算多重回答率。表2-22显示，在对857例青年男男性行为者11个方面（互联网、免费宣传资料、朋友、医生、电视、书籍、宣传广告栏、学校教育、咨询服务、报刊、广播）艾滋病知识来源回答，总回答数3173，来源途径为互联网占23.2%，免费宣传资料占15.7%，朋友占10.8%，医生占9.7%，电视占9.6%，书籍占9.6%，宣传广告栏占7.3%，学校教育占5.2%，咨询服务占3.3%，报刊占3.0%，广播占2.6%。不同性取向的青年男男性行为者艾滋病知识来源回答情况比较，男异性恋者互联网回答率69.4%（25/36）低于男同性恋者的86.8%（515/593）、男双性恋者的86.4%（197/228）。

结果表明，青年男男性行为者接受艾滋病防治知识最高效的途径为互联网，如交友软件、主流网站等。研究报道，通过网络平台进行艾滋病防治知识传播，可以满足青年男男性行为者隐私保密性的需求。[2] 另外，中国政府投入大量的资源进行免费资料宣传。由于青年男男性行为者的特殊性，其分布较为隐蔽，如何有效地将艾滋病宣传资料分发到青年男男性行

---

① 田小兵、吉渝南、张麟灵：《南充市男男性行为者安全套使用情况分析》，《中国艾滋病性病》2007年第6期。

② Mary Jane Rotheram-Borus, Dallas Swendeman, Gary Chovnick, "The Past, Present, and Future for HIV Prevention: Integrating Behavioral, Biomedical, and Structural Intervention, Strategies for the Next Generation of HIV Prevention", *Ann Rev Clin Psychol*, No. 5, 2009, pp. 143-167.

为者手中，值得进一步思考。再者，青年男男性行为者通过朋友获取艾滋病防治知识也较多。为此，通过同伴教育或同志圈进行艾滋病知识的宣传具有一定的现实可行性。

表 2-22　　　　　不同性取向的青年男男性行为者艾滋病
知识来源回答情况［n，（%）］

变量	性取向			合计（N=857）
	男同性恋者（N=593）	男双性恋者（N=228）	男异性恋者（N=36）	
互联网	515（86.8）	197（86.4）	25（69.4）	737（23.2）
免费宣传资料	370（62.4）	111（48.7）	18（50.0）	499（15.7）
朋友	246（41.5）	85（37.3）	11（30.6）	342（10.8）
医生	209（35.2）	84（36.8）	14（38.9）	307（9.7）
电视	210（35.4）	78（34.2）	17（47.2）	305（9.6）
书籍	232（39.1）	65（28.5）	7（19.4）	304（9.6）
宣传广告栏	149（25.1）	71（31.1）	10（27.8）	230（7.3）
学校教育	118（19.9）	40（17.5）	6（16.7）	164（5.2）
咨询服务	72（12.1）	29（12.7）	2（5.6）	103（3.3）
报刊	62（10.5）	31（13.6）	2（5.6）	95（3.0）
广播	53（8.9）	27（11.8）	3（8.3）	83（2.6）

注：根据 2016 年调研数据整理。

第四节　青年男男性行为者获得艾滋病
预防服务情况

专题小组讨论了解到，为了对艾滋病防治实施早发现、早诊断、早治疗策略，各地对存在艾滋病感染风险的男男性行为者免费开展艾滋病自愿咨询检测，即 VCT（HIV Voluntary Counseling & Testing），给予一定的经济补偿，提高男男性行为者的定期检测率。优化检测途径，除了到当地定点医疗机构或疾病预防控制中心检测血液外，还可直接到药店、自动售卖机及男同工作组等社会组织处进行唾液及尿液的检测，最大限度地保护男男性行为者的隐私，提高检测的便利性。另外，采购质量好的安全套搭配润滑剂成套发放，提高安全套性行为舒适度，让男男性行为者主动提高使用安全套的频率。再者，在高校设置计生用品发放机、安全套自动售卖机等。

本次研究从艾滋病性病宣传资料、安全套宣传发放、润滑剂发放、同伴教育、医务人员艾滋病咨询、艾滋病抗体检测、艾滋病抗体确诊、性病检查治疗、抗艾滋病预防性服药、娱乐场所艾滋病干预、男同社群艾滋病干预、互联网艾滋病干预、清洁针具提供等 13 个服务项目研究青年男男性行为者获得艾滋病预防服务情况。结果显示，获艾滋病抗体检测占73.3%，未获艾滋病抗体检测占 26.7%；获艾滋病性病宣传资料占67.4%，未获艾滋病性病宣传资料占 32.6%；获安全套宣传发放占66.1%，未获安全套宣传发放占 33.9%；获同伴教育占 64.6%，未获同伴教育占 35.4%；获润滑剂发放占 48.9%，未获润滑剂发放占 51.1%；获医务人员艾滋病咨询占 47.5%，未获医务人员艾滋病咨询占 52.5%；获男同社群艾滋病干预占 44.0%，未获男同社群艾滋病干预占 56.0%；获互联网艾滋病干预占 23.7%，未获互联网艾滋病干预占 76.3%；获娱乐场所艾滋病干预占 18.0%，未获娱乐场所艾滋病干预占 82.0%；获性病检查治疗占 15.0%，未获性病检查治疗占 85.0%；获艾滋病抗体确诊占10.2%，未获艾滋病抗体确诊占 89.8%；获抗艾滋病预防性服药占 7.1%，未获抗艾滋病预防性服药占 92.9%；获清洁针具提供占 1.5%，未获清洁针具提供占 98.5%。

结果表明，青年男男性行为者获得艾滋病抗体检测、艾滋病性病宣传资料、安全套宣传发放、同伴教育等艾滋病预防服务较多，获得互联网艾滋病干预、娱乐场所艾滋病干预、性病检查治疗、抗艾滋病预防性服药等服务项目较少，工作有待加强。

不同性取向类型的青年男男性行为者艾滋病性病宣传资料、安全套宣传发放、润滑剂发放、同伴教育、医务人员艾滋病咨询、性病检查治疗、男同社群艾滋病干预等特征比较，差异具有统计学意义。有过男男性行为的男异性恋者艾滋病性病宣传资料、安全套宣传发放、润滑剂发放、同伴教育、男同社群艾滋病干预比例低于男同性恋者、男双性恋者。男同性恋者医务人员艾滋病咨询、性病检查治疗比例低于男双性恋者、男异性恋者。表明有过男男性行为的男异性恋人群在多项艾滋病预防服务项目上被忽视，应予加强。另外，对青年男同性恋者应加强医务人员艾滋病咨询、性病检查治疗服务。见表 2-23。

表 2-23　　　　　　　　不同性取向的青年男男性行为者获得艾滋病
预防服务情况［n，（%）］

变　量	性取向			合计	χ^2值	P 值
	男同性恋者	男双性恋者	男异性恋者			
艾滋病宣传资料					11.18	0.004
是	420（70.7）	141（61.3）	19（51.4）	580（67.4）		
否	174（29.3）	89（38.7）	18（48.6）	281（32.6）		
安全套宣传发放					26.29	0.000
是	423（71.2）	131（57.0）	15（40.5）	569（66.1）		
否	171（28.8）	99（43.0）	22（59.5）	292（33.9）		
润滑剂发放					9.42	0.009
是	308（51.9）	102（44.3）	11（29.7）	421（48.9）		
否	286（48.1）	128（55.7）	26（70.3）	440（51.1）		
同伴教育					28.92	0.000
是	413（69.5）	131（57.0）	12（32.4）	556（64.6）		
否	181（30.5）	99（43.0）	25（67.6）	305（35.4）		
医务人员咨询					6.11	0.047
是	266（44.8）	125（54.3）	18（48.6）	409（47.5）		
否	328（55.2）	105（45.7）	19（51.4）	452（52.5）		
性病检查治疗					12.54	0.002
是	76（12.8）	41（17.8）	12（32.4）	129（15.0）		
否	518（87.2）	189（82.2）	25（67.6）	732（85.0）		
男同社群干预					21.07	0.000
是	292（49.2）	77（33.5）	10（27.0）	379（44.0）		
否	302（50.8）	153（66.5）	27（73.0）	482（56.0）		

注：根据 2016 年调研数据整理。

　　不同性取向类型的青年男男性行为者艾滋病抗体检测、艾滋病抗体确诊、艾滋病预防性服药、互联网艾滋病干预、清洁针具提供等特征比较，差异无统计学意义。

本章小结

　　本章旨在描述青年男男性行为者社会人口学特征、社会文化特征，比较不同性取向类型的青年男男性行为者社会人口学特征、社会文化特征的异同。

主要研究结果包括以下四点。

1. 社会人口学特征

青年男男性行为者平均年龄为（25.91±5.94）岁，其中，男同性恋者为（25.61±5.85）岁，男双性恋者为（26.90±5.94）岁，男异性恋者为（24.70±6.69）岁。汉族为 664 例，占 77.1%，少数民族为 197 例，占 22.9%。婚姻状况以未婚/离异/丧偶者为主，占 88.5%，在婚/异性同居者占 11.5%。男同性恋者婚姻状况为未婚/离异/丧偶者达 93.9%，高于男异性恋者（78.4%）、男双性恋者（76.1%）（$P<0.05$）。文化程度以≥大专为主，占 50.9%，高中/中专占 39.8%，≤初中占 9.3%。宗教以无宗教信仰者为主，占 89.4%，有宗教信仰者占 10.6%。有宗教信仰者主要是佛教信徒。职业占比最高的为蓝领（41.5%），其次为学生（26.5%），白领占 22.0%，占比最低的为待业，占 10.0%。月均收入（元）以 3000—者为主，占 44.1%，其次为<1000 者，占 32.6%，1000—者占 23.3%。享受低保以未享受低保者为主，占 94.1%，已享受低保者占 5.9%。

2. 性文化特征

（1）青年男男性行为者一般性文化特征。性观念以比较开放者为主，占 62.4%，不开放者占 24.3%，非常开放者占 13.3%。男同性恋者、男双性恋者比较开放、非常开放占比高于有过男男性行为的男异性恋者。性吸引以完全男性为主，占 54.0%，性吸引多数为男性占 31.8%，男女差不多占 14.2%。大部分（95.5%）青年男男性行为者未与异性隔绝，仅少数（4.5%）青年男男性行为者存在与异性隔绝现象。多数（82.8%）认为性伴性安全态度很重要，少数（17.2%）认为性伴性安全态度无所谓，只要快乐。性教育途径：接受朋友性教育者占 53.3%，未接受朋友性教育者占 46.7%；接受医生性教育者占 48.2%，未接受医生性教育者占 51.8%；接受学校性教育者占 45.9%，未接受学校性教育者占 54.1%；接受媒体性教育者占 39.0%，未接受媒体性教育者占 61.0%；接受家庭性教育者占 18.7%，未接受家庭性教育者占 81.3%；接受同事性教育者占 13.2%，未接受同事性教育者占 86.8%；接受社区性教育者占 3.0%，未接受社区性教育者占 97.0%。寻求性伴场所类型以网络型为主，占 61.4%，酒吧型占 28.1%，浴室型占 4.5%，公园型占 2.9%，朋友型占 2.7%，聚会型占 0.4%。获取生活帮助或关心的主要来源以家庭关心为主，占 36.1%，非同志圈关心占 29.2%，男同社群关心占 23.5%，其他来源为工作单位关心占 5.1%，医疗机构关心占 4.6%，教育部门关心占 1.1%，民政部门关心占 0.3%，文化部门关心占 0.1%。

（2）青年男同性恋者/男双性恋者特定文化特征

公开性取向（即出柜）者人数少，仅占 28.9%，未公开性取向者占 71.1%。家人知晓同性/双性取向的比例低，仅占 15.7%，家人不知晓性取向者占 84.3%。非同志圈知晓性取向者占 40.2%，不知晓性取向者占 59.8%。社会歧视以因性取向感到焦虑为主，占 23.4%，未感到焦虑占 76.6%；已被疑身体问题占 8.9%，未被疑身体问题占 91.1%；已被疑精神问题占 7.6%，未被疑精神问题占 92.4%；社会威望受损占 3.8%，社会威望未受损占 96.2%；有自杀行为占 3.4%，无自杀行为占 96.6%；失业占 1.1%，未失业占 98.9%；受到勒索占 1.1%，未受到勒索占 98.9%；被人殴打占 0.4%，未被人殴打占 99.6%。青年男同性恋者/男双性恋者报告喜欢同性最小年龄为 4 岁，最大年龄为 40 岁，喜欢同性平均年龄为（17.98±4.56）岁。男同性恋者喜欢同性平均年龄小于男双性恋者（$P<0.01$）。报告同性恋/双性恋最小年龄为 7 岁，最大年龄为 40 岁，同性恋/双性恋平均年龄为（19.36±4.40）岁。男同性恋者同性恋/双性恋平均年龄小于男双性恋者（$P<0.01$）。童年家庭环境与母亲亲近占 31.1%，未与母亲亲近占 68.9%；当女孩养育占 15.9%，未当女孩养育占 84.1%。男同性恋者当女孩养育比例高于男双性恋者（$P<0.05$）。青春期性经历有过早性经历占 22.6%，无过早性经历占 77.4%；有异性交往受挫占 11.7%，无异性交往受挫占 88.3%；有同性性诱惑占 30.7%，无同性性诱惑占 69.3%；有乱伦经历占 0.7%，无乱伦经历占 99.3%。青年男同性恋者过早性经历、异性交往受挫比例低于男双性恋者（$P<0.05$ 或 $P<0.01$）。男同性恋文化影响有读过同性恋题材文章占 64.2%，无读过同性恋题材文章占 35.8%；受男同性恋文化影响者占 34.2%，未受男同性恋文化影响者占 65.8%。

3. 艾滋病知识及威胁感知情况

（1）艾滋病防治知识

输血感染艾滋病、共用针具感染艾滋病、看起健康的人携病毒、使用安全套降低危险性、肛交增加危险性、未感染的性伴降低危险性、吃饭感染艾滋病等7方面艾滋病知识知晓正确率高，达到95%以上。口交增加危险性、固定性伴性交需使用安全套等2方面知晓正确率为84%以上。男异性恋者看起健康的人携病毒、使用安全套会降低感染危险性比例低于男同性恋者、男双性恋者（$P<0.05$）。

（2）艾滋病威胁感知

认识艾滋病病人占42.2%，不认识艾滋病病人占57.8%；有亲戚/朋友感染或死于艾滋病占21.9%，无亲戚/朋友感染或死于艾滋病占78.1%；认为感染艾滋病可能性为有一定可能占39.5%，认为可能性很小占36.7%，认为可能性非常大占16.9%，认为根本不可能占6.9%。

（3）艾滋病知识来源

以互联网为主，占23.2%，免费宣传资料占15.7%，朋友占10.8%，医生占9.7%，电视占9.6%，书籍占9.6%，宣传广告栏占7.3%，学校教育占5.2%，咨询服务3.3%，报刊占3.0%，广播占2.6%。

4. 艾滋病预防服务情况

获艾滋病抗体检测占73.3%，未获艾滋病抗体检测占26.7%；获艾滋病性病宣传资料占67.4%，未获艾滋病性病宣传资料占32.6%；获安全套宣传发放占66.1%，未获安全套宣传发放占33.9%；获同伴教育占64.6%，未获同伴教育占35.4%；获润滑剂发放占48.9%，未获润滑剂发放占51.1%；获医务人员艾滋病咨询占47.5%，未获医务人员艾滋病咨询占52.5%；获男同社群艾滋病干预占44.0%，未获男同社群艾滋病干预占56.0%；获互联网艾滋病干预占23.7%，未获互联网艾滋病干预占76.3%；获娱乐场所艾滋病干预占18.0%，未获娱乐场所艾滋病干预占82.0%；获性病检查治疗占15.0%，未获性病检查治疗占85.0%；获艾滋病抗体确诊占10.2%，未获艾滋病抗体确诊占89.8%；获抗艾滋病预防性服药占7.1%，未获抗艾滋病预防性服药占92.9%；获清洁针具提供占1.5%，未获清洁针具提供占98.5%。有过男男性行为的男异性恋者艾滋病性病宣传资料、安全套宣传发放、润滑剂发放、同伴教育、男同社群艾滋病干预比例低于男同性恋者、男双性恋者（$P<0.05$）。男同性恋者医务人员艾滋病咨询、性病检查治疗比例低于男双性恋者、男异性恋者（$P<0.05$）。

结论与建议包括以下五点。

1. 青年男男性行为者年轻，处于性行为活跃期。婚姻状况多为未婚/离异/丧偶，文化程度较高，多数无宗教信仰，经济收入偏低。

2. 性观念比较开放，性吸引大多数为完全男性、多数为男性。主要通过朋友、医生、学校、媒体等途径获取安全性行为教育知识。寻求性伴场所以网络型、酒吧型居多。生活关心的主要来源为家庭、非同志圈、男同社群。工作单位、医疗机构、教育部门、民政部门、文化部门的关心仍不够。

3. 多数青年男同性恋者/男双性恋者未公开性取向（即出柜）。多数家人、非同志圈不知晓青年男同性恋者/男双性恋者性取向。少数青年男同性恋者/男双性恋者因性取向感到焦虑、被疑身体问题、被疑精神问题等。喜欢同性年龄及同性恋/双性恋年龄较小，且青年男同性恋者喜欢同性年龄、同性恋年龄较男双性恋者更小。部分青年男同性恋者/男双性恋者与母亲亲近、当女孩养育，有过早性经历、异性交往受挫、同性性诱惑经历。多数读过同性恋题材文章，部分受男同性恋文化影响。

4. 艾滋病知识认知情况较好，自我评估感染艾滋病风险认识不足。艾滋病知识来源主要是互联网、免费宣传资料、朋友等。

5. 获得艾滋病抗体检测、艾滋病性病宣传资料、安全套宣传发放、同伴教育等艾滋病预防服务较多，获得互联网艾滋病干预、娱乐场所艾滋病干预、性病检查治疗、抗艾滋病预防性服药等服务项目较少。有过男男性行为的男异性恋人群在多项艾滋病预防服务项目上被忽视，应予加强。另外，应加强青年男同性恋者医务人员艾滋病咨询、性病检查治疗服务。

第三章

社会文化对初次同性
性行为的影响

青年男男性行为者初次同性性行为指第一次与男性性伴发生肛交/口交性行为。青年男男性行为者初次男男性行为发生的年龄较早，肛门直肠的上皮黏膜组织发育不成熟，在肛交时极易受到损伤，初次同性肛交的双方感染艾滋病病毒或传播艾滋病的危险性大。

本章研究目的如下。第一节，采用描述性分析方法描述青年男男性行为者初次性行为、初次同性性行为特征，比较不同性取向类型的青年男男性行为者初次同性性行为特征异同。第二节，采用 χ^2 检验分析青年男男性行为者初次同性性行为与社会人口学特征、性文化、艾滋病知识及威胁感知、获得艾滋病预防服务的关系。在此基础上，将社会人口学特征、获得艾滋病预防服务作为混杂因素，采用二项 Logistic 回归分析方法分析性文化、艾滋病知识及威胁感知等社会文化因素对青年男男性行为者初次同性性行为的影响。第三节，采用第二节的方法分析社会文化对青年男同性恋者/男双性恋者初次同性性行为的影响。本章小结总结这三节的主要研究发现。

第一节　青年男男性行为者初次同性性行为特征

一　青年男男性行为者初次性行为特征分析

初次性行为年龄。本研究初次性行为指第一次发生阴道交/肛交/口交性行为。表3-1显示，青年男男性行为者初次性行为平均年龄（岁）为（19.08±2.94），青年男同性恋者为（19.02±3.04），男双性恋者为（19.19±2.71），男异性恋者为（19.35±2.74）。青年男同性恋者、男双性恋者、有过男男性行为的男异性恋者等类型的青年男男性行为者初次性行为平均年龄比较，差异不具统计学意义。

表 3-1 　　　　　青年男男性行为者初次性行为特征［n，（%）］

变量	性取向			合计	χ^2值	P 值
	男同性恋者	男双性恋者	男异性恋者			
年龄（岁）					10.14	0.038
10—19	387（65.2）	129（56.1）	19（51.4）	535（62.1）		
20—24	171（28.8）	90（39.1）	15（40.5）	276（32.1）		
25—40	36（6.1）	11（4.8）	3（8.1）	50（5.8）		
性别					135.63	0.000
男性	481（81.0）	96（41.7）	14（37.8）	591（68.6）		
女性	113（19.0）	134（58.3）	23（62.2）	270（31.4）		
初次性行为对象					147.81	0.000
配偶	16（2.7）	10（4.3）	1（2.7）	27（3.1）		
女朋友	76（12.8）	107（46.5）	20（54.1）	203（23.6）		
其他异性性伴	27（4.5）	20（8.7）	2（5.4）	49（5.7）		
男朋友	230（38.7）	49（21.3）	3（8.1）	282（32.8）		
其他同性性伴	245（41.2）	44（19.1）	11（29.7）	300（34.8）		

注：根据 2016 年调研数据整理。初次性行为年龄青年男男性行为者为（19.08±2.94）岁，男同性恋者为（19.02±3.04）岁，男双性恋者为（19.19±2.71）岁，男异性恋者为（19.35±2.74）岁。F=0.43，P=0.651。

　　从年龄组观察，10—19 岁占 62.1%，20—24 岁占 32.1%，25—40 岁占 5.8%。不同性取向的青年男男性行为者初次性行为年龄比较，差异具统计学意义。青年男同性恋者低年龄组发生初次性行为比例高于其他类型的青年男男性行为者。表明青年男男性行为者尤其是男同性恋者初次性行为年龄较小，对性保护意识不强，容易产生无保护性性行为。提示应加强对该人群的宣传，从国家层面将防艾工作前移。

　　初次性行为时间。大部分（96.6%）的青年男男性行为者的初次性行为发生在婚前。表明青年男男性行为者性观念较开放，进行性游戏等性活动。

初次性行为性别。与男性性伴发生初次性行为占 68.6%，与女性性伴发生初次性行为占 31.4%。不同性取向的青年男男性行为者初次性行为性别比较，差异具统计学意义。青年男同性恋者与男性性伴发生初次性行为比例为 81.0%，高于其他类型的青年男男性行为者。

初次性行为对象。本研究其他同性性伴指临时/商业同性性伴；其他异性性伴指临时/商业异性性伴。与临时/商业同性性伴发生初次性行为的比例最高，占 34.8%，男朋友占 32.8%，女朋友占 23.6%，临时/商业异性性伴占 5.7%，配偶占 3.1%。不同性取向的青年男男性行为者初次性行为对象比较，差异具有统计学意义。

二　青年男男性行为者初次同性性行为特征分析

初次同性性行为。在已发生性行为的 861 例青年男男性行为者中，发生初次同性性行为的人数 591 例，占 68.6%，未发生初次同性性行为的人数 270 例，占 31.4%。不同性取向的青年男男性行为者初次同性性行为比较，差异有统计学意义。男同性恋者初次同性性行为比例高于男双性恋者、男异性恋者。见表 3-2。

表 3-2　　　青年男男性行为者初次同性性行为 ［n，（%）］

变量	性取向			合计	χ^2值	P 值
	男同性恋者	男双性恋者	男异性恋者			
初次同性性行为					135.63	0.000
是	481（81.0）	96（41.7）	14（37.8）	591（68.6）		
否	113（19.0）	134（58.3）	23（62.2）	270（31.4）		

注：根据 2016 年调研数据整理。

初次同性性行为年龄。初次同性性行为年龄以 10—19 岁为主，占 52.7%，20—24 岁占 32.1%，25—29 岁占 10.1%，30—40 岁占 5.1%。不同性取向的青年男男性行为者初次同性性行为年龄比较，差异有统计学意义。男同性恋者年龄 10—19 岁发生初次同性性行为比例高于其他类型的青年男男性行为者。见表 3-3。

表 3-3　　　青年男男性行为者初次同性性行为年龄 [n, (%)]

变量	性取向			合计	χ^2值	P 值
	男同性恋者	男双性恋者	男异性恋者			
年龄（岁）					44.92	0.000
10—19	356（59.9）	84（36.5）	14（37.8）	454（52.7）		
20—24	163（27.4）	101（43.9）	12（32.4）	276（32.1）		
25—29	51（8.6）	30（13.0）	6（16.2）	87（10.1）		
30—40	24（4.0）	15（6.5）	5（13.5）	44（5.1）		

注：根据 2016 年调研数据整理。

　　青年男男性行为者初次同性性行为平均年龄为（20.37±4.43）岁，其中，男同性恋者为（19.83±4.14）岁，男双性恋者为（21.46±4.60）岁，男异性恋者为（22.38±5.92）岁。见表 3-4。

表 3-4　　　不同性取向的青年男男性行为者初次同性性行为平均年龄

变量	性取向			合计
	男同性恋者	男双性恋者	男异性恋者	
年龄（岁）	19.83±4.14	21.46±4.60	22.38±5.92	20.37±4.43

注：根据 2016 年调研数据整理。

　　研究报道，青年男男性行为者初次同性性交（含手交、口交、肛交）时平均年龄（20.3±5.5）岁。[1] 与本次研究结果相近。

　　为比较不同性取向的青年男男性行为者初次同性性行为平均年龄，采用 F 检验方法。由于方差同质性检验结果显示，不同性取向的青年男男性行为者初次同性性行为平均年龄方差不齐（*Levene* = 5.35，*P* = 0.000）。故改用秩转换的非参数检验方法（*Kruskal Wallis* 检验）。结果显示，不同性取向的青年男男性行为者初次同性性行为平均年龄等级均数比较，差异具有统计学意义。男同性恋者初次同性性行为平均年龄等级均数低于男双性恋者和男异性恋者，提示男同性恋者发生初次同性性行为平均年龄较男

---

　　① 张北川、李秀芳、储全胜等：《中国 9 城市 2250 例男男性接触者 HIV/AIDS 相关状况调查概况》，《中国性病艾滋病》2008 年第 6 期。

双性恋者、男异性恋者小，具有更大的感染艾滋病病毒危险性。见表 3-5。

表 3-5 不同性取向的青年男男性行为者初次同性行为平均年龄等级均数比较

性取向	n	等级均数	χ^2 值	P 值
男同性恋者	594	395.87	38.68	0.000
男双性恋者	230	507.94		
男异性恋者	37	516.74		

注：根据 2016 年调研数据整理。

初次同性性行为使用安全套。初次同性性行为使用安全套的人数 480 例，占 55.7%；未使用人数 381 例，占 44.3%。不同性取向的青年男男性行为者初次同性性行为使用安全套比较，差异无统计学意义。表明青年男男性行为者使用安全套比例较低，较易造成艾滋病病毒的感染。

未使用安全套的原因。对 381 例青年男男性行为者初次同性性行为时未使用安全套的原因进行分析。结果显示，原因主要是从未想使用、手边没有套、认为性伴健康、从未用过等。表明，青年男男性行为者艾滋病安全防范意识不强，安全套可及性较低。见表 3-6。

表 3-6 青年男男性行为者初次同性性行为未使用安全套的原因 [n，（%）]

变量	是	否
手边没有套	102（26.8）	270（73.2）
认为性伴健康	57（15.0）	324（85.0）
影响性伴关系	21（5.5）	360（94.5）
安全套质量差	8（2.1）	373（97.9）
从未想使用	146（38.3）	235（61.7）
要花钱	2（0.5）	379（99.5）
从未用过	52（13.6）	329（86.4）
不知道去哪买	9（2.4）	372（97.6）
不好意思去买	29（7.6）	352（92.4）
无安全意识	13（3.4）	368（96.6）
喝醉	3（0.8）	378（99.2）
对方不用	3（0.8）	378（99.2）

注：根据 2016 年调研数据整理。

第二节　社会文化对青年男男性行为者初次同性性行为的影响

一　青年男男性行为者初次同性性行为的单因素分析

（一）青年男男性行为者初次同性性行为与社会人口学特征的关系

不同年龄、婚姻状况、民族、文化程度、职业、月均收入等特征的青年男男性行为者是否发生初次同性性行为比较，差异具有统计学意义。低年龄段组的青年男男性行为者发生初次同性性行为比例高于高年龄段组。婚姻状况为未婚/离异/丧偶的青年男男性行为者发生初次同性性行为比例高于在婚/异性同居的青年男男性行为者。民族为少数民族的青年男男性行为者发生初次同性性行为比例高于汉族的青年男男性行为者。文化程度为≥大专的青年男男性行为者发生初次同性性行为比例高于高中/中专、≤初中的青年男男性行为者。职业为学生的青年男男性行为者发生初次同性性行为比例高于蓝领、白领、待业的青年男男性行为者。月均收入为低收入组的青年男男性行为者发生初次同性性行为比例高于中、高收入组。见表3-7。

表3-7　　青年男男性行为者初次同性性行为与社会人口学特征的关系 [n，（%）]

变量	n	初次同性性行为		χ^2值	P值
		是	否		
年龄（岁）				136.88	0.000
15—19	111	101（91.0）	10（9.0）		
20—24	307	252（82.1）	55（17.9）		
25—29	223	149（66.8）	74（33.2）		
30—34	127	58（45.7）	69（54.3）		
35—40	93	31（33.3）	62（66.7）		
婚姻状况				111.98	0.000
未婚/离异/丧偶	762	569（74.7）	193（25.3）		
在婚/异性同居	99	22（22.2）	77（77.8）		
民族				4.24	0.039
少数民族	197	147（74.6）	50（25.4）		

续表

变量	n	初次同性性行为		χ^2 值	P 值
		是	否		
汉族	664	444 (66.9)	220 (33.1)		
文化程度				10.06	0.007
≤初中	80	46 (57.5)	34 (42.5)		
高中/中专	343	225 (65.6)	118 (34.4)		
≥大专	438	320 (73.1)	118 (26.9)		
职业				82.01	0.000
学生	228	208 (91.2)	20 (8.8)		
待业	87	61 (70.1)	26 (29.9)		
白领	189	122 (64.6)	67 (35.4)		
蓝领	357	200 (56.0)	157 (44.0)		
月均收入（元）				73.15	0.000
<1000	281	243 (86.5)	38 (13.5)		
1000—	200	138 (69.0)	62 (31.0)		
3000—	380	210 (55.3)	170 (44.7)		

注：根据 2016 年调研数据整理。

不同户籍、居住时间、宗教信仰、享受低保等特征的青年男男性行为者是否发生初次同性性行为比较，差异无统计学意义。

（二）青年男男性行为者初次同性性行为与性文化的关系

1. 青年男男性行为者初次同性性行为与性观念等的关系

不同性吸引、性取向、与异性隔绝、性伴性安全态度等特征的青年男男性行为者是否发生初次同性性行为比较，差异具有统计学意义。性吸引为完全是男性的青年男男性行为者发生初次同性性行为的比例高于其他性吸引组。性取向为男同性恋者发生初次同性性行为的比例高于男双性恋者、男异性恋者。见表 3-8。

然而，与异性隔绝、性伴性安全态度与初次同性性行为的"负"关联关系不具有专业合理性。因为研究报道，与异性隔绝的青年男男性行为者较易发生男男性行为。[①] 本研究结果显示，与异性隔绝的青年男男性行为者发生初次同性性行为的比例低于未与异性隔绝的青年男男性行为者（$P<0.05$），似乎与异性隔绝变成了保护因素。同理，按专业常理，性伴

---

① 李银河：《同性恋亚文化》，内蒙古大学出版社 2009 年版，第 31—37 页。

性安全态度为很重要的青年男男性行为者较不易发生初次同性性行为。而本研究结果显示了相反的结论，似乎性伴性安全态度为很重要的青年男男性行为者更易发生初次同性性行为。

表 3-8　　　　　　　　青年男男性行为者初次同性性行为与
性观念等的关系 [n, (%)]

变量	n	初次同性性行为		χ^2 值	P 值
		是	否		
性吸引				156.16	0.000
完全是男性	465	402 (86.5)	63 (13.5)		
多数是男性	274	141 (51.5)	133 (48.5)		
男女差不多	97	40 (41.2)	57 (58.8)		
多数是女性	9	2 (22.2)	7 (77.8)		
完全是女性	16	6 (37.5)	10 (62.5)		
性取向				135.63	0.000
男同性恋者	594	481 (81.0)	113 (19.0)		
男双性恋者	230	96 (41.7)	134 (58.3)		
男异性恋者	37	14 (37.8)	23 (62.2)		
与异性隔绝				5.72	0.017
是	39	20 (51.3)	19 (48.7)		
否	822	571 (69.5)	251 (30.5)		
性伴性安全态度				5.091	0.024
无所谓	148	90 (60.8)	58 (39.2)		
很重要	713	501 (70.3)	212 (29.7)		

注：根据 2016 年调研数据整理。

不同性观念特征的青年男男性行为者是否发生初次同性性行为比较，差异无统计学意义。

2. 青年男男性行为者初次同性性行为与安全性行为教育的关系

不同家庭性教育、同事性教育、学校性教育等特征的青年男男性行为者是否发生初次同性性行为比较，差异具有统计学意义。未接受家庭性教育、同事性教育的青年男男性行为者发生初次同性性行为的比例高于接受家庭性教育、同事性教育的青年男男性行为者。见表 3-9。

表 3-9　　　　　　　青年男男性行为者初次同性性行为与
性教育的关系 [n, (%)]

变量	n	初次同性性行为		χ^2值	P值
		是	否		
家庭性教育				6.48	0.011
是	161	97 (60.2)	64 (39.8)		
否	700	494 (70.6)	206 (29.4)		
同事性教育				5.95	0.015
是	114	67 (58.8)	47 (41.2)		
否	747	524 (70.1)	223 (29.9)		
学校性教育				7.74	0.005
是	395	290 (73.4)	105 (26.6)		
否	466	301 (64.6)	165 (35.4)		

注：根据 2016 年调研数据整理。

　　然而，接受学校性教育的青年男男性行为者发生初次同性性行为的比例高于未接受学校性教育的青年男男性行为者。这种学校性教育与初次同性性行为的"正"关联关系不具有专业合理性，因为似乎学校性教育越多，青年男男性行为者越易发生初次同性性行为，不符合专业常理。

　　不同朋友性教育、社区性教育、媒体性教育、医生性教育等特征的青年男男性行为者是否发生初次同性性行为比较，差异无统计学意义。

　　3. 青年男男性行为者初次同性性行为与寻求性伴场所的关系

　　不同寻求性伴场所网络型、酒吧型等特征的青年男男性行为者是否发生初次同性性行为比较，差异具有统计学意义。寻求性伴场所为网络型的青年男男性行为者发生初次同性性行为的比例高于非网络型的青年男男性行为者。见表 3-10。

表 3-10　　　　　　青年男男性行为者初次同性性行为与寻求
性伴场所的关系 [n, (%)]

变量	n	初次同性性行为		χ^2值	P值
		是	否		
酒吧型				4.11	0.043
是	371	241 (65.0)	130 (35.0)		
否	490	350 (71.4)	140 (28.6)		

续表

变量	n	初次同性性行为		χ^2值	P值
		是	否		
网络型				17.50	0.000
是	811	570（70.3）	241（29.7）		
否	50	21（42.0）	29（58.0）		

注：根据 2016 年调研数据整理。

　　然而，酒吧型的青年男男性行为者发生初次同性性行为的比例低于非酒吧型的青年男男性行为者。似乎青年男男性行为者去酒吧越多越不易发生初次同性性行为。这不符合专业常理，不具有专业合理性。

　　4. 青年男男性行为者初次同性性行为与社会关心的关系

　　不同男同社群关心、非同志圈关心、工作单位关心、教育部门关心等特征的青年男男性行为者是否发生初次同性性行为比较，差异具有统计学意义。未获得工作单位关心的青年男男性行为者发生初次同性性行为比例高于获得工作单位关心的青年男男性行为者。获得男同社群关心、获得非同志圈关心的青年男男性行为者发生初次同性性行为比例分别高于未获得男同社群关心、未获得非同志圈关心的青年男男性行为者。见表 3-11。

表3-11　　青年男男性行为者初次同性性行为与社会关心的关系［n，（%）］

变量	n	初次同性性行为		χ^2值	P值
		是	否		
男同社群关心				8.98	0.003
是	454	332（73.1）	122（26.9）		
否	407	259（63.6）	148（36.4）		
非同志圈关心				6.01	0.014
是	564	403（71.5）	161（28.5）		
否	297	188（63.3）	109（36.7）		
工作单位关心				8.90	0.003
是	99	55（55.6）	44（44.4）		
否	762	536（70.3）	226（29.7）		
教育部门关心				4.77	0.029
是	21	19（90.5）	2（9.5）		
否	840	572（68.1）	268（31.9）		

注：根据 2016 年调研数据整理。

　　然而，获得教育部门关心的青年男男性行为者发生初次同性性行为比例高于未获得教育部门关心的青年男男性行为者。似乎教育部门关心越多，青年男男性行为者越易发生初次同性性行为，不符合专业常理。教育部门关心与初次同性性行为的"正"关联不具有专业合理性。

　　不同家庭关心、民政部门关心、文化部门关心、医疗机构关心等特征的青年男男性行为者是否发生初次同性性行为比较，差异无统计学意义。

（三）青年男男性行为者初次同性性行为与艾滋病知识及威胁感知的关系

　　1. 青年男男性行为者初次同性性行为与艾滋病威胁感知的关系

　　不同认识艾滋病病人、亲戚/朋友感染艾滋病、自我评估感染艾滋病可能性等特征的青年男男性行为者是否发生初次同性性行为比较，差异无统计学意义。

　　2. 青年男男性行为者初次同性性行为与艾滋病知识的关系

　　不同认为看起来健康的人是否可能携艾滋病病毒的青年男男性行为者是否发生初次同性性行为比较，差异具有统计学意义。认为看起来健康的人可能携艾滋病病毒的青年男男性行为者初次同性性行为比例高于认为看起来健康的人不可能携艾滋病病毒的青年男男性行为者。可能是青年男男性行为者知识与行为分离现象。见表 3-12。

表 3-12　　　　　　　青年男男性行为者初次同性性行为与
艾滋病知识的关系［n，（%）］

变量	n	初次同性性行为		χ^2 值	P 值
		是	否		
健康的人携病毒				9.63	0.002
可能	834	580（69.5）	254（30.5）		
不可能	23	9（39.1）	14（60.9）		

　　注：根据 2016 年调研数据整理。

　　不同输血感染艾滋病、共用针具感染艾滋病、使用安全套降低危险性、肛交增加危险性、口交增加危险性、固定性伴性交需使用安全套、未感染的性伴降低危险性、吃饭感染艾滋病等特征的青年男男性行为者是否发生初次同性性行为比较，差异无统计学意义。

3. 青年男男性行为者初次同性性行为与艾滋病知识途径的关系

不同学校教育、互联网、咨询服务、医生获艾滋病知识等特征的青年男男性行为者是否发生初次同性性行为比较，差异具有统计学意义。未通过艾滋病咨询服务获艾滋病知识的青年男男性行为者发生初次同性性行为的比例高于通过艾滋病咨询服务获艾滋病知识的青年男男性行为者。见表3-13。

表3-13 青年男男性行为者初次同性性行为与
艾滋病知识途径的关系 [n，（%）]

变量	n	初次同性性行为		χ^2值	P值
		是	否		
咨询服务				7.14	0.008
是	103	59（57.3）	44（42.7）		
否	754	530（70.3）	224（29.7）		
互联网				4.05	0.044
是	737	516（70.0）	221（30.0）		
否	120	73（60.8）	47（39.2）		
学校教育				11.73	0.001
是	164	131（79.9）	33（20.1）		
否	693	458（66.1）	235（33.9）		

注：根据2016年调研数据整理。

然而，通过学校教育、互联网获艾滋病知识的青年男男性行为者发生初次同性性行为的比例高于未通过学校教育、互联网获艾滋病知识的青年男男性行为者。似乎学校教育、互联网获艾滋病知识越多，越容易发生初次同性性行为。显然，这种关系不具有专业合理性。可能是由于青年男男性行为者未认识到艾滋病的威胁或"知与行"分离现象所致。

不同电视、广播、报刊、书籍、朋友、医生、免费宣传资料、宣传栏广告栏获艾滋病知识等特征的青年男男性行为者是否发生初次同性性行为比较，差异无统计学意义。

（四）青年男男性行为者初次同性性行为与艾滋病预防服务的关系

不同娱乐场所艾滋病干预、安全套宣传发放、同伴教育、艾滋病抗体检测等特征的青年男男性行为者是否发生初次同性性行为比较，差异具有统计学意义。未获得娱乐场所艾滋病干预的青年男男性行为者发生初次同性性行为比例高于获得娱乐场所艾滋病干预的青年男男性行为者。见表 3-14。

表 3-14　　　　　青年男男性行为者初次同性性行为与
艾滋病预防服务的关系 [n, (%)]

变量	n	初次同性性行为		χ^2值	P值
		是	否		
安全套宣传发放				5.01	0.025
是	569	405 (71.2)	164 (28.8)		
否	292	186 (63.7)	106 (30.3)		
同伴教育				4.21	0.040
是	556	395 (71.0)	161 (29.0)		
否	305	196 (64.3)	109 (35.7)		
艾滋病抗体检测				4.57	0.033
是	631	446 (70.7)	185 (29.3)		
否	230	145 (63.0)	85 (37.0)		
娱乐场所干预				6.56	0.010
是	155	93 (60.0)	62 (40.0)		
否	706	498 (70.5)	208 (29.5)		

注：根据 2016 年调研数据整理。

然而，获得安全套宣传发放、获得同伴教育、获得艾滋病抗体检测的青年男男性行为者发生初次同性性行为比例分别高于未获得安全套宣传发放、未获得同伴教育、未获得艾滋病抗体检测的青年男男性行为者。如果安全套宣传发放、同伴教育、艾滋病抗体检测作为危险因素分析，似乎安全套宣传发放、同伴教育、艾滋病抗体检测越多越有可能导致青年男男性行为者发生初次同性性行为。显然，这种"正"关联不具有专业合理性，不符合专业常理。可能是青年男男性行为者发生高危性行为后寻求艾滋病预防服务导致安全套宣传发放、同伴教育、艾滋病抗体检测比例增高。

不同男同社群艾滋病干预、清洁针具提供、互联网艾滋病干预、抗艾滋病预防性服药、性病检查治疗、艾滋病抗体确诊、医务人员艾滋病咨询、润滑剂发放、艾滋病性病宣传资料等特征的青年男男性行为者是否发生初次同性性行为比较，差异无统计学意义。

二 青年男男性行为者初次同性性行为的多因素分析

单因素分析结果显示，与异性隔绝、性伴性安全态度、学校性教育、教育部门关心、学校教育、互联网获艾滋病知识、寻求性伴场所酒吧型、安全套宣传发放、同伴教育、艾滋病抗体检测等变量与青年男男性行为者初次同性性行为的关系无专业合理性。故根据专业判断，选取单因素分析中除上述无专业合理性的其他变量为自变量，青年男男性行为者是否发生初次同性性行为（是=1，否=0）为因变量，进行二项 Logistic 回归分析。为分析社会文化因素对青年男男性行为者初次同性性行为的影响，控制混杂因素，将性文化、艾滋病知识及威胁感知等社会文化变量作为解释变量，艾滋病预防服务、社会人口学特征变量为控制变量，采用向前似然比检验（Likelihood Ratio Test）法，按性文化、艾滋病知识及威胁感知、艾滋病预防服务、社会人口学特征先后顺序，依次逐个将变量纳入分析，对模型中不增加模型解释力和变量 Walds χ^2 检验不显著（$P>0.05$）的变量逐个筛除，重新建模。

结果显示，模型负二倍对数似然值为720.15，模型系数的 Omnibus 检验 $\chi^2=350.84$，$P=0.000$，卡克斯—史奈尔决定系数为0.34，总体预测率为81.0%。年龄、月均收入、婚姻状况、文化程度、性吸引、性取向、家庭关心、工作单位关心对青年男男性行为者初次同性性行为具有预测作用。其中，年龄、月均收入、婚姻状况、性吸引、性取向、家庭关心、工作单位关心等为青年男男性行为者初次同性性行为负向预测变量，为保护因素。

二元 Logistic 回归分析结果显示，青年男男性行为者35—40岁、30—34岁、25—29岁、20—24岁年龄组较15—19岁年龄组不易发生初次同性性行为，OR 值分别0.05、0.10、0.19、0.37。表明青年男男性行为者年龄越小越易发生初次同性性行为。提示应加强青年男男性行为者低年龄组初次同性性行为干预，减少感染艾滋病病毒的危险性。

月均收入（元）为3000—的青年男男性行为者较<1000 的青年男男性行为者更不倾向于发生初次同性性行为（$P<0.01$）。可能是因为青年男

男性行为者发生初次同性性行为多数属年轻、低收入群体，性顾虑较少，因性需求发生同性性游戏。

婚姻状况为在婚/异性同居的青年男男性行为者较未婚/离异/丧偶的青年男男性行为者更不倾向于发生初次同性性行为（$P<0.01$）。可能是因为在婚/异性同居的青年男男性行为者与异性发生了初次性行为，性欲望有效释放，从而发生初次同性性行为的概率降低。

性吸引为完全女性、男女差不多、多数是男性的青年男男性行为者较完全是男性的青年男男性行为者更不倾向于发生初次同性性行为（$P<0.01$ 或 $P<0.05$）。性取向为男双性恋者、男异性恋者的青年男男性行为者较男同性恋者更不倾向于发生初次同性性行为（$P<0.01$）。表明性吸引、性取向对青年男男性行为者是否发生初次同性性行为影响大。青年男同性恋者发生初次同性性行为的危险性大。

获得家庭、工作单位关心的青年男男性行为者较未获得家庭、工作单位关心的青年男男性行为者更不倾向于发生初次同性性行为（$P<0.01$ 或 $P<0.05$）。表明获得家庭、工作单位关心的青年男男性行为者能树立正确的性价值观，能减轻社会对青年男男性行为者歧视压力，进而减少发生初次同性性行为的可能性。[①] 见表 3-15。

表 3-15　青年男男性行为者初次同性性行为二项 Logistic 回归分析（N=861）

变量	β	$S_{\bar{x}}$	Wald χ^2 值	P 值	OR 值	95% CI
年龄（岁）			46.10	0.000		
15—19（参照）						
20—24	-1.00	0.43	5.46	0.019	0.37	0.16—0.85
25—29	-1.65	0.46	12.96	0.000	0.19	0.08—0.47
30—34	-2.33	0.49	22.94	0.000	0.10	0.04—0.25
35—40	-2.95	0.52	32.38	0.000	0.05	0.02—0.14
月均收入（元）			10.69	0.005		
<1000（参照）						
1000—	-0.24	0.31	0.61	0.436	0.79	0.43—1.44
3000—	-0.83	0.28	8.62	0.003	0.44	0.25—0.76

---

① 杨玲、朱雅雯、李健升：《艾滋病污名研究述评》，《西北师大学报》（社会科学版）2007 年第 4 期。

续表

变量	β	$S_{\bar{x}}$	Wald χ^2 值	P 值	OR 值	95% CI
婚姻状况						
未婚/离异/丧偶（参照）						
在婚/异性同居	−0.88	0.31	8.35	0.004	0.41	0.23—0.75
文化程度			19.04	0.001		
≤初中（参照）						
高中/中专	−0.66	0.35	3.57	0.059	0.52	0.26—1.02
≥大专	0.23	0.35	0.43	0.514	1.26	0.63—2.50
性吸引			17.12	0.002		
完全是男性（参照）						
多数是男性	−0.91	0.26	12.86	0.000	0.40	0.24—0.66
男女差不多	−1.33	0.39	11.64	0.001	0.26	0.12—0.57
多数是女性	−1.62	0.89	3.32	0.069	0.19	0.04—1.13
完全是女性	−2.35	1.00	5.47	0.019	0.10	0.01—0.68
性取向			17.77	0.000		
男同性恋者（参照）						
男双性恋者	−1.13	0.28	16.48	0.000	0.32	0.19—0.56
男异性恋者	−1.64	0.64	6.60	0.010	0.19	0.06—0.68
工作单位关心						
否（参照）						
是	−0.61	0.29	4.64	0.031	0.54	0.31—0.95
家庭关心						
否（参照）						
是	−0.97	0.26	14.41	0.000	0.38	0.23—0.63
常量	5.02	0.58	75.84	0.000	150.82	

　　注：根据 2016 年调研数据整理；负二倍对数似然值=720.15；模型 χ^2 检验值=350.84，P=0.000；卡克斯—史奈尔决定系数=0.34；总体预测率=81.0%。

第三节　社会文化对青年男同性恋者/男双性恋者初次同性性行为的影响

　　青年男同性恋者/男双性恋者具有特定的亚文化特征，本节通过单因

素和多因素分析方法，分析青年男同性恋者/男双性恋者初次同性性行为
与社会文化的关系。

一 青年男同性恋者/男双性恋者初次同性性行为的单因素分析

（一）青年男同性恋者/男双性恋者初次同性性行为与社会人口学特征的关系

青年男同性恋者/男双性恋者研究样本824例。不同年龄、婚姻状况、
民族、文化程度、职业、月均收入、享受低保等特征的青年男同性恋者/
男双性恋者是否发生初次同性性行为比较，差异具有统计学意义。青年男
同性恋者/男双性恋者中，低年龄组较高年龄组较易发生初次同性性行为；
未婚/离异/丧偶者较在婚/异性同居者较易发生初次同性性行为；少数民
族较汉族较易发生初次同性性行为；文化程度高者较易发生初次同性性行
为；职业状况为学生者初次同性性行为比例最高，其次为待业、白领者，
职业状况为蓝领者初次同性性行为比例最低；收入水平较低者较易发生初
次同性性行为；已享受低保者较未享受低保者易发生初次同性性行为。见
表3-16。

表3-16　青年男同性恋者/男双性恋者初次同性性行为与社会人口
学特征的关系 [n，（%）]

变量	n	初次同性性行为		χ^2值	P 值
		是	否		
年龄（岁）				138.23	0.000
15—19	101	95（94.1）	6（5.9）		
20—24	296	248（83.8）	48（16.2）		
25—29	216	147（68.1）	69（31.9）		
30—40	211	87（41.2）	124（58.8）		
婚姻状况				107.42	0.000
未婚/离异/丧偶	733	556（75.9）	177（24.1）		
在婚/异性同居	91	21（23.1）	70（76.9）		
民族				4.66	0.031
少数民族	190	145（76.3）	45（23.7）		
汉族	634	432（68.1）	202（31.9）		

续表

变量	n	初次同性性行为		χ^2值	P值
		是	否		
文化程度				7.00	0.030
≤初中	72	44 (61.1)	28 (38.9)		
高中/中专	328	220 (67.1)	108 (32.9)		
≥大专	424	313 (73.8)	111 (26.2)		
职业				78.92	0.000
学生	218	202 (92.7)	16 (7.3)		
待业	82	59 (72.0)	23 (28.0)		
白领	184	118 (64.1)	66 (35.9)		
蓝领	340	198 (58.2)	142 (41.8)		
月均收入（元）				76.81	0.000
<1000	266	235 (88.3)	31 (11.7)		
1000—	189	135 (71.4)	54 (28.6)		
3000—	369	207 (56.1)	162 (43.9)		
享受低保				4.62	0.032
是	49	41 (83.7)	8 (16.3)		
否	775	536 (69.2)	239 (30.8)		

注：根据 2016 年调研数据整理。

不同户籍、居住时间、宗教信仰等特征的青年男同性恋者/男双性恋者是否发生初次同性性行为比较，差异无统计学意义。

（二）青年男同性恋者/男双性恋者初次同性性行为与性文化的关系

1. 青年男同性恋者/男双性恋者初次同性性行为与性观念的关系

不同性观念的青年男同性恋者/男双性恋者是否发生初次同性性行为比较，差异无统计学意义。

2. 青年男同性恋者/男双性恋者初次同性性行为与性取向及他人态度的关系

不同性吸引、性取向、家人对同性/双性性取向知否、家人对同性/双性性取向反对、非同志圈对同性/双性性取向知否等特征的青年男同性恋者/男双性恋者是否发生初次同性性行为比较，差异具有统计学意义。性吸引完全是男性的青年男同性恋者/男双性恋者发生初次同性性行为比例高于多数是男性、男女差不多的青年男同性恋者/男双性恋者。男同性恋者的初次同性性行为比例高于男双性恋者。家人对同性/双性性取向已知晓的青年男同性恋者/男双性恋者发生初次同性性行为比例高于未知晓者。家人对同性/双性性取向持反对态度的青年男同性恋者/男双性恋者发生初次同性性行为比例高于未持反对态度者。非同志圈对同性/双性性取向已知晓的青年男同性恋者/男双性恋者发生初次同性性行为比例高于未知晓者。见表3-17。

表 3-17　　青年男同性恋者/男双性恋者初次同性性行为与
性取向及他人态度的关系 [n,（%）]

变量	n	初次同性性行为		χ^2值	P 值
		是	否		
性吸引				139.59	0.000
完全是男性	464	401（86.4）	63（13.6）		
多数是男性	272	140（51.5）	132（48.5）		
男女差不多	88	36（40.9）	52（59.1）		
性取向				121.61	0.000
男同性恋者	594	481（81.0）	113（19.0）		
男双性恋者	230	96（41.7）	134（58.3）		
家人知否				10.75	0.001
是	129	106（82.2）	23（17.8）		
否	695	471（67.8）	265（32.3）		
家人反对				6.50	0.011
是	41	36（87.8）	5（12.2）		
否	820	555（67.7）	265（32.3）		
非同志圈知否				12.97	0.000
是	331	255（77.0）	76（23.0）		
否	493	322（65.3）	171（34.7）		

注：根据2016年调研数据整理。

　　不同是否公开性取向特征、非同志圈对同性/双性性取向反对的青年男同性恋者/男双性恋者是否发生初次同性性行为比较，差异无统计学意义。

　　3. 青年男同性恋者/男双性恋者初次同性性行为与社会歧视的关系

　　不同是否感到焦虑特征的青年男同性恋者/男双性恋者是否发生初次同性性行为比较，差异具有统计学意义。见表3-18。

表 3-18　　　　青年男同性恋者/男双性恋者初次同性性行为与
感到焦虑的关系［n,（%）］

变量	n	初次同性性行为		χ^2值	P 值
		是	否		
感到焦虑				11.82	0.001
是	193	116（60.1）	77（39.9）		
否	631	461（73.1）	170（26.9）		

注：根据 2016 年调研数据整理。

然而，感到焦虑的青年男同性恋者/男双性恋者发生初次同性性行为比例低于未感到焦虑的青年男同性恋者/男双性恋者，不符合专业常理，这种"负"关联关系不具有专业合理性。研究报道，青年男同性恋者/男双性恋者常受到社会歧视产生焦虑症状而易发生同性性行为。[1]

不同被疑精神问题、被疑身体问题、威望受损、失业、被人殴打、受到勒索、自杀行为等特征的青年男同性恋者/男双性恋者是否发生初次同性性行为比较，差异无统计学意义。

4. 青年男同性恋者/男双性恋者初次同性性行为与寻求性伴场所的关系

不同寻求性伴场所网络型、朋友型等特征的青年男同性恋者/男双性恋者是否发生初次同性性行为比较，差异具有统计学意义。网络型较非网络型的青年男同性恋者/男双性恋者发生初次同性性行为比例高。见表 3-19。

然而，朋友型较非朋友型的青年男同性恋者/男双性恋者发生初次同性性行为比例低。如将朋友型作为影响因素分析，似乎寻求性伴场所朋友型较非朋友型不易发生初次同性性行为，朋友型成为青年男同性恋者/男双性恋者发生初次同性性行为的保护因素，这不符合专业常识，不具有专业合理性。

不同寻求性伴场所酒吧型、浴室型、聚会型、公园型等特征的青年男同性恋者/男双性恋者是否发生初次同性性行为比较，差异无统计学意义。

[1]　王晴锋：《"恐同症"的根源——基于宗教、现代性和文化的阐释》，《吉首大学学报》（社会科学版）2013 年第 1 期。

表3-19　　　青年男同性恋者/男双性恋者初次同性性行为与
寻求性伴场所的关系［n，（%）］

变量	n	初次同性性行为		χ²值	P值
		是	否		
网络型				13.63	0.000
是	785	560（71.3）	225（28.7）		
否	39	17（43.6）	22（56.4）		
朋友型				3.92	0.048
是	33	18（54.5）	15（45.5）		
否	791	559（70.7）	232（29.3）		

注：根据2016年调研数据整理。

5. 青年男同性恋者/男双性恋者初次同性性行为与社会关心的关系

不同工作单位关心、男同社群关心等特征的青年男同性恋者/男双性恋者是否发生初次同性性行为比较，差异具有统计学意义。未获得工作单位关心的青年男同性恋者/男双性恋者发生初次同性性行为比例高于已获得工作单位关心的青年男同性恋者/男双性恋者。已获得男同社群关心的青年男同性恋者/男双性恋者发生初次同性性行为比例高于未获得男同社群关心的青年男同性恋者/男双性恋者。见表3-20。

表3-20　　　青年男同性恋者/男双性恋者初次同性性行为与
社会关心的关系［n，（%）］

变量	n	初次同性性行为		χ²值	P值
		是	否		
男同社群关心				7.87	0.005
是	445	330（74.2）	115（25.8）		
否	379	247（65.2）	132（34.8）		
工作单位关心				10.79	0.001
是	97	54（55.7）	43（44.3）		
否	727	523（71.9）	204（28.1）		

注：根据2016年调研数据整理。

不同家庭关心、非同志圈关心、教育部门关心、文化部门关心、民政部门关心、医疗机构关心等特征的青年男同性恋者/男双性恋者是否发生初次同性性行为比较，差异无统计学意义。

6. 青年男同性恋者/男双性恋者初次同性性行为与喜欢同性年龄等的关系

不同喜欢同性年龄、同性恋年龄等特征的青年男同性恋者/男双性恋者是否发生初次同性性行为比较，差异具有统计学意义。喜欢同性年龄、同性恋年龄越小越易发生初次同性性行为。见表 3—21。

表 3—21　　青年男同性恋者/男双性恋者初次同性性行为与喜欢同性年龄等的关系 ［n，（%）］

变量	n	初次同性性行为		χ^2值	P 值
		是	否		
喜欢同性年龄（岁）				220.59	0.000
4—19	593	498（84.0）	95（16.0）		
20—24	158	70（44.3）	88（55.7）		
25—40	73	9（12.3）	64（87.7）		
同性恋年龄（岁）				209.92	0.000
7—19	494	432（87.4）	62（12.6）		
20—24	226	121（53.5）	105（46.5）		
25—40	104	24（23.1）	80（76.9）		

注：根据 2016 年调研数据整理。

7. 青年男同性恋者/男双性恋者初次同性性行为与童年时代家庭环境的关系

不同是否与母亲亲近、是否当女孩养育等特征的青年男同性恋者/男双性恋者是否发生初次同性性行为比较，差异具有统计学意义。已与母亲亲近的青年男同性恋者/男双性恋者初次同性性行为比例高于未与母亲亲近者。已被当女孩养育的青年男同性恋者/男双性恋者初次同性性行为比例高于未被当女孩养育。见表 3—22。

表 3—22　　青年男同性恋者/男双性恋者初次同性性行为与童年时代家庭环境的关系 ［n，（%）］

变量	n	初次同性性行为		χ^2值	P 值
		是	否		
与母亲亲近				16.52	0.000
是	256	204（79.7）	52（20.3）		
否	568	373（65.7）	195（34.3）		

变量	n	初次同性性行为		χ^2值	P值
		是	否		
当女孩养育				25.47	0.000
是	131	116（88.5）	15（11.5）		
否	693	461（66.5）	232（33.5）		

注：根据 2016 年调研数据整理。

8. 青年男同性恋者/男双性恋者初次同性性行为与青春期性经历的关系

不同过早性经历、异性交往受挫等特征的青年男同性恋者/男双性恋者是否发生初次同性性行为比较，差异具有统计学意义。见表3-23。

表 3-23　　青年男同性恋者/男双性恋者初次同性性行为与
青春期性经历的关系 [n,（%）]

变量	n	初次同性性行为		χ^2值	P值
		是	否		
过早性经历				4.96	0.026
是	186	118（63.4）	68（36.6）		
否	638	459（71.9）	179（28.1）		
异性交往受挫				38.63	0.000
是	96	41（42.7）	55（57.3）		
否	728	536（73.6）	192（26.4）		

注：根据 2016 年调研数据整理。

然而，有过早性经历、异性交往受挫的青年男同性恋者/男双性恋者发生初次同性性行为比例低于无过早性经历、异性交往受挫的青年男同性恋者/男双性恋者。这种"负"关联关系不符合专业常理，不具有专业合理性。因为行为主义学说认为，如果一个人在与异性交往中受挫，有过不愉快的首次性经验，异性恋感情得不到正常的发展，而同时又受到同性的诱导，可能就会产生同性恋倾向，习得与同性发生性行为。[1]

不同同性性诱惑、乱伦经历等特征的青年男同性恋者/男双性恋者是

---

① 李银河：《同性恋亚文化》，内蒙古大学出版社 2009 年版，第 31—37 页。

否发生初次同性性行为比较，差异无统计学意义。

9. 青年男同性恋者/男双性恋者初次同性性行为与性环境的关系

不同读过男同性恋题材文章、男同性恋文化影响、与异性隔绝、性伴性安全态度等特征的青年男同性恋者/男双性恋者是否发生初次同性性行为比较，差异具有统计学意义。已读过男同性恋题材文章、已受男同性恋文化影响的青年男同性恋者/男双性恋者发生初次同性性行为比例高于未读过男同性恋题材文章、未受男同性恋文化影响的青年男同性恋者/男双性恋者。见表3-24。

表3-24　　　青年男同性恋者/男双性恋者初次同性性行为与
性环境的关系 [n, (%)]

变量	n	初次同性性行为		χ^2值	P 值
		是	否		
与异性隔绝				7.61	0.006
是	38	19 (50.0)	19 (50.0)		
否	786	558 (71.0)	228 (29.0)		
性伴性安全态度				5.62	0.018
无所谓	144	89 (61.8)	55 (38.2)		
很重要	680	488 (71.8)	192 (28.2)		
读过男同性恋文章				19.12	0.000
是	529	398 (75.2)	131 (24.8)		
否	295	179 (60.7)	116 (39.3)		
男同性恋文化影响				4.03	0.045
是	282	210 (74.5)	72 (25.5)		
否	542	367 (67.7)	175 (32.3)		

注：根据2016年调研数据整理。

然而，有与异性隔绝、性伴性安全态度无所谓的青年男同性恋者/男双性恋者发生初次同性性行为比例低于未与异性隔绝、性伴性安全态度很重要的青年男同性恋者/男双性恋者。与专业常识不符，不具有专业合理性。因为行为主义学说认为，处于社会隔离、性伴性安全态度不良的青年男同性恋者/男双性恋者较易发生同性性行为①。

10. 青年男同性恋者/男双性恋者初次同性性行为与性教育的关系

不同家庭性教育、同事性教育、学校性教育等特征的青年男同性恋者/男双性恋者是否发生初次同性性行为比较，差异具有统计学意义。未接受过家庭安全性行为教育、未接受过同事安全性行为教育的青年男同性恋者/男双性恋者发生初次同性性行为比例高于接受过家庭安全性行为教育者、接受过同事安全性行为教育者。见表3-25。

表3-25　　　青年男同性恋者/男双性恋者初次同性性行为与
性教育的关系 [n, (%)]

变量	n	初次同性性行为		χ^2值	P值
		是	否		
家庭性教育				5.31	0.021
是	148	92 (62.2)	56 (37.8)		
否	676	485 (71.7)	191 (28.3)		
同事性教育				6.46	0.011
是	109	65 (59.6)	44 (40.4)		
否	715	512 (71.6)	203 (28.4)		
学校性教育				8.06	0.005
是	379	284 (74.9)	95 (25.1)		
否	455	293 (65.8)	152 (34.2)		

注：根据2016年调研数据整理。

然而，接受过学校安全性行为教育的青年男同性恋者/男双性恋者发生初次同性性行为比例高于未接受过学校安全性行为教育。似乎接受学校安全性行为教育越多越易发生初次同性性行为。这种"正"关联系显然不符合专业常理，不具有专业合理性。

不同朋友性教育、社区性教育、媒体性教育、医生性教育等特征的青年男同性恋者/男双性恋者是否发生初次同性性行为比较，差异无统计学意义。

———————

① 李银河：《同性恋亚文化》，内蒙古大学出版社2009年版，第31—37页。

（三）青年男同性恋者/男双性恋者初次同性性行为与艾滋病知识及威胁感知的关系

1. 青年男同性恋者/男双性恋者初次同性性行为与艾滋病威胁感知的关系

不同认识艾滋病病人、亲戚/朋友感染艾滋病、自我评估感染艾滋病的可能性等特征的青年男同性恋者/男双性恋者是否发生初次同性性行为比较，差异无统计学意义。

2. 青年男同性恋者/男双性恋者初次同性性行为与艾滋病知识的关系

不同是否看起来健康的人携病毒的青年男同性恋者/男双性恋者是否发生初次同性性行为比较，差异具有统计学意义。见表3-26。

表3-26　　　　青年男同性恋者/男双性恋者初次同性性行为与
健康的人携病毒的关系［n，(％)］

变量	n	初次同性性行为		χ^2 值	P 值
		是	否		
健康的人携病毒				6.12	0.013
可能	801	566（70.7）	235（29.3）		
不可能	20	9（45.0）	11（55.0）		

注：根据2016年调研数据整理。

然而，认为看起来健康的人可能携病毒的青年男同性恋者/男双性恋者发生初次同性性行为比例高于认为看起来健康的人不可能携病毒者。似乎艾滋病知识成为初次同性性行为的危险因素，青年男同性恋者/男双性恋者具有艾滋病知识越多越易发生初次同性性行为，不具有专业合理性，可能是青年男同性恋者/男双性恋者"知行分离"现象所致。

不同输血感染艾滋病、共用针具感染艾滋病、使用安全套降低危险性、肛交增加危险性、口交增加危险性、固定性伴性交需使用安全套、未感染的性伴降低危险性、吃饭感染艾滋病等特征的青年男同性恋者/男双性恋者是否发生初次同性性行为比较，差异无统计学意义。

3. 青年男同性恋者/男双性恋者初次同性性行为与艾滋病知识途径的关系

不同艾滋病咨询服务、学校教育获艾滋病知识等特征的青年男同性恋者/男双性恋者是否发生初次同性性行为比较，差异具有统计学意义。未通过艾滋病咨询服务获得艾滋病知识的青年男同性恋者/男双性恋者发生初次同性性行为的比例高于有通过艾滋病咨询服务获得艾滋病知识者。见表 3-27。

表 3-27　　青年男同性恋者/男双性恋者初次同性性行为与
艾滋病知识途径的关系 [n, (%)]

变量	n	初次同性性行为		χ^2值	P 值
		是	否		
咨询服务				8.73	0.003
是	101	58 (57.4)	43 (42.6)		
否	720	517 (71.8)	203 (28.2)		
学校教育				11.23	0.001
是	158	128 (81.0)	30 (19.0)		
否	663	447 (67.4)	216 (32.6)		

注：根据 2016 年调研数据整理。

然而，通过学校教育获得艾滋病知识的青年男同性恋者/男双性恋者发生初次同性性行为的比例高于未通过学校教育获得艾滋病知识者。似乎学校教育获得艾滋病知识越多，青年男同性恋者/男双性恋者越易发生初次同性性行为。显然，两者关系不具专业合理性。

不同电视、广播、报刊、朋友、医生、免费宣传资料、宣传栏广告栏、互联网获艾滋病知识等特征的青年男同性恋者/男双性恋者是否发生初次同性性行为比较，差异无统计学意义。

（四）青年男同性恋者/男双性恋者初次同性性行为与艾滋病预防服务的关系

不同娱乐场所艾滋病干预、安全套宣传发放等特征的青年男同性恋者/男双性恋者是否发生初次同性性行为比较，差异具有统计学意义。无娱乐场所艾滋病干预的青年男同性恋者/男双性恋者发生初次同性性行为比例高于有娱乐场所艾滋病干预的青年男同性恋者/男双性恋者。见表 3-28。

表 3-28 青年男同性恋者/男双性恋者初次同性性行为与
艾滋病预防服务的关系 [n，(%)]

变量	n	初次同性性行为		χ^2值	P 值
		是	否		
安全套宣传发放				4.48	0.034
是	554	401 (72.4)	153 (27.6)		
否	270	176 (65.2)	94 (34.8)		
娱乐场所干预				5.62	0.018
是	144	89 (61.8)	55 (38.2)		
否	680	488 (71.8)	192 (28.2)		

注：根据 2016 年调研数据整理。

然而，有安全套宣传发放的青年男同性恋者/男双性恋者发生初次同性性行为比例高于无安全套宣传发放。似乎安全套宣传发放越多，青年男同性恋者/男双性恋者越易发生初次同性性行为。把安全套宣传发放作为初次同性性行为的影响分析，似乎安全套宣传发放促使了初次同性性行为，这种"正"关联关系不具有专业合理性。可能是青年男同性恋者/男双性恋者发生初次同性性行为后寻求安全套发放服务所致。

不同艾滋病性病宣传资料、润滑剂发放、同伴教育、医务人员艾滋病咨询、艾滋病抗体检测、艾滋病抗体确诊、性病检查治疗、抗艾滋病预防性服药、男同社群艾滋病干预、互联网艾滋病干预、清洁针具提供等特征的青年男同性恋者/男双性恋者是否发生初次同性性行为比较，差异无统计学意义。

二 青年男同性恋者/男双性恋者初次同性性行为的多因素分析

单因素分析结果显示，焦虑、寻求性伴场所朋友型、过早性经历、与异性隔绝、异性交往受挫、性伴性安全态度、看起健康的人携病毒、学校安全性教育、学校教育获艾滋病知识、安全套宣传发放等与青年男同性恋者/男双性恋者初次同性性行为的关系不具有专业合理性。故在多因素分析中，根据专业判断选取除上述非专业合理性变量的其他变量为自变量，青年男同性恋者/男双性恋者初次同性性行为为因变量，进行二项 Logistic

回归分析。变量筛选及建模方法同第三章第二节中所述的青年男男性行为
者初次同性性行为多因素分析方法。

结果显示，负二倍对数似然值为 614.33；模型 X^2 检验值为 392.04，
$P = 0.000$；卡克斯—史奈尔决定系数为 0.38；总体预测率为 83.5%。

婚姻、文化程度、月均收入、性取向、喜欢同性年龄、同性恋年龄、
当女孩养育、寻求性伴场所网络型、家庭关心、工作单位关心等对青年男
同性恋者/男双性恋者初次同性性行为有预测作用。其中，性取向、喜欢
同性年龄、同性恋年龄、家庭关心、工作单位关心为负向预测变量，是青
年男同性恋者/男双性恋者初次同性性行为的保护因素；当女孩养育、寻
求性伴场所网络型为正向预测变量，是青年男同性恋者/男双性恋者初次
同性性行为的危险因素。

婚姻状况为在婚/异性同居的青年男同性恋者/男双性恋者较未婚/离
异/丧偶者不易发生初次同性性行为，OR 值为 0.35。可能是因为在婚/异
性同居的青年男同性恋者/男双性恋者在婚姻存续期对婚外性行为有所顾
忌或异性同居期间与异性发生性行为，性欲望有效释放，从而发生初次同
性性行为的概率降低。

月均收入（元）为 3000— 的青年男同性恋者/男双性恋者较 <1000 者
不易发生初次同性性行为（$P < 0.01$）。可能是因为青年男同性恋者/男双
性恋者中高收入群体较低收入群体性顾虑较多、发生初次同性性行为的需
求较小。

性取向为男双性恋者较男同性恋者不易发生初次同性性行为（$P <
0.01$），$OR$ 值为 0.15。表明男同性恋者较易发生初次同性性行为，应加
强男同性恋者初次同性性行为干预。

喜欢同性年龄（岁）为 25—40、20—24 的青年男同性恋者/男双性
恋者较 4—19 年龄组不易发生初次同性性行为（$P < 0.01$），OR 值分别
0.09、0.41。同性恋年龄（岁）为 25—40、20—24 者较 7—19 者不易发
生初次同性性行为（$P < 0.05$ 或 $P < 0.01$），OR 值分别为 0.36、0.44。表
明青年男同性恋者/男双性恋者喜欢同性年龄（岁）或同性恋年龄越小越
容易发生初次同性性行为。提示应加强低年龄组青年男同性恋者/男双性
恋者性教育，预防初次同性性行为的发生。

当女孩养育的青年男同性恋者/男双性恋者较不当女孩养育者易发生
初次同性性行为（$P < 0.01$），OR 值为 2.72。可能是青年男同性恋者/男

双性恋者童年家庭环境中被当女孩养育，较易发生男同性恋身份认同，而较易发生初次同性性行为①。提示应加强童年时代性取向培养，减少错误引导，降低发生初次同性性行为的可能。

　　寻求性伴场所网络型的青年男同性恋者/男双性恋者较非网络型者易发生初次同性性行为（$P<0.05$），OR 值为 2.8。表明青年男同性恋者/男双性恋者通过互联网交友软件寻求性伴较易发生初次同性性行为。提示应加强互联网艾滋病危险行为干预。

　　获家庭、工作单位关心的青年男同性恋者/男双性恋者较未获家庭、工作单位关心者不易发生初次同性性行为（$P<0.01$），OR 值分别为 0.43、0.44。表明家庭、工作单位对青年男同性恋者/男双性恋者生活的关心帮助有助于减少初次同性性行为。见表 3-29。

表 3-29　　　　青年男同性恋者/男双性恋者初次同性性行为二项
Logistic 回归分析（N＝824）

变量	β	$S_{\bar{x}}$	Wald χ^2 值	P 值	OR 值	95% CI
婚姻状况						
未婚/离异/丧偶（参照）						
在婚/异性同居	-1.05	0.34	9.36	0.002	0.35	0.18—0.69
文化程度			10.45	0.005		
≤初中（参照）						
高中/中专	-0.46	0.40	1.38	0.241	0.63	0.29—1.37
≥大专	0.29	0.40	0.54	0.461	1.34	0.61—2.93
月均收入（元）			20.20	0.000		
<1000（参照）						
1000—	-0.49	0.32	2.41	0.120	0.61	0.33—1.14
3000—	-1.22	0.28	18.68	0.000	0.30	0.17—0.52
性取向						
男同性恋者（参照）						
男双性恋者	-1.72	0.22	60.02	0.000	0.18	0.12—0.28

---

　　①　李银河：《同性恋亚文化》，内蒙古大学出版社 2009 年版，第 31—37 页。

续表

变量	β	$S_{\bar{x}}$	Wald χ^2 值	P 值	OR 值	95% CI
喜欢同性年龄（岁）			18.48	0.000		
4—19（参照）						
20—24	-0.89	0.31	8.18	0.004	0.41	0.22—0.76
25—40	-2.42	0.61	15.62	0.000	0.09	0.03—0.30
同性恋年龄（岁）			7.98.94	0.019		
7—19（参照）						
20—24	-0.82	0.31	7.18	0.007	0.44	0.24—0.80
25—40	-1.02	0.51	4.03	0.045	0.36	0.13—0.98
当女孩养育						
否（参照）						
是	1.00	0.37	7.47	0.006	2.72	1.33—5.58
网络型						
否（参照）						
是	1.03	0.46	5.00	0.025	2.80	1.14—6.89
工作单位关心						
否（参照）						
是	-0.85	0.31	7.34	0.007	0.43	0.23—0.79
家庭关心						
否（参照）						
是	-0.81	0.28	8.17	0.004	0.44	0.26—0.78
常量	2.92	0.61	22.64	0.000	18.57	

注：根据 2016 年调研数据整理；负二倍对数似然值＝614.33；模型 χ^2 检验值＝392.04，$P＝$ 0.000；卡克斯—史奈尔决定系数＝0.38；总体预测率＝83.5%。

本 章 小 结

　　本章旨在描述青年男男性行为者初次同性性行为特征，分析社会文化对青年男男性行为者、青年男同性恋者/男双性恋者初次同性性行为的影响。

研究结果包括以下三点。

1. 初次同性性行为特征

青年男男性行为者发生初次同性性行为的人数 591 例，占 68.6%，未发生初次同性性行为的人数 270 例，占 31.4%。不同性取向的青年男男性行为者初次同性性行为比较，差异有统计学意义。男同性恋者初次同性性行为比例高于男双性恋者、男异性恋者。

青年男男性行为者初次同性性行为平均年龄为（20.37±4.43）岁，男同性恋者为（19.83±4.14）岁，男双性恋者为（21.46±4.60）岁，男异性恋者为（22.38±5.92）岁。不同性取向的青年男男性行为者初次同性性行为平均年龄比较，差异有统计学意义。

初次同性性行为使用安全套者占 55.7%，未使用安全套者占 44.3%。未使用安全套的原因主要是从未想使用、手边没有套、认为性伴健康、从未用过等。

2. 社会文化对青年男男性行为者初次同性性行为的影响

多因素分析结果显示，在控制年龄、月均收入、婚姻状况、文化程度等社会人口学变量后，性吸引、性取向、家庭关心、工作单位关心等社会文化因素对青年男男性行为者初次同性性行为具有负向预测作用，为保护因素。

3. 社会文化对青年男同性恋者/男双性恋者初次同性性行为的影响

多因素分析结果显示，在控制了婚姻、文化程度、月均收入等社会人口学变量后，性取向、喜欢同性年龄、同性恋年龄、当女孩养育、寻求性伴场所网络型、家庭关心、工作单位关心等社会文化因素对青年男同性恋者/男双性恋者初次同性性行为有预测作用。其中，性取向、喜欢同性年龄、同性恋年龄、家庭关心、工作单位关心为负向预测变量，是青年男同性恋者/男双性恋者初次同性性行为的保护因素；当女孩养育、寻求性伴场所网络型为正向预测变量，是青年男同性恋者/男双性恋者初次同性性行为的危险因素。

结论与建议包括以下三点。

1. 青年男男性行为者尤其是男同性恋者发生初次同性性行为比例较高，年龄较小，安全套使用率较低，艾滋病病毒感染危险性较高。

2. 影响青年男男性行为者、青年男同性恋者/男双性恋者初次同性性行为的社会文化因素为性吸引、性取向、喜欢同性年龄、同性恋年龄、当女孩养育、寻求性伴场所网络型、家庭关心、工作单位关心等。

3. 建议加强青年男男性行为者尤其是低年龄段青年男同性恋者初次同性性行为干预；家庭、社会要加强童年时代青少年性取向培养教育，对同性/双性性取向要正确引导，降低男同性恋/双性恋身份认同的概率；加强网络寻友软件的监督管理，减少危险性行为；家庭、工作单位要切实关心青年男男性行为者的生活，减少社会歧视。

第四章

社会文化对男友同性性行为的影响

艾滋病是一种严重威胁人类健康的慢性传染性疾病，预防艾滋病任务十分艰巨。青年男男性行为者性交方式特殊，肛交、口交等同性性行为易引起感染并传播艾滋病[①]。按性取向分类，青年男男性行为者可分为青年男同性恋者、男双性恋者、与男性发生同性性行为的男异性恋者，其中，男同性恋者和男双性恋者居多。

本研究"青年男同性恋者/男双性恋者的男友"指青年男同性恋者/男双性恋者中相互间有恋情并保持比较稳定的性关系的男性（即男友，英文 Boy Friend，简称 BF）。"男友同性性行为"指青年男同性恋者/男双性恋者中与男友（BF）发生的同性性行为，其行为可能受青年男同性恋者/男双性恋者性生理、性心理及亚文化等因素的影响。"男友同性性行为"由匿名问卷调查问题"最近 1 年是否与 BF（和自己互有感情和稳定性关系的男性）发生过性行为？"确定。为预防与控制艾滋病在青年男同性恋者/男双性恋者之间的传播，本章研究社会文化对男友同性性行为的影响。

本章分四部分。第一节，描述有男友的青年男同性恋者/男双性恋者社会人口学特征。第二节，描述男友同性性行为特征，比较青年男同性恋者、男双性恋者的男友同性性行为异同；描述男友同性性行为安全套使用情况。第三节，采用 χ^2 检验进行单因素分析，分析男友同性性行为与社会人口学特征、性文化、艾滋病知识及威胁感知、获得艾滋病预防服务的关系。在此基础上，将社会人口学特征、获得艾滋病预防服务作为混杂因素，采用二项 Logistic 回归分析方法进行多因素分析，分析性文化、艾滋

---

① 周静：《山东省青岛市黄岛区男性同性性行为人群 HIV 检测史分析》，《影像研究与医学应用》2018 年第 13 期。

病知识及威胁感知等社会文化因素对男友同性性行为的影响。最后，本章小结，总结归纳本章主要研究结果、结论及建议。

第一节　有男友的青年男同性恋者/男双性恋者社会人口学特征

一　有男友的青年男同性恋者/男双性恋者社会人口学特征

本次调查样本青年男同性恋者 594 例，男双性恋者 230 例，合计 824 例。其中，报告有男友人数 704 例。年龄（岁）以 20—24 为主，占 37.6%，25—29 占 26.8%，30—34 占 13.8%，15—19 占 12.9%，35—40 占 8.9%。婚姻状况以未婚/离异/丧偶者为主，占 92.2%，在婚/异性同居者仅占 7.8%。户籍以调查区为主，占 73.6%，外省非调查区占 18.2%，本省非调查区占 8.2%。宗教信仰以无宗教信仰者为主，占 89.8%，有宗教信仰者占 10.2%。月均收入（元）以 3000—为主，占 45.0%，<1000 占 33.0%，1000—占 22.0%。居住时间（年）以>2 为主，占 91.5%，≤2 占 8.5%。民族以汉族为主，占 76.4%，少数民族占 23.6%。文化程度以≥大专为主，占 54.2%，高中/中专占 38.8%，≤初中占 7.0%。职业以蓝领为主，占 40.8%，学生占 28.3%，白领占 21.9%，待业人员占 9.0%。享受低保以未享受低保为主，占 94.0%，已享受低保占 6.0%。

二　有男友的青年男同性恋者、男双性恋者社会人口学特征比较

研究结果显示，有男友的青年男同性恋者、男双性恋者的婚姻状况、户籍、宗教信仰、月均收入比较，差异具有统计学意义。婚姻状况：有男友的青年男同性恋者未婚/离异/丧偶比例高于男双性恋者。户籍：男同性恋者调查区比例高于男双性恋者。宗教信仰：男同性恋者无宗教信仰比例高于男双性恋者。月均收入：男同性恋者月均收入低中收入组（<1000，1000—）比例分别高于男双性恋者，男同性恋者高收入组（3000—）比例低于男双性恋者。表明有男友的男同性恋者经济收入水平较男双性恋者低。见表 4-1。

表 4-1　　　　有男友的青年男同性恋者、男双性恋者社会人口学
特征比较 [n, (%)]

变量	性取向		合计	χ^2值	P值
	男同性恋者	男双性恋者			
婚姻状况				41.67	0.000
未婚/离异/丧偶	504 (96.0)	649 (92.2)	145 (81.0)		
在婚/异性同居	21 (4.0)	55 (7.8)	34 (19.0)		
户籍				7.19	0.027
调查区	399 (76.0)	518 (73.6)	119 (66.5)		
本省非调查区	84 (16.0)	128 (18.2)	44 (24.6)		
外省非调查区	42 (8.0)	58 (8.2)	16 (8.9)		
宗教信仰				4.83	0.028
有	46 (8.8)	72 (10.2)	26 (14.5)		
无	479 (91.2)	632 (89.8)	153 (85.5)		
月均收入 (元)				9.53	0.009
<1000	186 (35.4)	46 (25.7)	232 (33.0)		
1000—	120 (22.9)	35 (19.6)	155 (22.0)		
3000—	219 (41.7)	98 (54.7)	317 (45.0)		

注：根据 2016 年调研数据整理。

研究结果还显示，有男友的青年男同性恋者、男双性恋者的年龄、居住时间、民族、文化程度、职业、享受低保等特征比较，差异无统计学意义。

第二节　男友同性性行为特征

本节主要描述青年男同性恋者/男双性恋者最近 1 年男友同性性行为及安全套使用情况，比较青年男同性恋者、男双性恋者最近 1 年男友同性性行为及安全套使用的异同，分析最近 1 次男友同性性行为未使用安全套的原因。

一　最近 1 年男友同性性行为

本次研究对象报告有男友的青年男同性恋者/男双性恋者共计 704 例。

最近 1 年与男友发生同性性行为者 596 例，占 84.7%，未发生同性性行为者 108 例，占 15.3%。青年男同性恋者、男双性恋者的男友同性性行为比较，青年男同性恋者发生男友同性性行为比例高于男双性恋者，差异具有统计学意义。见表 4-2。

本次研究结果与其他研究结果相符①。表明青年男同性恋者是男友同性性行为干预的重点人群。

表 4-2　　　　　　　　最近 1 年男友同性性行为 [n，(%)]

性取向	n	男友同性性行为		χ² 值	P 值
		是	否		
男同性恋者	525	454（86.5）	71（13.5）	5.25	0.022
男双性恋者	179	142（79.3）	37（20.7）		
合　计	704	596（84.7）	108（15.3）		

注：根据 2016 年调研数据整理。

二　男友同性性行为安全套使用

（一）最近 1 年男友同性性行为安全套使用

青年男同性恋者/男双性恋者最近 1 年男友同性性行为每次使用安全套者 223 例，占 37.4%，有时使用者 320 例，占 53.7%，从未使用者 53 例，占 8.9%。青年男同性恋者、男双性恋者最近 1 年男友同性性行为安全套使用频率比较，差异无统计学意义。

薛建等人研究报道，男男性行为者同性性行为坚持每次使用安全套的比例为 49.9%②，高于本次研究结果。表明青年男男性行为者发生同性性行为尤其是男友同性性行为时，每次使用安全套率低。提示应加强艾滋病预防的教育工作，提高青年男同性恋者/男双性恋者男友同性性行为时使用安全套的意识，提倡坚持使用安全套，尽可能阻止艾滋病在青年男男性行为人群的蔓延。

---

① 殷方兰、钟培松、张永等：《不同性取向的男男性行为人群行为特征差异性分析》，《中国皮肤性病学杂志》2018 年第 8 期。

② 薛建、程晓松、林荣等：《烟台市 MSM 人群性行为特征及安全套使用影响因素研究》，《应用预防医学》2018 年第 2 期。

（二）最近 1 次男友同性性行为安全套使用

最近 1 次发生男友同性性行为的青年男同性恋者/男双性恋者 596 例，使用安全套者 428 例，占 71.8%，未使用者 168 例，占 28.2%。青年男同性恋者、男双性恋者最近 1 次男友同性性行为是否使用安全套比较，差异无统计学意义。

（三）最近 1 次男友同性性行为未使用安全套的原因

研究结果显示，最近 1 次男友同性性行为未使用安全套的青年男同性恋者/男双性恋者为 168 例。未使用安全套的原因主要是认为性伴健康、手边没有套、安全套质量差、从未想过使用安全套等。见表 4-3。

表 4-3　　最近 1 次男友同性性行为未使用安全套的原因 [n，（%）]（N=168）

变量	是	否
手边没有套	52（31.0）	116（69.0）
认为性伴健康	73（43.5）	95（56.5）
影响关系	7（4.2）	161（95.8）
安全套质量差	26（15.5）	142（84.5）
从未想过用套	20（11.9）	148（88.1）
从未用过	6（3.6）	162（96.4）
不知道去哪买	2（1.2）	166（98.8）
不好意思去买	3（1.8）	165（98.2）
无安全意识	1（0.6）	167（99.4）
喝醉	3（1.8）	165（98.2）
对方不用	1（0.6）	167（99.4）
相互信任	1（0.6）	167（99.4）
不会感染	1（0.6）	167（99.4）
不喜欢用	1（0.6）	167（99.4）

注：根据 2016 年调研数据整理。

第三节　男友同性性行为的社会文化因素分析

本节采用单因素分析方法，分析青年男同性恋者/男双性恋者的男友同性性行为与社会人口学特征、性文化、艾滋病知识及威胁感知、艾滋病预防服务的关系；采用多因素分析方法，分析社会文化对男友同性性行为的影响。

一　男友同性性行为的单因素分析

（一）男友同性性行为与社会人口学特征的关系

本次研究结果显示，不同婚姻状况、居住时间、享受低保等特征的青年男同性恋者/男双性恋者最近1年是否发生男友同性性行为比较，差异具有统计学意义。婚姻状况为未婚/离异/丧偶的青年男同性恋者/男双性恋者最近1年发生男友同性性行为比例较在婚/异性同居者高。居住时间（年）>2的青年男同性恋者/男双性恋者最近1年发生男友同性性行为比例较≤2者高。未享受低保的青年男同性恋者/男双性恋者最近1年发生男友同性性行为比例较享受低保者高。见表4-4。

表4-4　　男友同性性行为与社会人口学特征的关系［n，（%）］

变量	n	男友同性性行为		χ^2值	P值
		是	否		
婚姻状况				4.70	0.030
未婚/离异/丧偶	649	555（85.5）	94（14.5）		
在婚/异性同居	55	41（74.5）	14（25.5）		
居住时间（年）				7.19	0.027
≤2	60	50（83.3）	10（16.7）		
>2	644	546（84.8）	98（15.2）		
享受低保				6.02	0.014
是	42	30（71.4）	12（28.6）		
否	662	566（85.5）	96（14.5）		

注：根据2016年调研数据整理。

不同年龄、户籍、民族、文化程度、宗教信仰、月均收入、职业等特征的青年男同性恋者/男双性恋者最近1年是否发生男友同性性行为比较，差异无统计学意义。

（二）男友同性性行为与性文化的关系

1. 男友同性性行为与性观念及性取向的关系

表4-5显示，青年男同性恋者、男双性恋者最近1年是否发生男友同性性行为比较，差异具有统计学意义。青年男同性恋者最近1年男友同

性性行为比例高于男双性恋者。

表4-5　　　　　男友同性性行为与性取向的关系［n，（%）］

变量	n	男友同性性行为		χ^2值	P值
		是	否		
性取向				5.25	0.022
男同性恋者	525	454（86.5）	71（13.5）		
男双性恋者	179	142（79.3）	37（20.7）		

注：根据2016年调研数据整理。

不同性观念、性吸引等特征的青年男同性恋者/男双性恋者最近1年是否发生男友同性性行为比较，差异无统计学意义。

2. 男友同性性行为与公开性取向及他人对同性/双性性取向态度的关系

不同公开性取向、家人知否、家人态度、非同志圈知否、非同志圈态度等特征的青年男同性恋者/男双性恋者最近1年男友同性性行为比较，差异无统计学意义。

3. 男友同性性行为与社会歧视的关系

表4-6显示，不同是否因同性/双性性取向经常感到焦虑的青年男同性恋者/男双性恋者最近1年是否发生男友同性性行为比较，差异具有统计学意义。

表4-6　　　　　男友同性性行为与感到焦虑的关系［n，（%）］

变量	n	男友同性性行为		χ^2值	P值
		是	否		
感到焦虑				4.49	0.034
是	154	122（79.2）	32（20.8）		
否	550	474（86.2）	76（13.8）		

注：根据2016年调研数据整理。

然而，感到焦虑的青年男同性恋者/男双性恋者最近1年发生男友同性性行为比例低于未感到焦虑的青年男同性恋者/男双性恋者。这种"负"关联关系不符合专业常理，不具有专业合理性。因为研究报道，青年男同性恋者/男双性恋者对社会歧视易呈现"男同性恋恐惧症"，产生焦虑症状，从而可能增加同性性行为①。

不同被疑精神问题、被疑身体问题、威望受损、失业、被人殴打、受到勒索、自杀行为等特征的青年男同性恋者/男双性恋者最近 1 年是否发生男友同性性行为比较，差异无统计学意义。

4. 男友同性性行为与喜欢同性年龄等的关系

不同喜欢同性年龄、同性恋年龄等特征的青年男同性恋者/男双性恋者最近 1 年是否发生男友同性性行为比较，差异无统计学意义。

5. 男友同性性行为与童年时代家庭环境的关系

不同与母亲亲近、当女孩养育等特征的青年男同性恋者/男双性恋者最近 1 年是否发生男友同性性行为比较，差异无统计学意义。

6. 男友同性性行为与青春期性经历的关系

表 4-7 显示，不同同性性诱惑特征的青年男同性恋者/男双性恋者最近 1 年是否发生男友同性性行为比较，差异具有统计学意义。

表 4-7　　　　男友同性性行为与同性性诱惑的关系 [n, (%)]

变量	n	男友同性性行为		χ^2 值	P 值
		是	否		
同性性诱惑				9.20	0.002
是	213	167 (78.4)	46 (21.6)		
否	491	429 (87.4)	62 (12.6)		

注：根据 2016 年调研数据整理。

然而，受过同性性诱惑的青年男同性恋者/男双性恋者最近 1 年男友同性性行为比例低于未受过同性性诱惑的青年男同性恋者/男双性恋者。通常同性性诱惑将可能导致青年男同性恋者/男双性恋者同性性行为。故同性性诱惑与青年男同性恋者/男双性恋者最近 1 年男友同性性行为的"负"关联关系不具有专业合理性。

不同过早性经历、异性交往受挫、乱伦经历等特征的青年男同性恋者/男双性恋者最近 1 年是否发生男友同性性行为比较，差异无统计学意义。

7. 男友同性性行为与同性恋文化影响的关系

表 4-8 显示，不同是否读过男同性恋题材文章的青年男同性恋者/男

① 高燕宁：《同性恋健康干预》，复旦大学出版社 2006 年版，第 191 页。

双性恋者最近 1 年是否发生男友同性性行为比较，差异具有统计学意义。
读过男同性恋题材文章的青年男同性恋者/男双性恋者最近 1 年男友同性
性行为比例高于未读过男同性恋题材文章的青年男同性恋者/男双性恋者。

表 4-8　　　　男友同性性行为与读过男同性恋文章的关系 [n，(%)]

变量	n	男友同性性行为		χ^2 值	P 值
		是	否		
读过男同性恋文章				5.39	0.020
是	460	400 (87.0)	60 (13.0)		
否	244	196 (80.3)	48 (19.7)		

注：根据 2016 年调研数据整理。

不同是否受男同性恋文化影响的青年男同性恋者/男双性恋者最近 1
年是否发生男友同性性行为比较，差异无统计学意义。

8. 男友同性性行为与性环境的关系

不同与异性隔绝、性伴安全态度等特征青年男同性恋者/男双性恋者
最近 1 年是否发生男友同性性行为比较，差异无统计学意义。

9. 男友同性性行为与安全性行为教育的关系

表 4-9 显示，不同是否接受医生性教育的青年男同性恋者/男双性恋
者最近 1 年是否发生男友同性性行为比较，差异具有统计学意义。未接受
医生性教育的青年男同性恋者/男双性恋者最近 1 年发生男友同性性行为
的比例高于接受过医生性教育的青年男同性恋者/男双性恋者。

表 4-9　　　　男友同性性行为与医生性教育的关系 [n，(%)]

变量	n	男友同性性行为		χ^2 值	P 值
		是	否		
医生性教育				6.73	0.010
是	330	267 (80.9)	63 (19.1)		
否	374	329 (88.0)	45 (12.0)		

注：根据 2016 年调研数据整理。

不同家庭性教育、朋友性教育、同事性教育、学校性教育、媒体性教
育等特征的青年男同性恋者/男双性恋者最近 1 年是否发生男友同性性行
为比较，差异无统计学意义。

10. 男友同性性行为与寻求性伴场所的关系

不同寻求性伴场所酒吧型、浴室型、公园型、网络型、朋友型、聚会型等特征的青年男同性恋者/男双性恋者最近 1 年是否发生男友同性性行为比较，差异无统计学意义。

11. 男友同性性行为与社会关心的关系

表 4-10 显示，不同是否医疗机构关心的青年男同性恋者/男双性恋者最近 1 年是否发生男友同性性行为比较，差异具有统计学意义。未获得医疗机构关心的青年男同性恋者/男双性恋者最近 1 年发生男友同性性行为比例高于获得医疗机构关心的青年男同性恋者/男双性恋者。

表 4-10　　　男友同性性行为与医疗机构关心的关系 [n，(%)]

变量	n	男友同性性行为		χ^2值	P 值
		是	否		
医疗机构关心				4.71	0.030
是	60	45（75.0）	15（25.0）		
否	644	551（85.6）	93（14.4）		

注：根据 2016 年调研数据整理。

不同家庭关心、男同社群关心、非同志圈关心、文化部门关心、民政部门关心、工作单位关心、教育部门关心等特征的青年男同性恋者/男双性恋者最近 1 年是否发生男友同性性行为比较，差异无统计学意义。

（三）男友同性性行为与艾滋病知识及威胁感知的关系

研究结果显示，不同认为固定性伴性交需使用安全套特征的青年男同性恋者/男双性恋者最近 1 年是否发生男友同性性行为比较，差异具有统计学意义。见表 4-11。

表 4-11　男友同性性行为与固定性伴需使用安全套的关系 [n，(%)]

变量	n	男友同性性行为		χ^2值	P 值
		是	否		
固定性伴需使用安全套				10.95	0.001
是	595	515（86.6）	80（13.4）		
否	108	80（74.1）	28（25.9）		

注：根据 2016 年调研数据整理。

　　固定性伴性交需使用安全套是正确的艾滋病防治知识。然而，认为固定性伴性交需使用安全套的青年男同性恋者/男双性恋者最近1年发生男友同性性行为比例高于认为固定性伴性交不需使用安全套的青年男同性恋者/男双性恋者。似乎固定性伴性交需使用安全套的艾滋病知识越多，青年男同性恋者/男双性恋者越易发生男友同性性行为。显然，固定性伴性交需使用安全套与男友同性性行为的"正"关联关系不符合专业常理，不具专业合理性。可能是青年男同性恋者/男双性恋者"知识与行为"的分离现象所致。

　　不同认识艾滋病病人、亲戚/朋友感染艾滋病、自我评估感染艾滋病可能性、看起健康的人携艾滋病病毒、输血感染艾滋病、共用针具感染艾滋病、正确使用安全套降低感染艾滋病危险性、肛交增加感染艾滋病危险性、口交增加感染艾滋病危险性、未感染艾滋病的性伴降低感染艾滋病危险性、吃饭感染艾滋病等特征的青年男同性恋者/男双性恋者最近1年是否发生男友同性性行为比较，差异无统计学意义。

　　研究结果还显示，不同是否通过朋友获艾滋病知识的青年男同性恋者/男双性恋者最近1年是否发生男友同性性行为比较，差异具有统计学意义。见表4-12。

表4-12　　男友同性性行为与获艾滋病知识途径的关系 [n，(%)]

变量	n	男友同性性行为		χ^2值	P值
		是	否		
朋友				6.62	0.010
是	287	255 (88.9)	32 (11.1)		
否	416	340 (81.7)	76 (18.3)		

注：根据2016年调研数据整理。

　　然而，通过朋友获艾滋病知识的青年男同性恋者/男双性恋者最近1年发生男友同性性行为比例高于未通过朋友获艾滋病知识者。似乎通过朋友获艾滋病知识成为青年男同性恋者/男双性恋者发生男友同性性行为的危险因素。显然，朋友获艾滋病知识与男友同性性行为"正"关联关系不符合专业常理，不具有专业合理性。

　　不同是否通过电视、广播、报刊、书籍、医生、咨询服务、免费宣传资料、宣传栏广告栏、互联网和学校教育来获取艾滋病知识的青年男同性恋者/

男双性恋者最近1年是否发生男友同性性行为比较，差异无统计学意义。

（四）男友同性性行为与艾滋病预防服务的关系

研究结果显示，不同是否接受性病检查治疗的青年男同性恋者/男双性恋者最近1年是否发生男友同性性行为比较，差异有统计学意义。未接受性病检查治疗的青年男同性恋者/男双性恋者最近1年男友同性性行为比例高于接受过性病检查治疗的青年男同性恋者/男双性恋者。见表4-13。

表4-13　　　男友同性性行为与性病检查治疗的关系 [n，（%）]

变量	n	男友同性性行为		χ^2值	P值
		是	否		
性病检查治疗				3.99	0.046
是	89	69（77.5）	20（22.5）		
否	615	527（85.7）	88（14.3）		

注：根据2016年调研数据整理。

不同医务人员艾滋病咨询、安全套宣传发放、润滑剂发放、同伴教育、抗艾滋病预防性服药、娱乐场所艾滋病干预、男同社群艾滋病干预、互联网艾滋病干预、清洁针具提供等特征的青年男同性恋者/男双性恋者最近1年是否发生男友同性性行为比较，差异无统计学意义。

研究结果显示，不同艾滋病抗体确诊特征的青年男同性恋者/男双性恋者最近1年是否发生男友同性性行为比较，差异具有统计学意义。未获艾滋病抗体确诊的青年男同性恋者/男双性恋者最近1年发生男友同性性行为比例高于已获艾滋病抗体确诊的青年男同性恋者/男双性恋者。见表4-14。

表4-14　　　男友同性性行为与艾滋病抗体确诊的关系 [n，（%）]

变量	n	男友同性性行为		χ^2值	P值
		是	否		
艾滋病抗体确诊				9.20	0.002
是	68	49（72.1）	19（27.9）		
否	636	547（86.0）	89（14.0）		

注：根据2016年调研数据整理。

不同艾滋病抗体检测特征的青年男同性恋者/男双性恋者最近 1 年是否发生男友同性性行为比较，差异无统计学意义。

二　男友同性性行为的多因素分析

以青年男同性恋者/男双性恋者最近 1 年是否发生男友同性性行为为因变量，自变量选取单因素分析中除感到焦虑、同性性诱惑、固定性伴需用安全套、朋友获艾滋病知识等不具专业合理性的其他变量，进行二项 Logistic 回归分析。变量筛选及建模方法同第三章第二节青年男男性行为者初次同性性行为多因素分析方法。

结果显示，模型 χ^2 检验值为 29.46，$P=0.000$；负二倍对数似然值为 573.97；卡克斯—史奈尔决定系数为 0.04；总预测率为 84.8%。享受低保、性取向、医生安全性教育、艾滋病抗体确诊等对青年男同性恋者/男双性恋者最近 1 年是否发生男友同性性行为具有反向预测作用，是青年男同性恋者/男双性恋者最近 1 年男友同性性行为的保护因素。读过同性恋题材文章对青年男同性恋者/男双性恋者最近 1 年是否发生男友同性性行为具有正向预测作用，是青年男同性恋者/男双性恋者最近 1 年男友同性性行为的危险因素。

二项 Logistic 回归分析模型结果显示，已享受低保的青年男同性恋者/男双性恋者较未享受低保的青年男同性恋者/男双性恋者最近 1 年不易发生男友同性性行为（$P<0.05$），OR 值为 0.55。可能是未享受低保的青年男同性恋者/男双性恋者经济地位较高，具有追求男友同性性行为的优势，较容易寻求同性性伴发生男友同性性行为。

性取向为男双性恋者较男同性恋者不易发生男友同性性行为（$P<0.05$），OR 值为 0.55。可能是因为男同性恋者的性取向容易与同性性伴发生恋情，从而发生男友同性性行为获得性愉悦。而男双性恋者则不然。男双性恋者与同性性伴发生性行为可能并非在恋情情况下产生，从而男友同性性行为比例较低[1]。表明青年男同性恋者是男友同性性行为干预的重点人群。

读过男同性恋题材文章的青年男同性恋者/男双性恋者较未读过男同

---

[1] 雷云霄、肖雪玲、王红红等：《长沙市男男性行为者异性性行为特征及影响因素分析》，《护理学杂志》2016 第 31 卷第 9 期。

性恋题材文章的青年男同性恋者/男双性恋者最近 1 年更倾向于发生男友同性性行为 （P<0.05），OR 值为 1.67。表明男同性恋题材文章对青年男同性恋者/男双性恋者发生男友同性性行为有影响。提示应净化社会文化氛围，减少网络男同性恋题材文章对青年的影响。

接受医生安全性行为教育的青年男同性恋者/男双性恋者较未接受医生安全性行为教育的青年男同性恋者/男双性恋者最近 1 年不易发生男友同性性行为 （P<0.05），OR 值为 0.61。表明医生安全性行为教育对青年男同性恋者/男双性恋者男友同性性行为可能有抑制作用。提示应加强医生安全性行为教育。

获艾滋病抗体确诊的青年男同性恋者/男双性恋者较未确诊者最近 1 年不易发生男友同性性行为 （P<0.01），OR 值为 0.44。可能是因为获艾滋病病毒抗体确诊的青年男同性恋者/男双性恋者了解自己艾滋病病毒感染状况后，为保护男友而较少进行男友同性性行为。而未获艾滋病病毒抗体确诊的青年男同性恋者/男双性恋者未认识艾滋病感染及传播的风险，较多地发生男友同性性行为。提示应加强艾滋病抗体检测确诊工作，在各医疗机构推进艾滋病病毒抗体检测服务，让更多的具有高危性行为的人群及时接受艾滋病病毒抗体检测及确诊服务，做到早发现、早诊断、早治疗。同时，早期预防他人感染艾滋病[1]。见表 4-15。

表 4-15　　　　男友同性性行为二项 Logistic 回归分析 （N=704）

变量	β	$S_{\bar{x}}$	Wald χ^2 值	P 值	OR 值	95% CI
享受低保						
否 （参照）						
是	−0.89	0.37	5.72	0.010	0.55	0.35—0.86
性取向						
男同性恋者 （参照）						
男双性恋者	−0.60	0.23	6.72	0.010	0.55	0.35—0.86
读过男同性恋文章						
否 （参照）						
是	0.51	0.22	5.50	0.019	1.67	1.09—2.55

　　① 徐鹏、张大鹏、马福昌等：《卫生系统内艾滋病防治工作的主要问题、原因及解决思路》，《中国卫生政策研究》2014 年第 10 期。

续表

变量	β	$S_{\bar{x}}$	Wald χ^2 值	P 值	OR 值	95% CI
医生性教育						
否（参照）						
是	−0.49	0.22	5.01	0.025	0.61	0.40—0.94
艾滋病抗体确诊						
否（参照）						
是	−0.81	0.30	7.23	0.007	0.44	0.25—0.80
常数项	1.99	0.22	80.59	0.000	7.31	

注：根据 2016 年调研数据整理；负二倍对数似然值 = 573.97；模型 χ^2 检验值 = 29.46，P = 0.000；卡克斯—史奈尔决定系数 = 0.04；总预测率 = 84.8%。

本 章 小 结

本章研究目的为描述有男友的青年男同性恋者/男双性恋者社会人口学特征及男友同性性行为，分析社会文化对男友同性性行为的影响。

研究结果包括以下三点。

1. 有男友的青年男同性恋者/男双性恋者社会人口学特征

有男友的青年男同性恋者/男双性恋者年轻，婚姻状况以未婚/离异/丧偶者居多，户籍以调查区为主，居住时间（年）>2 者较多，多数调查对象无宗教信仰，收入水平为低中收入者为主，绝对贫困（享受低保）者少，民族以汉族为主，文化程度较高，职业以蓝领、白领为主。

2. 男友同性性行为特征

704 例青年男同性恋者/男双性恋者报告有男友。最近 1 年发生男友同性性行为者占 84.7%，未发生男友同性性行为者占 15.3%。青年男同性恋者最近 1 年男友同性性行为比例为 86.5%，高于男双性恋者的 79.3%（$P<0.05$）。青年男同性恋者/男双性恋者最近 1 年发生男友同性性行为时，每次使用安全套者占 37.4%，有时使用者占 53.7%，从未使用者占 8.9%。最近 1 次男友同性性行为使用安全套者占 71.8%，未使用者占 28.2%。最近 1 次男友同性性行为未使用安全套的原因主要是认为性伴健康、手边没有套、使用安全套会降低快感、从未想过使用安全套等。

3. 社会文化对男友同性性行为的影响

多因素分析结果显示，在控制享受低保、艾滋病抗体确诊等混杂因素后，性取向、医生安全性教育对青年男同性恋者/男双性恋者最近1年男友同性性行为具有反向预测作用，为男友同性性行为的保护因素；读过男同性恋题材文章对青年男同性恋者/男双性恋者最近1年男友同性性行为具有正向预测作用，为男友同性性行为的危险因素。

结论与建议包括以下三点。

1. 青年男同性恋者/男双性恋者尤其是青年男同性恋者发生男友同性性行为普遍，每次使用安全套率低，应予关注。

2. 男友同性性行为的社会文化影响因素为性取向、医生安全性教育、读过同性恋题材文章。

3. 建议通过医生进行安全性行为教育提高青年男同性恋者/男双性恋者性风险意识，推广安全套使用；净化社会文化环境，减少男同性恋题材文章对青年男同性恋者/男双性恋者的影响。

第五章

社会文化对临时性伴同性性行为的影响

男男性行为者是艾滋病病毒感染的重要人群。近年来，该人群艾滋病病毒感染率呈明显上升趋势[①]。由于青年男男性行为者处于性活跃期，男男性行为者之间的关系缺少婚姻制度、法律法规的约束，性伴侣不固定，临时性伴同性性行为（偶然性行为、一夜情）较频繁，临时性伴同性性行为是感染艾滋病病毒的高危性行为，增加了艾滋病病毒的传播风险。青年男男性行为者临时性伴同性性行为可能与社会文化有关。目前，学界对青年男男性行为者临时性伴同性性行为与社会文化的研究较少。为了降低艾滋病病毒的感染率，预防与控制艾滋病在青年男男性行为人群的传播，青年男男性行为者临时性伴同性性行为与社会文化关系的深入研究很有必要。

本章分为四部分。第一节为青年男男性行为者临时性伴同性性行为特征。采用描述性分析方法，描述青年男男性行为者临时性伴同性性行为特征，比较不同性取向类型的青年男男性行为者（男同性恋者、男双性恋者、有过男男性行为的男异性恋者）临时性伴同性性行为及安全套使用的异同，并分析其产生的原因。第二节和第三节采用 χ^2 检验进行单因素分析，分别分析青年男男性行为者、青年男同性恋者/男双性恋者临时性伴同性性行为与社会人口学特征、性文化、艾滋病知识及威胁感知、获得艾滋病预防服务的关系。在此基础上，采用二项 Logistic 回归分析方法进行多因素分析，社会人口学特征、获得艾滋病预防服务作为混杂因素，分析性文化、艾滋病知识及威胁感知等社会文化因素对青年男男性行为者、

[①] 岑平、农全兴、徐永芳等：《南宁市男男同性性行为艾滋病的流行现状与干预对策研究》，《现代预防医学》2016 年第 11 期。

青年男同性恋者/男双性恋者临时性伴同性性行为的影响。最后，本章小结总结归纳本章主要研究发现及相关建议。

第一节　临时性伴同性性行为特征

一　临时性伴同性性行为

本次研究临时性伴同性性行为指最近 1 年是否有过 419 行为（即与非商业性的男性性伴偶尔发生性行为，如一夜情）。研究对象为青年男男性行为者，共计 861 例。其中，男同性恋者 594 例，男双性恋者 230 例，有过男男性行为的男异性恋者 37 例。青年男男性行为者最近 1 年临时性伴同性性行为比例较高，占 57.1%，未发生临时性伴同性性行为者占 42.9%。见表 5-1。

表 5-1　　　青年男男性行为者临时性伴同性性行为 [n，(%)]

性取向	n	临时性伴同性性行为		χ²值	P 值
		是	否		
男同性恋者	594	306（51.5）	288（48.5）	33.44	0.000
男双性恋者	230	152（66.1）	78（33.9）		
男异性恋者	37	34（91.9）	3（8.1）		
合计	861	492（57.1）	369（42.9）		

注：根据 2016 年调研数据整理。

本次研究结果与其他研究结果相符。冀乃宏等人对株洲市 129 例男男同性人群的调查结果显示，67% 的男男同性人群有过临时男性性伴性行为[1]。党静等人对石家庄市男男性行为人群偶然性行为进行研究，结果显示 254 例（占 63.5%）被调查者与同性偶然性伴发生过性行为[2]。究其原因可能是青年男男性行为者认为寻找陌生同性发生性行为有新鲜感、感觉

① 冀乃宏、陈鹏、叶清红等：《株洲市男男同性人群的性行为特征分析》，《实用预防医学》2015 年第 12 期。
② 党静、刘淑君、刘丽花等：《石家庄市男男性行为人群的偶然同性性行为特征及其影响因素》，《职业与健康》2016 年第 5 期。

很刺激①。

研究结果还显示，不同性取向类型的青年男男性行为者最近 1 年是否发生临时性伴同性性行为比较，差异有统计学意义。有过男男性行为的男异性恋者占比 91.9%，高于男双性恋者（66.1%）、男同性恋者（51.5%）。提示应加大对青年男男性行为者尤其是男异性恋者临时性伴同性行为干预力度。见表 5-1。

二　临时性伴同性性行为安全套使用

（一）最近 1 年临时性伴同性性行为安全套使用

在 492 例已发生临时性伴同性性行为的青年男男性行为者中，最近一年每次使用安全套者占 57.9%，有时使用者占 36.6%，从未使用者占 5.5%。研究报道，南昌市男男性行为者临时性伴同性性行为每次使用安全套比例 85.70%②，高于本次研究结果。可能原因是本次研究地区属欠发达地区，青年男男性行为者安全意识可能较低，致使临时性伴同性性行为坚持使用安全套的比例低。

不同性取向类型的青年男男性行为者最近 1 年临时性伴同性性行为安全套使用频率比较，差异有统计学意义。有过男男性行为的男异性恋者从未使用安全套占比高于男双性恋者、男同性恋者。见表 5-2。

表 5-2　　　　　青年男男性行为者最近 1 年临时性伴同性性
行为安全套使用 [n，（%）]

性取向	n	最近 1 年临时性伴同性性行为安全套使用			χ^2 值	P 值
		从未使用	有时使用	每次使用		
男同性恋者	306	10（3.3）	121（39.5）	175（57.2）	15.53	0.004
男双性恋者	152	11（7.2）	51（33.6）	90（59.2）		
男异性恋者	34	6（17.6）	8（23.5）	20（58.8）		
合 计	492	27（5.5）	180（36.6）	285（57.9）		

注：根据 2016 年调研数据整理。

————————

① 刘薇、路亮、刘明斌等：《南昌市男男性行为者寻找陌生同性临时性伴行为及相关因素分析》，《中国艾滋病性病》2018 年第 4 期。

② 刘薇、路亮、刘明斌等：《南昌市男男性行为者寻找陌生同性临时性伴行为及相关因素分析》，《中国艾滋病性病》2018 年第 4 期。

马国静等人报道，289 例牡丹市男男性行为人群与临时性伴发生性关系，近一半从不使用安全套[①]。表明有过男男性行为的男异性恋者的安全意识薄弱，该人群是感染艾滋病病毒的高危人群和桥梁人群。提示应加强该人群的行为干预，加大安全套使用的宣传，增强有过男男性行为的男异性恋者自我保护意识，预防控制艾滋病在青年男男性行为人群内传播。

（二）最近 1 次临时性伴同性性行为安全套使用

青年男男性行为者最近 1 次发生临时性伴同性性行为时使用安全套者 395 例，占 80.3%，未使用者 97 例，占 19.7%。

丁坚强等人对宁波市镇海区男男性行为人群调查结果显示，最近一次临时性伴同性性行为每次使用安全套比例 83.97%[②]，与本次研究结果相近。

不同性取向类型的青年男男性行为者最近 1 次发生临时性伴同性性行为时是否使用安全套比较，差异无统计学意义。

表 5-3 显示，最近 1 次临时性伴同性性行为未使用安全套的青年男男性行为者 97 例。未使用安全套的主要原因是手边没有安全套、安全套质量差、认为性伴健康等。

表 5-3　　　青年男男性行为者最近 1 次临时性伴同性性行为

未使用安全套的原因 [n，（%）]

变量	是	否
手边没有套	37 (38.1)	60 (61.9)
认为性伴健康	17 (17.5)	80 (82.5)
影响性伴关系	7 (7.2)	90 (92.8)
安全套质量差	21 (21.6)	76 (78.4)
从未想使用	8 (8.2)	89 (91.8)
从未用过	5 (5.2)	92 (94.8)
不知道去哪买	1 (1.0)	96 (99.0)
不好意思去买	2 (2.1)	95 (97.9)

---

① 马国静、田文静、王常智等：《牡丹江市男男性行为人群艾滋病感染和安全套使用及影响因素分析》，《中国公共卫生管理》2018 年第 2 期。

② 丁坚强、易文敏、杨庆伟等：《镇海区男男性行为人群艾滋病相关知识及行为调查》，《预防医学》2016 年第 8 期。

续表

变量	是	否
无安全意识	4（4.1）	93（95.9）
喝醉	6（6.2）	90（93.8）
对方不用	2（2.1）	95（97.9）

注：根据 2016 年调研数据整理。

第二节　社会文化对青年男男性行为者临时性伴同性性行为的影响

本节将采用单因素分析、多因素分析方法，分析青年男男性行为者临时性伴同性性行为与社会文化的关系。

一　青年男男性行为者临时性伴同性性行为的单因素分析

（一）青年男男性行为者临时性伴同性性行为与社会人口学特征的关系

本次研究结果显示，在调查的 861 例青年男男性行为者中，不同年龄、婚姻状况、居住时间、职业、文化程度、宗教信仰、月均收入等特征的青年男男性行为者最近 1 年是否发生临时性伴同性性行为比较，差异具有统计学意义。大年龄组青年男男性行为者最近 1 年临时性伴同性性行为比例较小年龄组青年男男性行为者高。婚姻状况为在婚/异性同居的青年男男性行为者最近 1 年临时性伴同性性行为比例较未婚/离异/丧偶者高。居住时间（年）为≤2 的青年男男性行为者最近 1 年临时性伴同性性行为的比例较>2 者高。文化程度为≤初中者最近 1 年临时性伴同性性行为的比例较高中/中专、≥大专者高。有宗教信仰的青年男男性行为者最近 1 年临时性伴同性性行为比例较无宗教信仰的青年男男性行为者高。职业为白领、蓝领、待业的青年男男性行为者最近 1 年临时性伴同性性行为的比例较职业为学生的青年男男性行为者高。月均收入（元）3000—、1000—的青年男男性行为者最近 1 年临时性伴同性性行为的比例较<1000 的青年男男性行为者高。见表 5-4。

不同户籍、民族、享受低保等特征的青年男男性行为者最近 1 年是否发生临时性伴同性性行为比较，差异无统计学意义。

表5-4　　　青年男男性行为者临时性伴同性性行为与社会人口学
特征的关系［n,（%）］

变量	n	临时性伴同性性行为		χ^2值	P值
		是	否		
年龄（岁）				19.08	0.001
15—19	111	52（46.8）	59（53.2）		
20—24	307	162（52.8）	145（47.2）		
25—29	223	127（57.0）	96（43.0）		
30—34	127	87（68.5）	40（31.5）		
35—40	93	64（68.8）	29（31.2）		
婚姻状况				21.40	0.000
未婚/离异/丧偶	99	78（78.8）	21（21.2）		
在婚/异性同居	762	414（54.3）	348（45.7）		
居住时间（年）				6.71	0.010
≤2	782	436（55.8）	346（44.2）		
>2	79	56（70.9）	23（29.1）		
文化程度				10.03	0.007
≤初中	80	59（73.8）	21（29.2）		
高中/中专	343	188（54.8）	155（45.2）		
≥大专	438	245（55.9）	193（44.1）		
宗教信仰				6.07	0.014
有	91	63（69.2）	28（30.8）		
无	770	429（55.7）	341（44.3）		
职业				20.82	0.010
学生	228	102（44.7）	126（55.3）		
待业	87	52（59.8）	35（40.2）		
白领	189	111（58.7）	78（41.3）		
蓝领	357	227（63.6）	130（36.4）		
月均收入（元）				10.47	0.005
<1000	281	139（49.5）	142（50.5）		
1000—	200	118（59.0）	82（41.0）		
3000—	380	235（57.1）	145（42.9）		

注：根据2016年调研数据整理。

（二）青年男男性行为者临时性伴同性性行为与性文化的关系

研究结果显示，不同性观念、性吸引、性取向等特征的青年男男性行为者最近1年是否发生临时性伴同性性行为比较，差异具有统计学意义。性观念为非常开放、比较开放的青年男男性行为者最近1年发生临时性伴同性性行为比例高于不开放者。性吸引为完全是女性的青年男男性行为者最近1年发生临时性伴同性性行为比例高于多数是女性、男女差不多、多数是男性、完全是男性者。性取向为有过男男性行为的男异性恋者的青年男男性行为者最近1年发生临时性伴同性性行为比例高于男同性恋者、男双性恋者。见表5-5。

不同与异性隔绝、性伴性安全态度等特征的青年男男性行为者最近1年是否发生临时性伴同性性行为比较，差异无统计学意义。

表5-5　青年男男性行为者临时性伴同性性行为与性取向等的关系 ［n，（%）］

变量	n	临时性伴同性性行为		χ^2值	P值
		是	否		
性观念				14.00	0.001
不开放	209	111（53.1）	98（46.9）		
比较开放	537	297（55.3）	240（44.7）		
非常开放	115	84（73.0）	31（27.0）		
性吸引				25.79	0.000
完全是男性	465	234（50.3）	231（49.7）		
多数是男性	274	172（62.8）	102（37.2）		
男女差不多	97	64（66.0）	33（34.0）		
多数是女性	9	7（77.8）	2（22.2）		
完全是女性	16	15（93.3）	1（6.7）		
性取向				33.44	0.000
男同性恋者	594	306（51.5）	288（48.5）		
男双性恋者	230	152（66.1）	78（33.9）		
男异性恋者	37	34（91.9）	3（8.1）		

注：根据2016年调研数据整理。

不同朋友性教育、同事性教育、学校性教育、媒体性教育等特征的青年男男性行为者最近1年是否发生临时性伴同性性行为比较，差异具有统计学意义。获得学校性教育的青年男男性行为者最近1年临时性伴同性性行为比例低于未获得学校性教育者。接受媒体性教育的青年男男性行为者最近1年临时性伴同性性行为的比例低于未接受媒体性教育的青年男男性行为者。见表5-6。

　　然而，接受朋友性教育、同事性教育的青年男男性行为者最近1年临时性伴同性性行为的比例高于未接受朋友性教育、同事性教育的青年男男性行为者。经朋友、同事接受性教育反而"促使"青年男男性行为者最近1年发生临时性伴同性性行为，这种"正"关联关系不符合专业常理，不具有专业合理性。

　　不同家庭性教育、社区性教育、医生性教育等特征的青年男男性行为者最近1年是否发生临时性伴同性性行为比较，差异无统计学意义。

表5-6　　　　　　　青年男男性行为者临时性伴同性性行为
与性教育的关系 [n，（%）]

变量	n	临时性伴同性性行为		χ^2值	P值
		是	否		
朋友性教育				4.71	0.030
是	459	278（60.6）	91（39.4）		
否	402	214（53.2）	188（46.8）		
同事性教育				7.93	0.005
是	114	79（69.3）	35（20.72）		
否	747	413（55.3）	334（45.7）		
学校性教育				4.72	0.030
是	395	210（53.2）	185（46.8）		
否	466	282（60.5）	184（39.5）		
媒体性教育				4.49	0.034
是	336	177（52.7）	159（47.3）		
否	525	315（60.0）	210（40.0）		

注：根据2016年调研数据整理。

　　研究结果显示，寻找性伴场所为酒吧型、浴室型、公园型的青年男男性行为者最近1年发生临时性伴同性性行为的比例高于非酒吧型、非浴室型、非公园型的青年男男性行为者（$P<0.01$）。见表5-7。

表 5-7　　　　　　　　　青年男男性行为者临时性伴同性性行为
　　　　　　　　　　　与寻求性伴场所的关系［n,（%）］

变量	n	临时性伴同性性行为		χ^2 值	P 值
		是	否		
酒吧型				6.97	0.008
是	371	231（62.3）	140（37.7）		
否	490	261（53.3）	229（46.7）		
浴室型				10.04	0.002
是	60	46（76.7）	14（23.3）		
否	801	446（55.7）	355（44.3）		
公园型				11.89	0.001
是	38	32（84.2）	6（15.8）		
否	823	460（55.9）	363（44.1）		
朋友型				13.23	0.000
是	36	10（27.8）	26（72.2）		
否	825	482（58.4）	343（41.6）		

注：根据 2016 年调研数据整理。

　　然而，寻找性伴场所为朋友型的青年男男性行为者最近 1 年临时性伴同性性行为的比例低于非朋友型的青年男男性行为者（$P<0.01$）。似乎经朋友寻求性伴可能使临时性伴同性性行为发生率降低，这种"负"关联关系不具有专业合理性。

　　不同寻性伴场所网络型、聚会型等特征的青年男男性行为者最近 1 年是否发生临时性伴同性性行为比较，差异无统计学意义。

　　获得非同志圈关心的青年男男性行为者最近 1 年临时性伴同性性行为的比例低于未获得非同志圈关心的青年男男性行为者（$P<0.01$）。获得教育部门关心的青年男男性行为者最近 1 年临时性伴同性性行为的比例低于未获得教育部门关心的青年男男性行为者（$P<0.01$）。见表 5-8。

　　然而，获得医疗机构关心、工作单位关心的青年男男性行为者最近 1 年临时性伴同性性行为的比例高于未获得医疗机构关心、工作单位关心的青年男男性行为者（$P<0.01$）。似乎获得医疗机构关心、工作单位关心越多，青年男男性行为者最近 1 年越易发生临时性伴同性性行为。医疗机构关心、工作单位关心与临时性伴同性性行为的"正"关联关系不符合专

业常理，不具有专业合理性。

不同家庭关心、男同社群关心、文化部门关心、民政部门关心等特征的青年男男性行为者最近 1 年是否发生临时性伴同性性行为比较，差异无统计学意义。

表 5-8　　　　　青年男男性行为者临时性伴同性性行为
与社会关心的关系 [n，（%）]

| 变量 | n | 临时性伴同性性行为 | | χ^2 值 | P 值 |
		是	否		
非同志圈关心				6.27	0.012
是	564	305（54.1）	259（45.9）		
否	297	187（63.0）	110（37.0）		
医疗机构关心				14.44	0.000
是	88	67（76.1）	21（23.9）		
否	773	425（55.0）	348（45.0）		
工作单位关心				5.07	0.024
是	99	67（67.7）	32（32.3）		
否	762	425（55.8）	337（44.2）		
教育部门关心				4.98	0.026
是	21	7（33.3）	14（66.7）		
否	840	485（57.7）	355（42.3）		

注：根据 2016 年调研数据整理。

（三）青年男男性行为者临时性伴同性性行为与艾滋病知识及威胁感知的关系

研究对象 861 例中，4 例没听说过艾滋病，857 例听说过艾滋病。本部分分析样本为 857 例。研究结果显示，不同正确使用安全套降低危险性、自我评估感染艾滋病可能性等特征的青年男男性行为者最近 1 年是否发生临时性伴同性性行为比较，差异具有统计学意义。认为正确使用安全套不能降低危险性的青年男男性行为者最近 1 年临时性伴同性性行为比例高于认为正确使用安全套能降低危险性的青年男男性行为者。见表 5-9。

然而，自我评估感染艾滋病可能性为根本不可能的青年男男性行为者最近 1 年是否发生临时性伴同性性行为的比例低于自我评估感染艾滋病可能性非常大、有一定可能、可能性很小的青年男男性行为者。似乎自我评估感染艾滋病可能性高的青年男男性行为者越易发生临时性伴同性性行为。这不符合专业常理，不具有专业合理性。可能原因是发生临时性伴同性性行为的青年男男性行为者自我评估将增加感染艾滋病病毒的可能性。

表 5-9　　　　**青年男男性行为者临时性伴同性性行为**
与艾滋病知识及威胁感知的关系 [n，（%）]

变量	n	临时性伴同性性行为		χ²值	P值
		是	否		
感染艾滋病可能性				33.70	0.000
根本不可能	59	20（33.9）	39（66.1）		
可能性很小	314	155（49.4）	159（50.6）		
有一定可能	339	224（66.1）	115（33.9）		
可能性非常大	145	91（62.8）	54（37.2）		
安全套降低危险性				7.16	0.007
能	836	472（56.5）	364（43.5）		
不能	21	18（85.7）	3（14.3）		

注：根据 2016 年调研数据整理。

不同认识艾滋病病人、亲戚/朋友感染艾滋病、看起来健康的人携带艾滋病病毒、输血感染艾滋病、共用针具感染艾滋病、肛交增加感染艾滋病危险性、口交增加感染艾滋病危险性、固定性伴性交需使用安全套、未感染艾滋病的性伴降低感染艾滋病危险性、吃饭感染艾滋病等特征的青年男男性行为者最近 1 年是否发生临时性伴同性性行为比较，差异无统计学意义。

获取艾滋病知识的途径为书籍、互联网、学校教育的青年男男性行为者最近 1 年临时性伴同性性行为比例低于非经书籍、互联网、学校教育获取艾滋病知识的青年男男性行为者（P<0.01 或 P<0.05）。见表 5-10。

然而，获取艾滋病知识的途径是电视、宣传栏广告栏的青年男男性行为者最近 1 年临时性伴同性性行为比例低于获取艾滋病知识的途径不是书籍、电视、宣传栏广告栏的青年男男性行为者（P<0.01）。似乎经电视、宣传栏广告栏获艾滋病防治知识反而可能使青年男男性行为者最近 1 年临时性伴同性性行为增加，不符合专业常理，不具有专业合理性。

表 5-10　　　　　　青年男男性行为者临时性伴同性性行为
与获艾滋病知识途径的关系［n，（%）］

变量	n	临时性伴同性性行为		χ^2值	P 值
		是	否		
电视				7.194	0.007
是	305	193（63.3）	112（36.7）		
否	552	297（53.8）	255（46.2）		
书籍				8.64	0.003
是	305	154（50.5）	216（39.1）		
否	552	336（60.9）	151（49.5）		
宣传栏广告栏				6.93	0.009
是	231	149（64.5）	82（35.5）		
否	626	341（54.5）	285（45.5）		
互联网				6.07	0.014
是	737	409（55.5）	328（44.5）		
否	120	81（67.5）	39（32.5）		
学校教育				13.28	0.000
是	164	73（44.5）	91（55.5）		
否	693	417（60.2）	39.8（54.5）		

注：根据 2016 年调研数据整理。

不同广播、报刊、朋友、医生、咨询服务、免费宣传资料获艾滋病知识途径等特征的青年男男性行为者最近 1 年是否发生临时性伴同性性行为比较，差异无统计学意义。

（四）青年男男性行为者临时性伴同性性行为与艾滋病预防服务的关系

本次研究结果显示，不同医务人员艾滋病咨询、艾滋病抗体确诊、性病检查治疗、抗艾滋病预防性服药等特征的青年男男性行为者最近 1 年是否发生临时性伴同性性行为比较，差异具有统计学意义。见表 5-11。

然而，医务人员艾滋病咨询、艾滋病抗体确诊、性病检查治疗、抗艾滋病预防性服药等与青年男男性行为者最近 1 年临时性伴同性性行为呈"正"关联，接受医务人员艾滋病咨询、艾滋病抗体确诊、性病检查治疗、抗艾滋病预防性服药的青年男男性行为者最近 1 年临时性伴同性性行为比例高于未接受医务人员艾滋病咨询、艾滋病抗体确诊、性病检查治疗、抗艾滋病预防性服药的青年男男性行为者。似乎医务人员艾滋病咨询、艾滋病抗体确诊、性病检查治疗、抗艾滋病预防性服药对青年男男性行为者最近1年发生临时性伴同性性行为起了"促进"作用，不符合专业常理，缺乏专业合理性。可能是青年男男性行为者最近1年发生临时性伴同性性行为后感到有感染艾滋病病毒的风险，从而寻求艾滋病预防服务。

表 5-11　　　　青年男男性行为者临时同性性行为与艾滋病
预防服务的关系 ［n，（％）］

变量	n	临时性伴同性性行为		χ^2值	P值
		是	否		
医务人员咨询				7.07	0.008
是	409	253（61.9）	156（38.1）		
否	452	239（52.9）	213（47.1）		
艾滋病抗体确诊				3.92	0.048
是	88	59（67.0）	29（33.0）		
否	773	433（56.0）	340（44.0）		
性病检查治疗				16.85	0.000
是	129	95（73.6）	34（26.4）		
否	732	397（54.2）	335（45.8）		
预防性服药				6.02	0.014
是	61	44（72.1）	17（27.9）		
否	800	448（56.0）	352（44.0）		

注：根据 2016 年调研数据整理。

不同获得艾滋病性病宣传资料、安全套宣传发放、润滑剂发放、同伴教育、艾滋病抗体检测、娱乐场所艾滋病干预、男同社群艾滋病干预、互联网艾滋病干预、清洁针具提供等特征的青年男男性行为者最近1年是否发生临时性伴同性性行为比较，差异无统计学意义。

二　青年男男性行为者临时性伴同性性行为的多因素分析

单因素分析结果显示，朋友性教育、同事性教育、寻找性伴场所朋友型、医疗机构关心、工作单位关心、自我评估感染艾滋病可能性、电视获取艾滋病知识、宣传栏广告栏、医务人员艾滋病咨询、艾滋病抗体确诊、性病检查治疗、抗艾滋病预防性服药等 12 变量与临时性伴同性性行为的关系不具有专业合理性。为分析社会文化（即性文化、艾滋病知识及威胁评估）对青年男男性行为者临时性伴同性性行为的影响，在多因素分析中，以青年男男性行为者最近 1 年是否发生临时性伴同性性行为为因变量，单因素分析中具有专业合理性的变量为自变量，进行二项 Logistic 回归分析。变量筛选及建模方法同第三章第二节青年男男性行为者初次同性性行为多因素分析方法。

表 5-12 显示，模型 χ^2 检验值为 114.80，$P = 0.000$，负二倍对数似然值为 1055.54，卡克斯—史奈尔决定系数为 0.13，总体预测率为 63.8%。婚姻状况、居住时间、性观念、性取向、寻求性伴场所酒吧型、公园型、教育部门关心、经书籍、学校教育获艾滋病知识对青年男男性行为者最近 1 年是否发生临时性伴同性性行为有预测作用。其中，婚姻状况、性观念、性取向、寻求性伴场所酒吧型、公园型为正向预测变量，是青年男男性行为者临时性伴同性性行为的危险因素；居住时间、教育部门关心、经书籍、学校教育获艾滋病知识为反向预测变量，是青年男男性行为者临时性伴同性性行为的保护因素。

表 5-12　　青年男男性行为者临时性伴同性性行为二项 Logistic
回归分析 (N=857)

变量	β	$S_{\bar{x}}$	Wald χ^2 值	P 值	OR 值	95% CI
婚姻状况						
未婚/离异/丧偶（参照）						
在婚/异性同居	0.88	0.27	10.59	0.001	2.42	1.42—4.12
居住时间（年）						
≤2（参照）						
>2	-0.69	0.27	6.42	0.011	0.50	0.30—0.86
性观念			17.37	0.000		
不开放（参照）						
比较开放	0.30	0.18	2.77	0.096	1.35	0.95—1.93
非常开放	1.15	0.28	17.09	0.000	3.15	1.83—5.41

续表

变量	β	$S_{\bar{x}}$	Wald χ^2 值	P 值	OR 值	95% CI
性取向			23.49	0.000		
男同性恋者（参照）						
男双性恋者	0.54	0.18	9.23	0.002	1.71	1.21—2.41
男异性恋者	2.55	0.63	16.22	0.000	12.77	3.70—41.11
酒吧型						
否（参照）						
是	0.41	0.16	6.87	0.009	1.50	1.11—2.04
公园型						
否（参照）						
是	0.97	0.47	4.29	0.038	2.64	1.05—6.62
教育部门关心						
否（参照）						
是	-1.14	0.52	4.87	0.027	0.32	0.12—0.88
书籍						
否（参照）						
是	-0.34	0.16	4.64	0.031	0.71	0.52—0.97
学校教育						
否（参照）						
是	-0.58	0.19	9.08	0.003	0.56	0.38—0.82
常数项	0.34	0.30	1.32	0.251	1.41	

注：根据 2016 年调研数据整理；负二倍对数似然值 = 1055.54；模型 χ^2 检验值 = 114.80，P = 0.000；卡克斯—史奈尔决定系数 = 0.13；总体预测率 = 63.8%。

　　婚姻状况为在婚/异性同居的青年男男性行为者较未婚/离异/丧偶的青年男男性行为者最近 1 年更倾向于发生临时性伴同性性行为（$P <$ 0.05），OR 值为 2.42。党静等人研究报道，在婚的男男性行为人群更倾向于寻找偶然性同性性伴[①]。与本研究结果相符。可能原因是在婚/异性

————————

[①]　党静、刘淑君、刘丽花等：《石家庄市男男性行为人群的偶然同性性行为特征及其影响因素》，《职业与健康》2016 年第 5 期。

同居的青年男男性行为者大多数是由于受传统文化熏陶，尤其是处于注重血缘关系的家庭里，"传宗接代"血脉延续是他们不得不履行的义务，他们会顺应大众趋势，向主流文化妥协，最终找一个异性结婚，维持家庭关系。但由于性取向的影响，依旧会寻找同性性伴，临时性伴同性性关系是一个他们认为较好的选择方式[①]，从而导致临时性伴同性行为的比例增加。提示在婚/异性同居的青年男男性行为者应该成为艾滋病高危人群的重点关注对象。在婚/异性同居的青年男男性行为者在不知情的情况下与感染艾滋病的人发生临时性伴同性性行为且没有做好安全措施，容易感染艾滋病病毒，并且传染给他们的妻子或女朋友的风险将会增高。应通过宣传教育、典型案例解读等形式，使在婚/异性同居的青年男男性行为者建立"性危险行为健康后果威胁"的信念，包括一般健康信念、不良性行为易于导致艾滋病的信念和艾滋病具有严重性的信念，以减少临时性伴同性性行为。

居住时间（年）为>2的青年男男性行为者较≤2者最近1年更不易发生临时性伴同性性行为（$P<0.05$），OR值为0.50。可能是因为居住时间较长的青年男男性行为者较居住时间短、流动性大的青年男男性行为者能较多地受到社会性行为规范的约束，从而较少发生临时性伴同性性行为[②]。提示应加强外来暂住的青年男男性行为者临时性伴同性性行为干预。

性观念为非常开放的青年男男性行为者较不开放者更倾向于找临时性伴发生同性性行为（$P<0.01$），OR值为3.15。可能原因是性观念非常开放的青年男男性行为者对"性"较随意[③]，为追求性欲需求顾虑较少，从而使自己处于更加危险的境地。提示应加强同伴教育，发挥社区干预的作用，改变该人群性观念，增强自我保护意识。进而使不安全行为逐渐转化为安全行为，从而降低艾滋病在该人群的传染风险。

性取向为有过男男性行为的男异性恋者、男双性恋者较男同性恋者最

---

① 王毅、李六林、樊静等：《四川省绵阳市 MSM 首次男男性行为及年龄大小与艾滋病相关因素的关系》，《职业与健康》2017 年第 15 期。

② 路亮、刘明斌、刘薇等：《南昌市男男性行为人群异性性行为的发生情况》，《公共卫生与预防医学》2017 年第 5 期。

③ 冀乃宏、陈鹏、叶清红等：《株洲市男男同性人群的性行为特征分析》，《实用预防学》2015 年第 12 期。

近 1 年更容易发生临时性伴同性性行为（$P<0.01$），OR 值分别为 12.77、1.71。可能原因是传统性道德对男女性关系的约束较为严厉，男女正常性关系有法律保护，而男男同性性关系并没有法律保护及约束。为缓解性需求，有过男男性行为的男异性恋者无须考虑婚姻、家庭，无太多的金钱纠纷，无感情的牵扯①，亦无生殖担忧而发生临时性伴同性性行为。提示要关注青年男男性行为者尤其是性取向为男异性恋者、男双性恋者的临时性伴同性性行为，预防艾滋病在男、女性别间传播。

　　寻求性伴场所为公园型、酒吧型的青年男男性行为者较非公园型、非酒吧型的青年男男性行为者最近 1 年更倾向发生临时性伴同性性行为（$P<0.05$），OR 值分别为 2.61、1.50。与其他研究结果相符②。可能原因是公园、酒吧等娱乐场所是青年男男性行为者释放性压力的重要场所。当前，由于社会歧视，青年男男性行为者在社会公众中往往隐藏自己的性取向及性身份，不会轻易找周边的朋友、熟人发生同性性行为，否则被非同志圈知道的风险会增加。而公园、酒吧场所是青年男男性行为者圈内较为私密的交往场所③，较易发现与自己性取向相同、有相似性经历的性伴，可在这类场所释放平时压抑的情感及性压力。提示应加强公园、酒吧等娱乐场所临时性伴性行为的干预。加强该类场所青年男男性行为者使用安全套的推广及艾滋病知识的宣传，提高该人群的风险意识。

　　获教育部门关心的青年男男性行为者较未获教育部门关心的青年男男性行为者最近 1 年不易发生临时性伴同性性行为（$P<0.05$），OR 值为 0.32；通过书籍、学校教育获得艾滋病知识的青年男男性行为者较未通过书籍、学校教育获得艾滋病知识者最近 1 年不易发生临时性伴同性性行为（$P<0.05$），OR 值分别为 0.68，0.73。本研究结果与其他研究报道结果一致。王毅等人研究报道，以四川省绵阳市男男性行为者为对象，在学校等场所多年开展艾滋病防治健康教育取得成效④。提示，从书籍、学校教

---

　　① 李林涛:《罗湖地区男男同性性行为者艾滋病监测结果分析》,《河南预防医学杂志》2018 年第 29 卷第 1 期。

　　② 王毅、李六林、樊静等:《绵阳市男男性行为人群压力感受状况及影响因素分析》,《华南预防医学》2017 年第 43 卷第 3 期。

　　③ 李林涛:《罗湖地区男男同性性行为者艾滋病监测结果分析》,《河南预防医学杂志》2018 年第 1 期。

　　④ 王毅、李六林、樊静等:《四川省绵阳市男男性行为者首次与近 6 个月同性性行为保护性之间的关系及内在一致性影响因素》,《中国病毒病杂志》2017 年第 4 期。

育获得艾滋病知识、教育部门多予关心可能会使青年男男性行为者接受较为规范的性教育及艾滋病防治教育，并减轻社会歧视，从而发生临时性伴同性性行为减少。

第三节 社会文化对青年男同性恋者/男双性恋者临时性伴同性性行为的影响

由于青年男同性恋者/男双性恋者具有独特的亚文化特征，并可能与临时性伴同性性行为有关。为此，本节将采用单因素分析和多因素分析方法分析青年男同性恋者/男双性恋者临时性伴同性性行为与社会文化的关系。

一　青年男同性恋者/男双性恋者临时性伴同性性行为的单因素分析

（一）青年男同性恋者/男双性恋者临时性伴同性性行为与社会人口学特征的关系

本次研究结果显示，在调查的 824 例青年男同性恋者/男双性恋者中，不同年龄、文化程度、婚姻状况、宗教信仰、居住时间、职业、月均收入等特征的青年男同性恋者/男双性恋者最近 1 年是否发生临时性伴同性性行为比较，差异具有统计学意义。大年龄组较小年龄组的青年男同性恋者/男双性恋者最近 1 年临时性伴同性性行为比例高。婚姻状况为在婚/异性同居的青年男同性恋者/男双性恋者较未婚/离异/丧偶者最近 1 年临时性伴同性性行为比例高。有宗教信仰的青年男同性恋者/男双性恋者较无宗教信仰的青年男同性恋者/男双性恋者最近 1 年临时性伴同性性行为的比例高。居住时间（年）为≤2 的青年男同性恋者/男双性恋者较>2 者、文化程度为≤初中者较高中/中专和≥大专者最近 1 年临时性伴同性性行为的比例高。职业为白领、蓝领、待业的青年男同性恋者/男双性恋者较职业为学生的青年男同性恋者/男双性恋者最近 1 年临时性伴同性性行为的比例高。月均收入呈现收入水平越高青年男同性恋者/男双性恋者最近 1 年临时性伴同性性行为的比例越大。见表 5-13。

不同户籍、民族、享受低保等特征的青年男同性恋者/男双性恋者最近 1 年是否发生临时性伴同性性行为比较，差异无统计学意义。

表 5-13 青年男同性恋者/男双性恋者临时性伴同性性行为与社会人口学特征的关系 ［n，(%) ］

变量	n	临时性伴同性性行为		χ^2值	P 值
		是	否		
年龄（岁）				23.14	0.000
15—19	101	43 (42.6)	58 (57.4)		
20—24	296	151 (51.0)	145 (49.0)		
25—29	216	120 (55.6)	96 (44.4)		
30—34	122	83 (68.0)	39 (32.0)		
35—40	89	61 (68.5)	28 (31.5)		
婚姻状况				20.86	0.000
在婚/异性同居	91	71 (78.0)	20 (22.0)		
未婚/离异/丧偶	733	387 (52.8)	346 (47.2)		
居住时间（年）				6.32	0.012
>2	749	406 (54.2)	343 (45.8)		
≤2	75	52 (69.3)	23 (30.7)		
文化程度				7.57	0.023
≤初中	72	51 (70.8)	21 (29.2)		
高中/中专	328	175 (53.4)	153 (46.6)		
≥大专	424	232 (54.7)	192 (45.3)		
宗教信仰				4.66	0.031
有	84	56 (66.7)	28 (33.3)		
无	740	402 (54.3)	338 (45.7)		
职业				21.11	0.000
学生	218	93 (42.7)	125 (57.3)		
待业	82	47 (57.3)	35 (42.7)		
白领	184	107 (58.2)	77 (41.8)		
蓝领	340	211 (62.1)	129 (37.9)		
月均收入（元）				12.83	0.002
<1000	266	125 (47.0)	141 (53.0)		
1000—	189	107 (56.6)	82 (43.4)		
3000—	369	226 (61.2)	143 (38.8)		

注：根据 2016 年调研数据整理。

（二）青年男同性恋者/男双性恋者临时性伴同性性行为与性文化的关系

研究结果显示，不同性观念特征的青年男同性恋者/男双性恋者最近1年是否发生临时性伴同性性行为比较，差异具有统计学意义。性观念为非常开放、比较开放的青年男同性恋者/男双性恋者最近1年临时性伴同性性行为比例高于不开放者。见表5-14。

表5-14　　青年男同性恋者/男双性恋者临时性伴同性性行为
与性观念的关系 [n，（%）]

变量	n	临时性伴同性性行为		χ^2值	P值
		是	否		
性观念				18.01	0.000
不开放	188	92（48.9）	96（51.1）		
比较开放	521	282（54.1）	239（45.9）		
非常开放	115	84（73.0）	31（27.0）		

注：根据2016年调研数据整理。

不同性吸引、性取向、公开同性/双性性取向、非同志圈对同性/双性性取向知否等特征的青年男同性恋者/男双性恋者最近1年是否发生临时性伴同性性行为比较，差异具有统计学意义。性吸引为多数是男性、男女差不多的青年男同性恋者/男双性恋者最近1年临时性伴同性性行为比例高于完全是男性的青年男同性恋者/男双性恋者；性取向为男双性恋者最近1年临时性伴同性性行为比例高于男同性恋者；已公开性取向、非同志圈知晓性取向的青年男同性恋者/男双性恋者最近1年发生临时性伴同性性行为的比例低于未公开性取向、非同志圈不知晓性取向的青年男同性恋者/男双性恋者。见表5-15。

表5-15　临时性伴同性性行为与性取向及他人态度的关系 [n，（%）]

变量	n	临时性伴同性性行为		χ^2值	P值
		是	否		
性吸引				11.45	0.003
完全是男性	464	234（50.4）	230（49.6）		
多数是男性	272	170（62.5）	102（37.5）		
男女差不多	88	54（61.4）	34（38.6）		

续表

变量	n	临时性伴同性性行为		χ^2值	P值
		是	否		
性取向				14.24	0.000
男同性恋者	594	306（51.5）	288（48.5）		
男双性恋者	230	152（66.1）	78（33.9）		
公开性取向				6.34	0.012
是	238	116（48.7）	122（51.3）		
否	586	342（58.4）	244（41.6）		
非同志圈知否				5.89	0.015
是	331	167（50.5）	164（49.5）		
否	493	291（59.0）	202（41.0）		

注：根据 2016 年调研数据整理。

不同家人对同性/双性性取向知否、家人对同性/双性性取向态度、非同志圈对同性/双性性取向态度等特征的青年男同性恋者/男双性恋者最近 1 年是否发生临时性伴同性性行为比较，差异无统计学意义。

不同是否因同性/双性性取向经常感到焦虑的青年男同性恋者/男双性恋者最近 1 年是否发生临时性伴同性性行为比较，差异具有统计学意义。经常感到焦虑的青年男同性恋者/男双性恋者最近 1 年临时性伴同性性行为比例高于未经常感到焦虑者。见表 5-16。

表 5-16　　青年男同性恋者/男双性恋者临时性伴同性性行为
与感到焦虑的关系［n，（%）］

变量	n	临时性伴同性性行为		χ^2值	P值
		是	否		
感到焦虑				5.17	0.023
是	193	121（62.7）	72（37.3）		
否	631	337（53.4）	294（46.6）		

注：根据 2016 年调研数据整理。

不同因同性/双性性取向被疑精神问题、被疑身体问题、社会威望受损、失业、被人殴打、受到勒索、自杀行为的青年男同性恋者/男双性恋者最近 1 年是否发生临时性伴同性性行为比较，差异无统计学意义。

不同喜欢同性年龄、同性恋年龄、过早性经历、同性性诱惑、男同性恋文化影响等特征的青年男同性恋者/男双性恋者最近1年是否发生临时性伴同性性行为比较，差异具有统计学意义。喜欢同性年龄、同性恋年龄为大年龄组的青年男同性恋者/男双性恋者最近1年临时性伴同性性行为比例较小年龄组的青年男同性恋者/男双性恋者高。发生过早性经历的青年男同性恋者/男双性恋者最近1年临时性伴同性性行为比例高于未发生过早性经历者。受同性性诱惑的青年男同性恋者/男双性恋者最近1年临时性伴同性性行为比例高于未受同性性诱惑者。受男同性恋文化影响的青年男同性恋者/男双性恋者最近1年临时性伴同性性行为比例高于未受男同性恋文化影响者。见表5-17。

表5-17　　　青年男同性恋者/男双性恋者临时性伴同性性行为
与性经历的关系 [n, (%)]

变量	n	临时性伴同性性行为		χ^2值	P值
		是	否		
喜欢同性年龄（岁）				9.39	0.007
4—	120	62 (51.7)	58 (48.3)		
15—	473	248 (52.4)	225 (47.6)		
20—	158	101 (63.9)	57 (36.1)		
25—	73	47 (64.4)	26 (35.6)		
同性恋年龄（岁）				11.19	0.011
7—	47	24 (51.1)	23 (58.9)		
15—	447	229 (51.2)	218 (48.8)		
20—	226	135 (59.7)	91 (40.3)		
25—	104	70 (67.3)	34 (32.7)		
过早性经历				4.47	0.034
是	186	116 (62.4)	70 (37.6)		
否	638	342 (53.6)	296 (46.4)		
同性性诱惑				4.77	0.029
是	253	155 (61.3)	98 (38.7)		
否	571	303 (53.1)	268 (46.9)		
男同性恋文化影响				22.72	0.000
是	282	189 (67.0)	93 (33.0)		
否	542	269 (49.6)	273 (50.4)		

注：根据2016年调研数据整理。

　　不同与母亲亲近、当女孩养育、异性交往受挫、乱伦经历、读过同性恋题材文章、与异性隔绝、性伴性安全态度等特征的青年男同性恋者/男双性恋者最近1年是否发生临时性伴同性性行为比较，差异无统计学意义。

　　不同学校安全性行为教育、媒体安全性行为教育、朋友安全性行为教育、同事安全性行为教育等特征的青年男同性恋者/男双性恋者最近1年是否发生临时性伴同性性行为比较，差异具有统计学意义。接受学校安全性行为教育、媒体安全性行为教育的青年男同性恋者/男双性恋者最近1年临时性伴同性性行为比例低于未接受学校安全性行为教育、媒体安全性行为教育者。见表5-18。

表5-18　　　青年男同性恋者/男双性恋者临时性伴同性性行为
与性教育的关系［n，（%）］

变量	n	临时性伴同性性行为		χ²值	P值
		是	否		
朋友性教育				4.50	0.034
是	437	258（59.0）	179（41.0）		
否	387	200（51.7）	187（48.3）		
同事性教育				10.16	0.001
是	109	76（69.7）	33（30.3）		
否	715	382（53.4）	333（46.6）		
学校性教育				4.85	0.028
是	379	195（51.5）	184（48.5）		
否	445	263（59.1）	182（40.9）		
媒体性教育				4.08	0.043
是	324	166（51.2）	158（48.8）		
否	500	292（58.4）	208（41.6）		

　　注：根据2016年调研数据整理。

　　然而，接受朋友性教育、同事性教育的青年男同性恋者/男双性恋者最近1年临时性伴同性性行为比例高于未接受朋友安全性教育、同事安全性教育者。朋友性教育、同事性教育与青年男同性恋者/男双性恋者临时性伴同性性行为呈"正"关联，不符合专业常理，不具有专业合理性。

　　不同家庭安全性行为教育、社区安全性行为教育、医生安全性行为教育等特征的青年男同性恋者/男双性恋者最近1年是否发生临时性伴同性性行为比较，差异无统计学意义。

　　不同寻求性伴场所为酒吧型、浴室型、公园型、朋友型等特征的青年男同性恋者/男双性恋者最近1年是否发生临时性伴同性性行为比较，差异具有统计学意义。寻求性伴场所为酒吧型、浴室型、公园型的青年男同性恋者/男双性恋者最近1年临时性伴同性性行为的比例高于非酒吧型、非浴室型、非公园型的青年男同性恋者/男双性恋者。见表5-19。

表5-19　　青年男同性恋者/男双性恋者临时性伴同性性行为
与寻求性伴场所的关系 [n，（%）]

变量	n	临时性伴同性性行为		χ^2值	P值
		是	否		
酒吧型				7.23	0.007
是	358	218（60.9）	140（39.1）		
否	466	240（51.5）	226（48.5）		
浴室型				10.38	0.001
是	58	44（75.9）	14（24.1）		
否	766	414（54.0）	352（46.0）		
公园型				11.00	0.001
是	35	29（82.9）	6（17.1）		
否	783	429（54.4）	360（45.6）		
朋友型				16.45	0.000
是	33	7（21.2）	26（78.8）		
否	791	451（57.0）	340（43.0）		

注：根据2016年调研数据整理。

　　然而，寻求性伴场所为朋友型的青年男同性恋者/男双性恋者最近1年临时性伴同性性行为的比例低于非朋友型的青年男同性恋者/男双性恋者。寻求性伴场所朋友型与临时性伴同性性行为的关系不具有专业合理性。

　　不同寻求性伴场所网络型、聚会型等特征的青年男同性恋者/男双性恋者最近1年是否发生临时性伴同性性行为比较，差异无统计学意义。

　　不同教育部门关心、医疗机构关心、工作单位关心等特征的青年男同性恋者/男双性恋者最近1年是否发生临时性伴同性性行为比较，差异具有统计学意义。接受教育部门关心的青年男同性恋者/男双性恋者最近1

年临时性伴同性性行为的比例低于未接受教育部门关心的青年男同性恋者/男双性恋者。见表5-20。

表 5-20　　　　　青年男同性恋者/男双性恋者临时性伴同性性行为
与社会关心的关系〔n，（%）〕

变量	n	临时性伴同性性行为		χ^2值	P值
		是	否		
医疗机构关心				8.85	0.003
是	72	52（72.2）	20（27.8）		
否	752	406（54.0）	346（46.0）		
工作单位关心				5.82	0.016
是	97	65（67.0）	32（33.0）		
否	727	393（54.1）	334（45.9）		
教育部门关心				4.53	0.033
是	19	6（31.6）	13（68.4）		
否	805	452（56.1）	353（43.9）		

注：根据2016年调研数据整理；＊处为精确概率法。

　　然而，接受医疗机构关心、工作单位关心的青年男同性恋者/男双性恋者最近1年临时性伴同性性行为的比例高于未接受医疗机构关心、未接受工作单位关心的青年男同性恋者/男双性恋者。医疗机构关心、工作单位关心与临时性伴同性性行为"正"关联的关系不具专业合理性。

　　不同家庭关心、男同社群关心、非同志圈关心、文化部门关心、民政部门关心等特征的青年男同性恋者/男双性恋者最近1年是否发生临时性伴同性性行为比较，差异无统计学意义。

　　（三）青年男同性恋者/男双性恋者临时性伴同性性行为与艾滋病知识及威胁感知的关系

　　不同使用安全套降低感染艾滋病危险性、自我评估感染艾滋病可能性等特征的青年男同性恋者/男双性恋者最近1年是否发生临时性伴同性性行为比较，差异具有统计学意义。认为正确使用安全套不能降低感染艾滋病危险性的青年男同性恋者/男双性恋者最近1年临时性伴同性性行为比例高于认为正确使用安全套能降低感染艾滋病危险性的青年男同性恋者/男双性恋者。见表5-21。

表5-21 临时性伴同性性行为与艾滋病知识及威胁感知的关系［n，（%）］

变量	n	临时性伴同性性行为		χ^2值	P值
		是	否		
感染艾滋病的可能性				37.72	0.000
可能性很小	353	157（44.5）	196（55.5）		
有一定可能	328	213（64.9）	115（35.1）		
可能性非常大	140	87（62.1）	53（37.9）		
安全套降低危险性				5.01	0.025
能	804	443（55.1）	361（44.9）		
不能	17	14（82.4）	3（17.6）		

注：根据2016年调研数据整理。

然而，自我评估感染艾滋病可能性很小的青年男同性恋者/男双性恋者最近1年临时性伴同性性行为的比例低于自我评估感染艾滋病可能性很大、有一定可能的青年男同性恋者/男双性恋者。自我评估感染艾滋病可能性与临时性伴同性性行为的关系呈"正"关联，不具有专业合理性。

不同认识艾滋病病人、亲戚/朋友感染艾滋病、看起来健康的人携带艾滋病病毒、输入艾滋病血液感染艾滋病、共用针具感染艾滋病、肛交增加感染艾滋病危险性、口交增加感染艾滋病危险性、固定性伴性交需使用安全套、未感染艾滋病的性伴降低感染艾滋病危险性、吃饭感染艾滋病等特征的青年男同性恋者/男双性恋者最近1年是否发生临时性伴同性性行为比较，差异无统计学意义。

不同获取艾滋病知识途径为书籍、互联网、电视、宣传栏广告栏、学校教育等特征的青年男同性恋者/男双性恋者最近1年是否发生临时性伴同性性行为比较，差异具有统计学意义。获取艾滋病知识途径为书籍、互联网、学校教育的青年男同性恋者/男双性恋者最近1年临时性伴同性性行为比例低于获取艾滋病知识途径不是书籍、互联网、学校教育的青年男同性恋者/男双性恋者。见表5-22。

表 5-22　　　临时性伴同性性行为与获取艾滋病知识途径的关系 [n, (%)]

变量	n	临时性伴同性性行为		χ^2值	P 值
		是	否		
电视				5.33	0.021
是	288	176 (61.1)	112 (38.9)		
否	533	281 (52.7)	252 (47.3)		
书籍				7.60	0.006
是	298	147 (49.3)	151 (50.7)		
否	523	310 (59.3)	213 (40.7)		
宣传栏广告栏				6.401	0.011
是	221	139 (62.9)	82 (37.1)		
否	600	318 (53.0)	282 (47.0)		
互联网				4.57	0.033
是	712	386 (54.2)	326 (45.8)		
否	109	71 (65.1)	38 (34.9)		
学校教育				12.64	0.000
是	158	68 (43.0)	90 (57.0)		
否	663	389 (58.7)	274 (41.3)		

注：根据 2016 年调研数据整理。

　　然而，获取艾滋病知识途径为电视、宣传栏广告栏的青年男同性恋者/男双性恋者最近 1 年临时性伴同性性行为比例高于获取艾滋病知识途径不是电视、宣传栏广告栏的青年男同性恋者/男双性恋者。获取艾滋病知识途径为电视、宣传栏广告栏与临时性伴同性性行为呈"正"关联，不具有专业合理性。

　　不同广播、报刊、朋友、医生、咨询服务、免费宣传资料获艾滋病知识途径等特征的青年男同性恋者/男双性恋者最近 1 年是否发生临时性伴同性性行为比较，差异无统计学意义。

　　（四）青年男同性恋者/男双性恋者临时性伴同性性行为与艾滋病预防服务的关系

　　本次研究结果显示，不同医务人员艾滋病咨询、抗艾滋病预防性服药、性病检查治疗等特征的青年男同性恋者/男双性恋者最近 1 年是否发生临时性伴同性性行为比较，差异具有统计学意义。接受医务人员艾滋病咨询的青年男同性恋者/男双性恋者最近 1 年临时性伴同性性行为比例高于未接受医务人员艾滋病咨询的青年男同性恋者/男双性恋者；接受抗艾滋病预防性服药的青年男同性恋者/男双性恋者最近 1 年临时性伴同性性行为比例高于未接受抗艾滋病预防性服药的青年男同性恋者/男双性恋者；接受性病检查治疗的青年男同性恋者/男双性恋者最近 1 年临时性伴同性性行为比例高于未接受性病检查治疗的青年男同性恋者/男双性恋者。见表 5-23。

表 5-23　　青年男同性恋者/男双性恋者临时性伴同性性行为与艾滋病预防服务的关系

变量	n	临时性伴同性性行为		χ^2 值	P 值
		是	否		
医务人员咨询				6.87	0.009
是	391	236 (60.4)	155 (39.6)		
否	433	222 (51.3)	211 (48.7)		
性病检查治疗				14.51	0.000
是	117	84 (71.8)	33 (28.2)		
否	707	374 (52.9)	333 (47.1)		
预防性服药				4.36	0.037
是	55	38 (69.1)	17 (30.9)		
否	769	420 (54.6)	349 (45.4)		

注：根据 2016 年调研数据整理。

然而，医务人员艾滋病咨询、抗艾滋病预防性服药、性病检查治疗与临时性伴同性性行为呈"正"关联，不具有专业合理性。可能是发生临时性伴同性性行为的青年男同性恋者/男双性恋者担心因高危性行为危害健康而产生寻医行为。

不同获得艾滋病性病宣传资料、安全套宣传发放、润滑剂发放、同伴教育、艾滋病抗体检测、艾滋病抗体确诊、娱乐场所艾滋病干预、男同社群艾滋病干预、互联网艾滋病干预、清洁针具提供等特征的青年男同性恋者/男双性恋者最近 1 年是否发生临时性伴同性性行为比较，差异无统计学意义。

二　青年男同性恋者/男双性恋者临时性伴同性性行为的多因素分析

单因素分析结果显示，朋友性教育、同事性教育、寻找性伴场所朋友型、医疗机构关心、工作单位关心、自我评估感染艾滋病可能性、电视获取艾滋病知识、宣传栏广告栏、医务人员艾滋病咨询、性病检查治疗、抗艾滋病预防性服药等 12 变量与青年男同性恋者/男双性恋者最近 1 年是否发生临时性伴同性性行为的关系不具有专业合理性。故根据专业判断，去除上述非专业合理性变量，选取单因素分析中其他变量为自变量，青年男同性恋者/男双性恋者最近 1 年是否发生临时性伴同性性行为为因变量，进行二项 Logistic 回归分析。变量筛选及建模方法同第三章第二节青年男男性行为者初次同性性行为多因素分析方法。

表 5-24 显示，模型 X^2 检验值为 120.35，$P = 0.000$；负二倍对数似然值为 1007.24；卡克斯—史奈尔决定系数为 0.14；总体预测率为 66.4%。年龄、婚姻、居住时间、性观念、性取向、非同志圈知否、同性性诱惑、男同性恋文化影响、寻求性伴场所酒吧型、书籍、学校教育获艾滋病知识对青年男同性恋者/男双性恋者临时性伴同性性行为有预测作用。其中，年龄、婚姻、性观念、性取向、同性性诱惑、男同性恋文化影响、酒吧型为正向预测变量，是青年男同性恋者/男双性恋者临时性伴同性性行为的危险因素；居住时间、非同志圈知否、书籍、学校教育为反向预测变量，是青年男同性恋者/男双性恋者临时性伴同性性行为的保护因素。

表 5-24　　　青年男同性恋者/男双性恋者临时性伴同性性行为
二元 Logistic 回归分析 （N＝821）

变量	β	$S_{\bar{x}}$	Wald X^2 值	P 值	OR 值	95% CI
年龄（岁）			8.45	0.038		
15—19（参照）						
20—24	0.35	0.25	1.98	0.160	1.42	0.87—2.32
25—29	0.50	0.27	3.56	0.059	1.65	0.98—2.79
30—40	0.80	0.28	7.94	0.005	2.23	1.28—3.89
婚姻状况						
未婚/离异/丧偶（参照）						
在婚/异性同居	0.60	0.30	3.94	0.047	1.81	1.01—3.26

续表

变量	β	$S_{\bar{x}}$	Wald χ^2 值	P 值	OR 值	95% CI
居住时间（年）						
≤2（参照）						
>2	−0.77	0.28	7.51	0.006	0.46	0.27—0.80
性观念			18.66	0.000		
不开放（参照）						
比较开放	0.45	0.19	5.58	0.018	1.57	1.08—2.28
非常开放	1.26	0.29	18.64	0.000	3.51	1.98—6.20
性取向						
男同性恋者（参照）						
男双性恋者	0.51	0.18	7.98	0.005	1.66	1.17—2.36
非同志圈知否						
否（参照）						
是	−0.39	0.17	5.60	0.018	0.68	0.49—0.94
同性性诱惑						
否（参照）						
是	0.46	0.17	7.23	0.007	1.58	1.13—2.21
男同性恋文化影响						
否（参照）						
是	0.71	0.17	17.17	0.000	2.04	1.46—2.86
酒吧型						
否（参照）						
是	0.35	0.16	4.77	0.029	1.42	1.04—1.94
书籍						
否（参照）						
是	−0.42	0.17	6.32	0.012	0.66	0.47—0.91
学校教育						
否（参照）						
是	−0.53	0.20	6.83	0.009	0.59	0.40—0.88
常数项	−0.28	0.39	0.53	0.47	0.76	

注：根据 2016 年调研数据整理；负二倍对数似然值=1007.24；模型 χ^2 检验值=120.35，P=0.000；卡克斯—史奈尔决定系数=0.14；总体预测率=66.4%。

与上节青年男男性行为者临时性伴同性性行为的多因素分析结果比较，除婚姻状况、居住时间、性观念、性取向、寻求性伴场所酒吧型、书籍、学校教育获艾滋病知识对青年男同性恋者/男双性恋者和青年男男性行为者临时性伴同性性行为都具有相同预测作用外，年龄、同性性诱惑、男同性恋文化影响、非同志圈对同性/双性性取向知否对青年男同性恋者/男双性恋者临时性伴同性性行为还具有预测作用。

年龄为 30—40 岁的青年男同性恋者/男双性恋者较 15—19 岁的青年男同性恋者/男双性恋者最近 1 年更易发生于临时性伴同性性行为（$P<$0.01），OR 值为 2.23。可能是 30—40 岁的青年男同性恋者/男双性恋者性成熟度高于 15—19 岁的青年男同性恋者/男双性恋者，性需求较多样化。另外，社会交往面也较广，具有较强的社交能力，从而较有条件与同性性伴发生临时性伴同性性行为。提示大年龄组青年男同性恋者/男双性恋者是临时性伴同性性行为干预的重点人群。

婚姻状况为在婚/异性同居的青年男同性恋/男双性恋者较未婚/离异/丧偶的青年男同性恋/男双性恋者最近 1 年更易发生临时性伴同性性行为（$P<0.01$），OR 值为 1.81。可能原因是婚姻对青年男同性恋/男双性恋者而言是一种不能逃避的压力①，传统的婚姻与家庭使青年男同性恋/男双性恋者备受约束。为寻求婚外情和满足同性性欲望的需求，在婚/异性同居的青年男同性恋/男双性恋者较易发生临时性伴同性性行为。提示应加强在婚/异性同居青年男同性恋/男双性恋者临时性伴同性行为干预，预防与控制艾滋病在两性间的传播。

居住时间（年）为>2 的青年男同性恋者/男双性恋者较≤2 的青年男同性恋者/男双性恋者最近 1 年不易发生临时性伴同性性行为（$P<0.01$），OR 值为 0.46。可能是因为居住时间较长的青年男同性恋者/男双性恋者较居住时间短、流动性大的青年男同性恋者/男双性恋者更多感受到社会（同事、家庭、熟悉的人）对不良性行为的压力，从而较少发生临时性伴同性性行为②。提示应加强外来流动人口中青年男同性恋者/男双性恋者临时性伴同性性行为干预。

性观念为非常开放、比较开放的青年男同性恋者/男双性恋者较不开放者最近 1 年更易发生临时性伴同性性行为，OR 值分别为 3.51，1.57。

---

① 王晴锋：《同性恋研究：历史、经验与理论》，中央民族大学出版社 2017 年版，第 112 页。

② 路亮、刘明斌、刘薇等：《南昌市男男性行为人群异性性行为的发生情况》，《公共卫生与预防医学》2017 年第 5 期。

可能原因是性观念开放的人，对性权利、性欲望的追求强烈①，而对社会约束考虑较少。提示要在青年男同性恋者/男双性恋者中倡导树立正确的性观念，减少危险性行为。

性取向为男双性恋者较男同性恋者最近 1 年更易发生临时性伴同性性行为（P<0.01），OR 值为 1.66。可能原因是男双性恋者多在婚或异性同居，为满足同性性欲望需求而较易寻找临时性伴发生同性性行为。男同性恋者在社会中易受歧视，往往隐藏自己的性身份，不容易被"同类"发现。另外，男同性恋者较男双性恋者更愿与同性性伴发展同性恋情，发生男友同性性行为，发生临时性伴同性性行为的概率少于男双性恋者。

非同志圈已知性取向的青年男同性恋者/男双性恋者较非同志圈未知性取向的青年男同性恋者/男双性恋者最近 1 年不易发生临时性伴同性性行为（P<0.01），OR 值为 0.68。可能是因为非同志圈已知性取向的青年男同性恋者/男双性恋者已经对自己的性身份认同，也向圈外朋友承认自己的性取向，与男友的交往较公开，与男友性关系较稳定，从而外出寻找临时性伴发生同性性行为的可能性减少②。提示，社会应减少对青年男同性恋者/男双性恋者的歧视，形成包容性少数人群生存的环境。

受同性性诱惑的青年男同性恋者/男双性恋者较未受同性性诱惑者最近 1 年更易发生临时性伴同性性行为（P<0.01），OR 值为 1.58。可能原因是在青春期，男性同性性游戏、年长男同性恋者对年幼男性进行性诱惑，使受性诱惑者有正向性体验而不能自制，易发生临时性伴同性性行为。提示应加强对青少年的安全性行为教育及其引导，增强自我保护意识。

受男同性恋文化影响的青年男同性恋者/男双性恋者较未受男同性恋文化影响者最近 1 年更易发生临时性伴同性性行为（P<0.01），OR 值为 2.04。其原因可能是当今中国性文化呈多元化发展趋势，对青年男同性恋者、男双性恋者更加包容，有些青年男同性恋者/男双性恋者受西方争取同性性权利、同性性文化思潮的影响，寻找临时性伴发生同性性行为，满

---

①　冀乃宏、陈鹏、叶清红等：《株洲市男男同性人群的性行为特征分析》，《实用预防医学》2015 年第 12 期。

②　王晴锋：《同性恋研究：历史、经验与理论》，中央民族大学出版社 2017 年版，第 136 页。

足同性性需求①。

　　寻求性伴场所酒吧型的青年男同性恋者/男双性恋者较非酒吧型的青年男同性恋者/男双性恋者最近1年更易发生临时性伴同性性行为（$P<0.05$），OR值为1.42。可能原因是酒吧是青年男同性恋者/男双性恋者传统活动场所，在酒吧场所更容易寻找性取向相投的人②。提示酒吧是青年男同性恋者/男双性恋者临时性伴同性性行为的重要场所，应加强该类场所艾滋病知识宣传以及安全套的发放。

　　从书籍、学校教育获取艾滋病知识的青年男同性恋者/男双性恋者较未从书籍、学校教育获取艾滋病知识者最近1年不易发生临时性伴同性性行为（$P<0.05$），OR值分别为0.66，0.59。可能原因是从书籍、学校教育获得艾滋病知识使青年男同性恋者/男双性恋者接受较为规范的艾滋病防治知识教育，使他们能正视自己的性取向、性身份，减少临时性伴同性性行为③。提示应完善艾滋病防治知识、安全性行为教育的方式方法，关心青年男同性恋者/男双性恋者的成长，减少社会歧视。

本 章 小 结

　　本章研究目的为描述青年男男性行为者临时性伴同性性行为特征，分析社会文化对青年男男性行为者、青年男同性恋者/男双性恋者临时性伴同性性行为的影响。

　　研究结果包括以下三点。

　　1. 青年男男性行为者临时性伴同性性行为特征

　　青年男男性行为者最近1年发生临时性伴同性性行为比例较高，达57.1%。不同性取向类型的青年男男性行为者最近1年是否发生临时性伴同性性行为比较，有过男男性行为的青年男异性恋者发生临时性伴同性性行为比例最高（91.9%），其次为青年男双性恋者（66.1%），青年男同

性恋者最低（51.5%），差异具有统计学意义（$P<0.01$）。青年男男性行为者最近 1 年临时性伴同性性行为每次使用安全套者较低，仅57.9%，有时使用者占36.6%，从未使用者占5.5%。最近 1 次临时性伴同性性行为安全套使用者占80.3%，未使用者占 19.7%。

2. 社会文化对青年男男性行为者临时性伴同性性行为的影响

多因素分析结果显示，在控制了婚姻状况、居住时间等社会人口学特征后，性观念、性取向、寻求性伴场所酒吧型、公园型、教育部门关心、书籍、学校教育获艾滋病知识等社会文化因素对青年男男性行为者临时性伴同性性行为有影响。其中，性观念、性取向、酒吧型、公园型为正向预测变量，是青年男男性行为者临时性伴同性性行为的危险因素；教育部门关心、书籍、学校教育为反向预测变量，是青年男男性行为者临时性伴同性性行为的保护因素。

3. 社会文化对青年男同性恋者/男双性恋者临时性伴同性性行为的影响

多因素分析结果显示，在控制了年龄、婚姻状况、居住时间等社会人口学特征后，性观念、性取向、同性性诱惑、寻求性伴场所酒吧型、男同性恋文化影响、非同志圈知否、书籍、学校教育等社会文化因素对青年男同性恋者/男双性恋者临时性伴同性性行为有影响。其中，性观念、性取向、同性性诱惑、寻求性伴场所酒吧型、男同性恋文化影响为正向预测变量，是青年男同性恋者/男双性恋者临时性伴同性性行为的危险因素。非同志圈知否、书籍、学校教育等为反向预测变量，是青年男同性恋者/男双性恋者临时性伴同性性行为的保护因素。

结论与建议包括以下三点。

1. 青年男男性行为者、青年男同性恋者/男双性恋者临时性伴同性性行为情况较严重，应加强干预。

2. 青年男男性行为者、青年男同性恋者/男双性恋者临时性伴同性性行为的社会文化影响因素为性观念、性取向、同性性诱惑、非同志圈知否、男同性恋文化影响、寻求性伴场所酒吧型、公园型、教育部门关心、书籍、学校教育获艾滋病知识。

3. 建议教育部门多关心青年男男性行为者、青年男同性恋者/男双性恋者，加强学校性道德、性责任、性风险教育，通过读书等方式普及艾滋病防治知识，改变性观念，提高该人群的风险意识；净化社会风气，减少

同性性诱惑现象，减少男同性恋文化的影响；反对社会歧视，形成包容青
年男男性行为者、青年男同性恋者/男双性恋者成长的社会环境；加强公
园、酒吧等娱乐场所青年男男性行为者、青年男同性恋者/男双性恋者临
时性伴同性性行为的干预，在该类场所推广安全套，宣传艾滋病防治
知识。

第六章

社会文化对商业性伴
同性性行为的影响

　　青年男男性行为者商业性伴同性性行为是艾滋病危险性行为，而男男性工作者危险性行为发生率高于普通青年男男性行为者。迄今为止，学界对男男商业性行为的研究主要集中于男男性工作者（Money Boy）提供的商业同性性服务，即卖性商业同性性行为。对接受商业同性性服务即买性商业同性性行为研究较少。此外，定量研究探索青年男同性恋者/男双性恋者买性商业性行为或卖性商业性行为与社会文化的关系亦较少。

　　为此，本章将分三部分研究青年男男性行为者商业性伴同性性行为与社会文化关系。第一节，采用描述性分析方法，分析青年男男性行为者买性商业同性性行为、卖性商业同性性行为等商业性伴同性性行为及安全套使用情况，比较不同性取向类型的青年男男性行为者商业性伴同性性行为异同。第二节，分析青年男同性恋者/男双性恋者买性商业同性性行为与社会文化的关系。首先，采用 X^2 检验方法，分析青年男同性恋者/男双性恋者买性商业同性性行为与社会人口学特征、性文化、艾滋病知识及威胁感知、获得艾滋病预防服务的关系。然后，将具有专业合理性的变量作为自变量（社会人口学特征、获得艾滋病预防服务为控制变量，性文化、艾滋病知识及威胁感知为解释变量），买性商业同性性行为为因变量，采用二项 Logistic 回归分析方法，分析社会文化因素对青年男同性恋者/男双性恋者买性商业同性性行为的影响。之后采用同样的方法，分析社会文化对青年男同性恋者/男双性恋者卖性商业同性性行为的影响。最后一部分为本章小结，总结归纳本章主要研究结果及相关建议。

第一节　青年男男性行为者商业性伴同性性行为特征

一　青年男男性行为者买性商业同性性行为情况

本次研究对象青年男男性行为者共计 861 例，最近 1 年发生买性商业同性性行为者占 7.8%，未发生者占 92.2%。不同性取向类型的青年男男性行为者最近 1 年买性商业同性性行为比较，男双性恋者占比最高；其次为有过男男性行为的男异性恋者，男同性恋者占比最低，差异有统计学意义。见表 6-1。

表 6-1　　青年男男性行为者买性商业同性性行为情况 [n, (%)]

性取向	n	买性商业同性性行为		χ^2 值	P 值
		是	否		
男同性恋者	594	34 (5.7)	560 (94.3)	12.38	0.002
男双性恋者	230	30 (13.0)	200 (87.0)		
男异性恋者	37	3 (8.1)	34 (91.9)		
合 计	861	67 (7.8)	794 (92.2)		

注：根据 2016 年调研数据整理。

本次研究结果与其他研究结果相符[①]。对男双性恋者和男异性恋者来说，虽然女性能在一定程度上满足他们的性需求。但这两类人群已婚比例高，受到家庭约束较多，固定的婚姻关系会限制他们与固定同性性伴侣的交往频次，在对男性有性需求时更偏向寻求商业同性性服务[②]。而男同性恋者交往同性性伴机会较多，较不易寻求商业同性性服务。提示青年男双性恋人群应作为买性商业同性性行为干预的重点人群。

二　青年男男性行为者卖性商业同性性行为及安全套使用情况

本次研究结果显示，青年男男性行为者最近 1 年有卖性商业同性性行

---

① 周建波、黎书炜、王金塔等：《常州市 MSM 的不同性取向的行为特征》，《中国艾滋病性病》2015 年第 2 期。

② 王毅、李六林、张光贵等：《绵阳市男男性行为者买性商业性行为影响因素研究》，《预防医学情报杂志》2014 年第 12 期。

为占比 3.6%，无卖性商业同性性行为占比 96.4%。不同性取向类型的青年男男性行为者最近 1 年是否卖性商业同性性行为比较，差异无统计学意义。研究报道，上海市男男商业性服务人群以男双性恋者为主，占80.8%，其次是男同性恋者，占 15.4%，男异性恋者占 3.8%[1]。与本研究结果不同。其原因可能与调查研究样本选择有关。本次调查研究对象是一般青年男男性行为者，而非男男性工作者。

在上述发生卖性商业同性性行为的 31 名青年男男性行为者中，最近一年使用安全套的频率较低，每次使用者仅占 54.8%，有时使用者占41.9%，从未使用者占 3.3%。最近 1 次发生卖性商业同性性行为时，仍有 5 人未使用安全套，占 16.1%。未使用安全套的原因主要是认为使用安全套会影响性伴关系、降低快感、手边没有安全套。见表 6-2。

表 6-2　　青年男男性行为者卖性商业同性性行为安全套使用 [n，(%)]

变量	人数（n=31）	比例（%）
最近 1 年安全套使用		
从未使用	1	3.3
有时使用	13	41.9
每次使用	17	54.8
最近 1 次安全套使用		
是	26	83.9
否	5	16.1

注：根据 2016 年调研数据整理。最近 1 次卖性商业同性性行为未使用套原因为影响关系 3 例，手边没有套 1 例，安全套质量差 1 例，其他项如性伴健康、从未想过用、要花钱、从未有过、不知道去哪买 0 例，共 5 例。

坚持使用有效安全套是预防艾滋病感染的重要措施。本次研究结果显示，青年男男性行为者最近 1 年卖性商业同性性行为时未每次使用安全套者占 45.2%，高于上海市 38.5% 的研究结果[2]。提示发生卖性商业同性性

① 蔡晓峰、杨美霞、刘阳等：《上海市男男商业性服务人群健康和行为状况调查》，《环境与职业医学》2012 年第 4 期。
② 蔡晓峰、杨美霞、刘阳等：《上海市男男商业性服务人群健康和行为状况调查》，《环境与职业医学》2012 年第 4 期。

行为的青年男男性行为者安全意识较薄弱，坚持使用安全套率较低，感染艾滋病病毒风险较高。另外，发生卖性商业同性性行为的青年男男性行为者可能将艾滋病病毒向其他青年男男性行为人群和普通人群传播，成为艾滋病传播的桥梁人群。

第二节　社会文化对青年男同性恋者/男双性恋者商业性伴同性性行为的影响

由于本次研究对象青年男异性恋者商业同性性行为样本小，仅2—3例（见表6-1、表6-2）。另外，青年男同性恋者/男双性恋者具有亚文化特征。故本节仅分析青年男同性恋者/男双性恋者商业性伴同性性行为与社会文化的关系，分为青年男同性恋者/男双性恋者买性商业同性性行为与社会文化的关系，和卖性商业同性性行为与社会文化的关系两部分。

一　社会文化对青年男同性恋者/男双性恋者买性商业同性性行为的影响

（一）青年男同性恋者/男双性恋者买性商业同性性行为的单因素分析

1. 青年男同性恋者/男双性恋者买性商业同性性行为与社会人口学特征的关系

本次研究结果显示，在调查的824例青年男同性恋者/男双性恋者中，不同年龄、婚姻状况、户籍状况、居住时间、职业、月均收入、享受低保等特征的青年男同性恋者/男双性恋者最近1年是否发生买性商业同性性行为比较，差异具有统计学意义。高年龄组较低年龄组的青年男同性恋者/男双性恋者最近1年买性商业同性性行为的比例高。婚姻状况为在婚/异性同居的青年男同性恋者/男双性恋者较未婚/离异/丧偶者最近1年买性商业同性性行为比例高。居住时间（年）为≤2的青年男同性恋者/男双性恋者较>2者、户籍为本省非调查区者较户籍调查区和外省非调查区者最近1年买性商业同性性行为的比例高。职业为白领、蓝领者较学生、待业者，月均收入为3000—者较<1000、1000—者，未享受低保者较享受低保者最近1年发生买性商业同性性行为的比例高。见表6-3。

表 6-3　　青年男同性恋者/男双性恋者买性商业同性性行为

与社会人口学特征的关系 [n, (%)]

变量	n	买性商业同性性行为		χ^2 值	P 值
		是	否		
年龄（岁）				52.16	0.000
15—24	397	8 (2.0)	389 (98.0)		
25—29	216	17 (7.9)	199 (92.1)		
30—40	211	39 (18.5)	172 (81.5)		
婚姻状况				55.45	0.000
未婚/离异/丧偶	91	39 (5.3)	694 (94.7)		
在婚/异性同居	733	25 (27.5)	66 (72.5)		
户籍				9.39	0.009
调查区	560	39 (6.5)	560 (93.5)		
本省非调查区	132	21 (13.7)	132 (86.3)		
外省非调查区	72	4 (5.6)	68 (94.4)		
居住时间（年）				10.54	0.001
≤2	75	13 (17.3)	62 (82.7)		
>2	743	51 (6.8)	698 (93.2)		
职业				27.95	0.000
学生	218	2 (0.9)	216 (99.1)		
待业	82	2 (2.4)	80 (97.6)		
白领	184	19 (10.3)	165 (89.7)		
蓝领	340	41 (12.1)	299 (87.9)		
月均收入（元）				29.13	0.000
<1000	266	3 (1.1)	263 (98.9)		
1000—	189	14 (7.4)	175 (92.6)		
3000—	369	47 (12.7)	322 (87.3)		
享受低保				4.39	0.036
是	49	0 (0.0)	49 (100.0)		
否	775	64 (8.3)	711 (91.7)		

注：根据 2016 年调研数据整理。

不同民族、文化程度、宗教信仰等特征的青年男同性恋者/男双性恋者最近 1 年是否发生买性商业同性性行为比较，差异没有统计学意义。

2. 青年男同性恋者/男双性恋者买性商业同性性行为与性文化特征的关系

表 6-4 显示，不同性吸引、性取向等特征的青年男同性恋者/男双性恋者最近 1 年是否发生买性商业同性性行为比较，差异具有统计学意义。性吸引为多数是男性和男女差不多的青年男同性恋者/男双性恋者最近 1 年买性商业同性性行为的比例高于完全是男性者。性取向为男双性恋者最近 1 年买性商业同性性行为的比例高于男同性恋者。

表 6-4 青年男同性恋者/男双性恋者买性商业同性性行为
与性取向等的关系 [n，（%）]

变量	n	买性商业同性性行为		χ^2 值	P 值
		是	否		
性吸引				23.05	0.000
完全是男性	464	18（3.9）	446（96.1）		
多数是男性	272	33（12.1）	239（87.9）		
男女差不多	88	13（14.8）	75（85.2）		
性取向				12.40	0.000
男同性恋者	594	34（5.7）	560（94.3）		
男双性恋者	230	30（13.0）	200（87.0）		

注：根据 2016 年调研数据整理。

不同性观念的青年男同性恋者/男双性恋者最近 1 年是否发生买性商业同性性行为比较，差异无统计学意义。

表 6-5 显示，不同公开性取向（即向朋友/家人公开同性/双性性取向）、非同志圈知否（即非同志圈朋友是否知道同性/双性性取向）等特征的青年男同性恋者/男双性恋者最近 1 年是否发生买性商业同性性行为比较，差异具有统计学意义。未公开性取向的青年男同性恋者/男双性恋者较公开性取向者、非同志圈不知道其性取向的青年男同性恋者/男双性恋者较知道其性取向者最近 1 年买性商业同性性行为的比例高。

不同性观念、家人知否（即家人是否知道同性/双性性取向）、家人反对（即家人是否反对同性/双性性取向）等特征的青年男同性恋者/男双性恋者最近 1 年是否发生买性商业同性性行为比较，差异无统计学意义。

表 6-5　　　青年男同性恋者/男双性恋者买性商业同性性行为
与公开性取向等的关系 ［n，（%）］

变量	n	买性商业同性性行为		χ^2 值	P 值
		是	否		
公开性取向				15.00	0.000
是	238	5 (2.1)	233 (97.9)		
否	586	59 (10.1)	527 (89.9)		
非同志圈知否				17.40	0.000
是	331	10 (3.0)	321 (97.0)		
否	493	54 (11.0)	439 (89.0)		

注：根据 2016 年调研数据整理。

不同因同性/双性性取向被疑精神问题、被疑身体问题、威望受损、失业、被人殴打、受到勒索、经常感到焦虑、自杀行为等特征的青年男同性恋者/男双性恋者最近 1 年是否发生买性商业同性性行为比较，差异无统计学意义。

表 6-6 显示，不同喜欢同性年龄、同性恋年龄、与母亲亲近、当女孩养育等特征的青年男同性恋者/男双性恋者最近 1 年是否发生买性商业同性性行为比较，差异具有统计学意义。喜欢同性年龄、同性恋年龄为高年龄组的青年男同性恋者/男双性恋者较低年龄组者最近 1 年买性商业同性性行为的比例高。喜欢同性年龄、同性恋年龄越大，越易发生买性商业同性性行为的行为。与母亲不亲近、未被当女孩养育的青年男同性恋者/男双性恋者最近 1 年买性商业同性性行为的比例高于与母亲亲近、被当女孩养育者。

不同过早性经历、异性交往受挫、同性性诱惑、乱伦经历、读过男同性恋题材文章、与异性隔绝、性伴性安全态度等特征的青年男同性恋者/男双性恋者最近 1 年是否发生买性商业同性性行为比较，差异无统计学意义。

表 6-6　　　青年男同性恋者/男双性恋者买性商业同性性行为
与性经历的关系 [n, (%)]

变量	n	买性商业同性性行为		χ^2值	P 值
		是	否		
喜欢同性年龄（岁）				54.35	0.000
4—19	593	21（3.5）	572（96.5）		
20—24	158	27（17.1）	131（82.9）		
25—40	73	16（21.9）	57（78.1）		
同性恋年龄（岁）				38.25	0.000
7—19	494	16（3.2）	478（96.8）		
20—24	226	29（12.8）	197（87.2）		
25—40	104	19（18.3）	85（81.7）		
与母亲亲近				7.73	0.000
是	256	10（3.9）	246（96.1）		
否	568	54（9.5）	514（90.5）		
当女孩养育				4.83	0.028
是	131	4（3.1）	127（96.9）		
否	693	60（8.7）	633（91.3）		

注：根据 2016 年调研数据整理。

　　表 6-7 显示，不同同事安全性教育、媒体安全性教育、医生安全性教育等特征的青年男同性恋者/男双性恋者最近 1 年是否发生买性商业同性性行为比较，差异具有统计学意义。接受同事安全性教育、媒体安全性教育及医生安全性教育的青年男同性恋者/男双性恋者最近 1 年买性商业同性性行为的比例高于未接受同事安全性教育、媒体安全性教育及医生安全性教育的青年男同性恋者/男双性恋者。

　　然而，获得同事安全性教育、媒体安全性教育、医生安全性教育的青年男同性恋者/男双性恋者较未获得同事安全性教育、媒体安全性教育、医生安全性教育者最近 1 年易发生买性商业同性性行为。这种"正"关联关系不符合专业常理，不具有专业合理性。因为似乎获得同事安全性教育、媒体安全性教育、医生安全性教育越多，青年男同性恋者/男双性恋者最近 1 年越容易发生买性商业同性性行为。这种"正"相关关系的产生可能是因为青年男同性恋者/男双性恋者性安全知识与高危性行为分离所致。

表 6-7　　青年男同性恋者/男双性恋者买性商业同性性行为
与安全性教育的关系 ［n，（%）］

变量	n	买性商业同性性行为		χ^2 值	P 值
		是	否		
同事性教育				23.19	0.000
是	109	21（19.3）	88（80.7）		
否	715	43（6.0）	672（94.0）		
媒体性教育				6.87	0.009
是	324	35（10.8）	289（89.2）		
否	500	23（5.8）	471（94.2）		
医生性教育				4.12	0.042
是	389	38（9.8）	351（90.2）		
否	435	26（6.0）	409（94.0）		

注：根据 2016 年调研数据整理。

　　不同家庭安全性教育、朋友安全性教育、社区安全性教育、学校安全性教育等特征的青年男同性恋者/男双性恋者最近 1 年是否发生买性商业同性性行为比较，差异无统计学意义。

　　表 6-8 显示，不同医疗机构关心、工作单位关心等特征的青年男同性恋者/男双性恋者最近 1 年是否发生买性商业同性性行为比较，差异具有统计学意义。

表 6-8　　青年男同性恋者/男双性恋者买性商业同性性行为
与社会关心的关系 ［n，（%）］

变量	n	买性商业同性性行为		χ^2 值	P 值
		是	否		
医疗机构关心				6.21	0.013
是	72	11（15.3）	61（84.7）		
否	752	53（7.0）	699（93.0）		
工作单位关心				4.87	0.027
是	97	13（13.4）	84（86.6）		
否	727	51（7.0）	676（93.0）		

注：根据 2016 年调研数据整理。

　　然而，获得医疗机构关心、工作单位关心的青年男同性恋者/男双性恋者最近 1 年买性商业同性性行为的比例高于未获得医疗机构关心、工作单位关心的青年男同性恋者/男双性恋者。似乎医疗机构关心、工作单位关心越多，青年男同性恋者/男双性恋者最近 1 年越容易买性商业同性性行为。医疗机构关心、工作单位关心与青年男同性恋者/男双性恋者最近 1 年是否买性商业同性性行为的"正"关联关系不符合专业常理，不具有专业合理性。

　　不同家庭关心、男同社群关心、非同志圈关心、文化部门关心、民政部门关心、教育部门关心等特征的青年男同性恋者/男双性恋者最近 1 年是否发生买性商业同性性行为比较，差异无统计学意义。

　　表 6-9 显示，不同寻求性伴场所浴室型、公园型等特征的青年男同性恋者/男双性恋者最近 1 年是否发生买性商业同性性行为比较，差异具有统计学意义。寻找性伴场所为公园型的青年男同性恋者/男双性恋者较非公园型的青年男同性恋者/男双性恋者最近 1 年买性商业同性性行为的比例高。

表 6-9　　青年男同性恋者/男双性恋者买性商业同性性行为
与寻求性伴场所的关系［n，（%）］

变量	n	买性商业同性性行为		χ^2 值	P 值
		是	否		
浴室型				5.23	0.022
是	58	9（15.5）	49（84.5）		
否	766	55（7.2）	711（92.8）		
公园型				7.64	0.006
是	35	7（20.0）	61（84.7）		
否	789	57（7.2）	699（93.0）		

注：根据 2016 年调研数据整理。

　　不同寻求性伴场所酒吧型、网络型、朋友型、聚会型等特征的青年男同性恋者/男双性恋者最近 1 年是否发生买性商业同性性行为比较，差异无统计学意义。

　　3. 青年男同性恋者/男双性恋者买性商业同性性行为与艾滋病知识及威胁感知的关系

　　在调查的 824 例青年男同性恋者/男双性恋者中，绝大多数对艾滋病

有一定了解，听说过艾滋病的有 821 例，占 99.6%；没听说过艾滋病的 3
例，占 0.4%。本部分研究样本为听说过艾滋病的 821 例青年男同性恋者/
男双性恋者，旨分析青年男同性恋者/男双性恋者买性商业同性性行为与
艾滋病知识及威胁感知的关系。

研究结果显示，不同认识艾滋病病人、自我评估感染艾滋病的可能
性、口交增加危险性（即口交未使用安全套增加感染艾滋病危险性）等
特征的青年男同性恋者/男双性恋者最近 1 年是否发生买性商业同性性行
为比较，差异具有统计学意义。自我评估感染艾滋病可能性很小的青年男
同性恋者/男双性恋者最近 1 年买性商业同性性行为的比例高于自我评估
感染艾滋病可能性很大者。认为口交不会增加危险性的青年男同性恋者/
男双性恋者最近 1 年买性商业同性性行为的比例高于认为口交会增加危险
性的青年男同性恋者/男双性恋者。见表 6-10。

表 6-10 买性商业同性性行为与艾滋病知识及威胁感知的关系 [n,（%）]

变量	n	买性商业同性性行为		χ^2 值	P 值
		是	否		
认识艾滋病人				20.22	0.000
是	352	35（9.9）	317（90.1）		
否	469	29（6.2）	440（93.8）		
感染艾滋病可能性				20.22	0.000
可能性很小	382	47（12.3）	335（87.7）		
有一定可能	302	12（4.0）	290（96.0）		
可能性很大	137	5（3.6）	132（96.4）		
口交增加危险性				5.14	0.023
会	696	48（6.9）	648（93.1）		
不会	125	16（12.8）	109（87.2）		

注：根据 2016 年调研数据整理。

然而，认识艾滋病病人的青年男同性恋者/男双性恋者最近 1 年发生
商业同性性行为的比例高于不认识艾滋病病人者。似乎认识艾滋病病人的
青年男同性恋者/男双性恋者并未认识到艾滋病病毒传染的威胁，反而更
容易发生买性商业同性性行为。这种认识艾滋病病人与青年男同性恋者/
男双性恋者最近 1 年是否发生买性商业同性性行为的"正"关联关系不

符合专业常理，不具有专业合理性。

不同亲戚/朋友感染或死于艾滋病、看起健康的人可能携带艾滋病病毒、输入艾滋病血液感染艾滋病、共用针具感染艾滋病、正确使用安全套降低感染艾滋病危险性、肛交增加感染艾滋病危险性、固定性伴性交需使用安全套、未感染艾滋病的性伴增加感染危险性、吃饭感染艾滋病等特征的青年男同性恋者/男双性恋者最近 1 年是否发生买性商业同性性行为比较，差异无统计学意义。

表 6-11 显示，不同书籍、咨询服务获取艾滋病知识等特征的青年男同性恋者/男双性恋者最近 1 年是否发生买性商业同性性行为比较，差异具有统计学意义。

表 6-11　　买性商业同性性行为与获取艾滋病知识途经的关系 ［n，（%）］

变量	n	买性商业同性性行为		χ^2 值	P 值
		是	否		
书籍				11.95	0.001
是	298	36（12.1）	262（87.9）		
否	523	28（5.4）	495（94.6）		
咨询服务				16.11	0.000
是	101	18（17.8）	83（82.2）		
否	720	46（6.4）	674（93.6）		

注：根据 2016 年调研数据整理。

然而，从书籍、咨询服务获取艾滋病知识的青年男同性恋者/男双性恋者最近 1 年买性商业同性性行为的比例高于未从书籍、咨询服务获取艾滋病知识者的青年男同性恋者/男双性恋者。似乎从书籍、咨询服务获取艾滋病知识越多，青年男同性恋者/男双性恋者最近 1 年越易发生买性商业同性性行为。这种"正"关联关系不符合专业常理，不具有专业合理性。这种关联的原因可能是由于发生过高危性行为的青年男同性恋者/男双性恋者，出于对自身健康状况的担忧，使其从书籍、咨询服务中了解艾滋病知识。或因为艾滋病知识与安全性行为的分离，即青年男同性恋者/男双性恋者从书籍、咨询服务中获取较多的艾滋病知识，并未阻止其发生买性商业同性性行为。

　　不同获取艾滋病知识途经为电视、报刊、朋友、医生、免费宣传资料、宣传栏广告栏、互联网、学校教育的青年男同性恋者/男双性恋者最近 1 年是否发生买性商业同性性行为比较，差异无统计学意义。

　　4. 青年男同性恋者/男双性恋者买性商业同性性行为与艾滋病预防服务的关系

　　研究结果显示，不同获取艾滋病性病宣传资料、医务人员艾滋病咨询等特征的青年男同性恋者/男双性恋者最近 1 年是否发生买性商业同性性行为比较，差异具有统计学意义。见表 6-12。

表 6-12　　买性商业同性性行为与艾滋病预防服务的关系 [n，（%）]

变量	n	买性商业同性性行为		χ^2 值	P 值
		是	否		
艾滋病宣传资料				4.30	0.038
是	561	51（9.1）	510（90.9）		
否	263	13（4.9）	250（95.1）		
医务人员咨询				9.19	0.002
是	391	42（10.7）	349（89.3）		
否	433	22（5.1）	411（94.9）		
艾滋病抗体检测				14.693	0.000
是	605	60（9.9）	545（90.1）		
否	219	4（1.8）	215（98.2）		

　　注：根据 2016 年调研数据整理。

　　然而，获取艾滋病性病宣传资料的青年男同性恋者/男双性恋者最近 1 年买性商业同性性行为的比例高于未获取艾滋病性病宣传资料者。做过艾滋病抗体检测的青年男同性恋者/男双性恋者最近 1 年买性商业同性性行为的比例高于未做过艾滋病抗体检测者。接受医务人员艾滋病咨询的青年男同性恋者/男双性恋者最近 1 年买性商业同性性行为的比例高于未接受医务人员艾滋病咨询者。似乎艾滋病性病宣传资料、艾滋病抗体检测、医务人员艾滋病咨询"促使"青年男同性恋者/男双性恋者最近 1 年发生买性商业同性性行为。获取艾滋病性病宣传资料、艾滋病抗体检测、医务人员艾滋病咨询与青年男同性恋者/男双性恋者最近 1 年是否发生买性商业同性性行为的"正"关联关系不符合专业常理，不具有专业合理性。此种关系可能是因为最近 1 年买性商业同性性行为的青年男同性恋者/男双性恋者事后出于自身健康的考虑获取艾滋病宣传资料，向医务人员咨询艾滋病、接受艾滋病抗体检测。抑或因青年男同性恋者/男双性恋者"知与行"分离现象所致。

不同安全套宣传发放、润滑剂发放、同伴教育、艾滋病抗体确诊、性病检查治疗、抗艾滋病预防性服药、娱乐场所艾滋病干预、男同社群艾滋病干预、互联网艾滋病干预、清洁针具提供等特征的青年男同性恋者/男双性恋者最近 1 年是否发生买性商业同性性行为比较，差异无统计学意义。

（二）青年男同性恋者/男双性恋者买性商业同性性行为的多因素分析

单因素分析结果显示，同事安全性教育、媒体安全性教育、医生安全性教育、医疗机构关心、工作单位关心、认识艾滋病人、书籍、咨询服务获取艾滋病知识、艾滋病性病宣传资料、艾滋病抗体检测、医务人员艾滋病咨询等变量与青年男同性恋者/男双性恋者最近 1 年买性商业同性性行为的关系不具专业合理性。在多因素分析中，去除上述非专业合理性的变量，选取单因素分析中的其他变量为自变量，最近 1 年是否发生买性商业同性性行为为因变量，进行二项 Logistic 回归分析。变量筛选及建模方法同第三章第二节青年男男性行为者初次同性性行为多因素分析方法。

结果显示，模型 X^2 检验值为 137.66，$P = 0.000$，具有统计学意义。负二倍对数似然值为 311.83。卡克斯—史奈尔决定系数为 0.15。总体预测率 92.8%。年龄、婚姻状况、户籍、月均收入、公开性取向、感染艾滋病可能性、喜欢同性年龄、口交增加危险性等对青年男同性恋者/男双性恋者最近 1 年买性商业同性性行为具有预测作用。其中，年龄、婚姻状况、户籍、月均收入、喜欢同性年龄等为正向预测变量，是最近 1 年买性商业同性性行为的危险因素；公开性取向、感染艾滋病可能性、口交增加危险性等为反向预测变量，是最近 1 年买性商业同性性行为的保护因素。

年龄（岁）为 30—40 的青年男同性恋者/男双性恋者较 15—24 的青年男同性恋者/男双性恋者最近 1 年更倾向于发生买性商业同性性行为

（$P<0.05$），OR 值为 3.59。

喜欢同性年龄（岁）为 20—24 的青年男同性恋者/男双性恋者较 4—19 的青年男同性恋者/男双性恋者最近 1 年更倾向于买性商业同性性行为（$P<0.01$），OR 值为 2.85。表明大年龄组较小年龄组易发生购买商业同性性服务行为。与其他研究结果相符[①]。可能是因为大年龄组的青年男同性恋者/男双性恋者性成熟度高，处于性活跃期，同性性需求旺盛。部分人青春已逝，失去同性社群吸引力和寻找性伴的优势。同时有一定经济条件，倾向于寻求商业性伴同性性服务以满足同性性需求。为此，建议加强对大年龄组的青年男同性恋者/男双性恋者买性商业同性性行为干预。

婚姻状况为在婚/异性同居的青年男同性恋者/男双性恋者较未婚/离异/丧偶的青年男同性恋者/男双性恋者最近 1 年更倾向于发生买性商业同性性行为（$P<0.01$），OR 值为 2.62。究其原因可能是迫于家庭和社会压力，青年男同性恋者/男双性恋者选择异性婚姻。为维系婚姻关系，不到万不得已不选择离婚。然而，由于性取向的原因，无法抗拒同性的吸引，为满足自身的同性性需求，进而购买商业同性性服务[②]。

户籍为本省非调查区的青年男同性恋者/男双性恋者较调查区的青年男同性恋者/男双性恋者最近 1 年更倾向于发生买性商业同性性行为（$P<0.05$），OR 值为 2.38。可能是因为户籍为本省非调查区的青年男同性恋者/男双性恋者多为外来流动人口，在本地居住时间较短，大部分社会关系在原户籍地。一方面，认识的"同志"较少，融入当地"男同志圈"的机会少。另一方面，来自社会和家庭的针对同性性行为的社会压力较小，受到的环境制约小于本地人，因而更容易发生寻求商业同性性服务行为。提示，要加强新迁移青年男同性恋者/男双性恋者买性商业同性性行为干预，减少艾滋病危险性行为的发生[③]。

月均收入（元）为 3000— 的青年男同性恋者/男双性恋者较<1000 的青年男同性恋者/男双性恋者最近 1 年更倾向于买性商业同性性行为（$P<$

---

① 王毅、李六林、张光贵等：《绵阳市男男性行为者买性商业性行为影响因素研究》，《预防医学情报杂志》2014 年第 12 期。

② 王毅、李六林、樊静等：《绵阳市离异/丧偶男男性行为者人口学及性行为特征分析》，《中国热带医学》2017 年第 5 期。

③ 贺淑芳、李桂英、孙燕鸣等：《2010—2013 年北京市男性流动人口艾滋病哨点监测结果分析》，《中国艾滋病性病》2014 年第 9 期。

0.01)，*OR* 值为 6.54。表明经济条件较好的青年男同性恋者/男双性恋者较易发生买性商业同性性行为。

公开性取向的青年男同性恋者/男双性恋者较未公开性取向者最近 1 年不倾向于发生买性商业同性性行为（*P*<0.01），*OR* 值为 0.17。可能是因为受社会主流文化的影响，社会对男同性恋者/男双性恋者存在歧视，未公开性取向（出柜）者，接近"男同志圈"较困难，为了满足同性性需求，更多地选择购买商业同性性服务的方式。社会支持理论认为个体在社会中对自身被支持、尊重和理解的满意程度、情感体验与个体的主观感受和行为紧密联系①。提示，社会应减少对青年男同性恋者/男双性恋者的歧视，重视青年男同性恋者/男双性恋者的心理疏导工作，营造社会包容的氛围，从源头减少青年男同性恋者/男双性恋者买性商业同性性行为的发生率。

自我评估感染艾滋病可能性很大、有一定可能的青年男同性恋者/男双性恋者较自我评估感染艾滋病可能性很小者最近 1 年不倾向于买性商业同性性行为（*P*<0.01 或 *P*<0.05），*OR* 值分别为 0.25、0.23。可能原因是青年男同性恋者/男双性恋者未意识到自身感染艾滋病病毒的风险，感染风险意识较弱，存在侥幸心理，性行为的方式选择更为开放、大胆，而寻求商业同性性服务②。提示应强化青年男同性恋者/男双性恋者艾滋病病毒感染风险教育。

认为口交会增加艾滋病感染危险的青年男同性恋者/男双性恋者较认为不会增加艾滋病感染危险的青年男同性恋者/男双性恋者最近 1 年不倾向于发生买性商业同性性行为（*P*<0.05），*OR* 值为 0.42。与其他研究结果相符③。表明青年男同性恋者/男双性恋者对艾滋病知识个别核心问题的认知偏差将可能导致艾滋病高危性行为的发生。提示在进行青年男同性恋者/男双性恋者艾滋病宣传教育时应该针对该人群知识的薄弱点来宣传，树立全面的安全意识。见表 6-13。

---

① 全宏艳：《社会支持研究综述》，《重庆科技学院学报》（社会科学版）2008 年第 3 期。
② 王毅、徐杰、李志军等：《绵阳城区男男性行为者性伴特征及影响因素》，《预防医学情报杂志》2012 年第 5 期。
③ 周金玲、吴少慧、周丹等：《辽宁省 MSM 人群 HIV 感染及相关知识、行为变化趋势》，《中国公共卫生》2013 年第 12 期。

表 6-13　　青年男同性恋者/男双性恋者买性商业同性性行为

二项 Logistic 回归分析（N=821）

变量	β	$S_{\bar{x}}$	Wald χ^2 值	P 值	OR 值	95% CI
年龄（岁）			7.84	0.020		
15—24（参照）						
25—34	0.54	0.51	1.13	0.287	1.72	0.63—4.68
30—40	1.28	0.50	6.50	0.011	3.59	1.34—9.60
婚姻状况						
未婚/离异/丧偶（参照）						
在婚/异性同居	0.96	0.35	7.73	0.005	2.62	1.33—5.15
户籍			8.96	0.011		
调查区（参照）						
本省非调查区	0.87	0.34	6.46	0.011	2.38	1.22—4.63
外省非调查区	−0.71	0.62	1.32	0.251	0.49	0.15—1.65
月均收入（元）			9.17	0.010		
<1000（参照）						
1000—	1.25	0.71	3.11	0.078	3.51	0.87—14.12
3000—	1.88	0.67	7.80	0.005	6.54	1.75—24.45
公开性取向						
否（参照）						
是	−1.77	0.51	11.96	0.001	0.17	0.06—0.46
喜欢同性年龄（岁）			8.42	0.015		
4—19（参照）						
20—24	1.05	0.36	8.36	0.004	2.85	1.40—5.80
25—40	0.49	0.45	1.21	0.271	1.63	0.68—3.90
感染艾滋病可能性			19.40	0.000		
可能性很小（参照）						
有一定可能	−1.47	0.37	15.64	0.000	0.23	0.11—0.48
可能性很大	−1.38	0.52	7.02	0.008	0.25	0.09—0.70
口交增加危险性						
否（参照）						
是	−0.87	0.37	5.48	0.019	0.42	0.20—0.87
常数项	−3.79	0.68	30.72	0.000	0.02	

注：根据 2016 年调研数据整理；负二倍对数似然值=311.83；模型 χ^2 检验值=137.66，P=0.000；卡克斯—史奈尔决定系数=0.15；总体预测率=92.8%。

二　社会文化对青年男同性恋者/男双性恋者卖性商业同性性行为的影响

(一) 青年男同性恋者/男双性恋者卖性商业同性性行为的单因素分析

1. 青年男同性恋者/男双性恋者卖性商业同性性行为与社会人口学特征的关系

本次研究结果显示，在调查的 824 例青年男同性恋者/男双性恋者中，不同年龄、婚姻状况、户籍、居住时间、民族、文化程度、宗教信仰、职业、月均收入、享受低保等特征的青年男同性恋者/男双性恋者最近 1 年是否发生卖性商业同性性行为比较，差异无统计学意义。

2. 青年男同性恋者/男双性恋者卖性商业同性性行为与性文化特征的关系

不同性观念的青年男同性恋者/男双性恋者最近 1 年是否发生卖性商业同性性行为比较，差异具有统计学意义。性观念为非常开放的青年男同性恋者/男双性恋者较比较开放、不开放者最近 1 年卖性商业同性性行为的比例高。见表 6-14。

表 6-14　卖性商业同性性行为与性取向及他人态度的关系 [n, (%)]

变量	n	卖性商业同性性行为		χ^2值	P 值
		是	否		
性观念				14.52	0.001
不开放	188	4 (2.1)	184 (97.9)		
比较开放	521	14 (2.7)	507 (97.3)		
非常开放	115	11 (9.6)	104 (90.4)		

注：根据 2016 年调研数据整理。

不同性吸引、性取向、公开性取向、家人知否 (即家人是否知道同性/双性性取向)、家人反对 (即家人是否反对同性/双性性取向)、非同志圈知否 (即非同志圈朋友是否知道同性/双性性取向)、非同志圈态度 (即非同志圈朋友对待同性/双性性取向的态度) 等特征的青年男同性恋者/男双性恋者最近 1 年是否发生卖性商业同性性行为比较，差异没有统计学意义。

结果显示，是否因同性/双性性取向社会威望受损的青年男同性恋者/

男双性恋者最近 1 年是否发生卖性商业同性性行为比较，差异具有统计学意义。因性取向威望受损的青年男同性恋者/男双性恋者较威望未受损者最近 1 年卖性商业同性性行为的比例高。见表 6-15。

表 6-15 青年男同性恋者/男双性恋者卖性商业同性性行为
与威望受损的关系［n，（%）］

变量	n	卖性商业同性性行为		χ^2 值	P 值
		是	否		
威望受损				0.025 *	
是	31	4（12.9）	27（87.1）		
否	793	25（3.2）	768（96.8）		

注：根据 2016 年调研数据整理；＊处为精确概率法。

不同因性取向被疑精神问题、被疑身体问题、失业、被人殴打、受到勒索、感到焦虑、自杀行为等特征的青年男同性恋者/男双性恋者最近 1 年是否发生卖性商业同性性行为比较，差异没有统计学意义。

不同过早性经历、性伴性安全态度等特征的青年男同性恋者/男双性恋者最近 1 年是否发生卖性商业同性性行为比较，差异具有统计学意义。有过早性经历的青年男同性恋者/男双性恋者较无过早性经历者最近 1 年卖性商业同性性行为的比例高。性伴性安全态度为无所谓的青年男同性恋者/男双性恋者最近 1 年卖性商业同性性行为的比例高于性伴性安全态度为很重要的青年男同性恋者/男双性恋者。见表 6-16。

表 6-16 青年男同性恋者/男双性恋者卖性商业同性性行为
与性经历的关系［n，（%）］

变量	n	卖性商业同性性行为		χ^2 值	P 值
		是	否		
过早性经历				6.08	0.014
是	186	12（6.5）	174（93.5）		
否	638	17（2.7）	621（97.3）		
性伴性安全态度				6.028	0.014
无所谓	144	10（6.9）	134（93.1）		
很重要	680	19（2.8）	661（97.2）		

注：根据 2016 年调研数据整理。

不同喜欢同性年龄、同性恋年龄、与母亲亲近、当女孩养育、异性交往受挫、同性性诱惑、男同性恋文化影响、乱伦经历、读过男同性恋题材文章、与异性隔绝等特征的青年男同性恋者/男双性恋者最近 1 年是否发生卖性商业同性性行为比较，差异没有统计学意义。

不同家庭安全性教育、朋友安全性教育、同事安全性教育、社区安全性教育、学校安全性教育、媒体安全性教育、医生安全性教育等特征的青年男同性恋者/男双性恋者最近 1 年是否发生卖性商业同性性行为比较，差异没有统计学意义。

不同民政部门关心、工作单位关心、家庭关心、男同社群关心、非同志圈关心、医疗机构关心、文化部门关心、教育部门关心等特征的青年男同性恋者/男双性恋者最近 1 年是否发生卖性商业同性性行为比较，差异没有统计学意义。

不同寻求性伴场所酒吧型、浴室型等特征的青年男同性恋者/男双性恋者最近 1 年是否发生卖性商业同性性行为比较，差异具有统计学意义。寻求性伴场所为酒吧型、浴室型的青年男同性恋者/男双性恋者较非酒吧型者、非浴室型者最近 1 年卖性商业同性性行为的比例高。见表 6-17。

表 6-17　　青年男同性恋者/男双性恋者卖性商业同性性行为
与寻求性伴场所的关系 [n, (%)]

变量	n	卖性商业同性性行为		χ^2值 /精确概率法	P 值
		是	否		
酒吧型				5.96	0.015
是	358	19 (5.3)	339 (94.7)		
否	466	10 (2.1)	456 (97.9)		
浴室型					0.003*
是	58	7 (12.1)	51 (87.9)		
否	766	22 (2.9)	744 (97.1)		

注：根据 2016 年调研数据整理；*处为精确概率法。

不同寻求性伴场所公园型、网络型、朋友型、聚会型等特征的青年男同性恋者/男双性恋者最近 1 年是否发生卖性商业同性性行为比较，差异没有统计学意义。

3. 青年男同性恋者/男双性恋者卖性商业同性性行为与艾滋病知识及威胁感知的关系

在调查的 824 例青年男同性恋者/男双性恋者中，绝大多数对艾滋病有一定了解，听说过艾滋病的有 821 例，没听说过艾滋病的 3 例。本部分研究样本为听说过艾滋病的 821 例青年男同性恋者/男双性恋者，旨分析青年男同性恋者/男双性恋者卖性商业同性性行为与艾滋病知识及威胁感知的关系。

研究结果显示，不同自我评估感染艾滋病可能性的青年男同性恋者/男双性恋者最近 1 年是否发生卖性商业同性性行为比较，差异具有统计学意义。自我评估感染艾滋病为可能性很大的青年男同性恋者/男双性恋者最近 1 年卖性商业同性性行为的比例高于自我评估感染艾滋病为可能性很小者。见表 6-18。

表 6-18　　卖性商业同性性行为与感染艾滋病可能性的关系［n，（%）］

变量	n	卖性商业同性性行为		χ^2值	P值
		是	否		
感染艾滋病可能性				14.17	0.001
可能性很小	353	4（1.1）	349（98.9）		
有一定可能	328	14（4.3）	314（95.7）		
可能性很大	140	11（7.9）	129（92.1）		

注：根据 2016 年调研数据整理。

不同认识艾滋病病人、亲戚/朋友感染或死于艾滋病、看起健康的人可能携带艾滋病病毒、输入艾滋病血液感染艾滋病、共用针具感染艾滋病、正确使用安全套降低感染艾滋病危险性、肛交增加感染艾滋病危险性、口交增加感染艾滋病危险性、固定性伴性交需使用安全套、未感染艾滋病的性伴增加感染艾滋病危险性、吃饭增加感染艾滋病危险性等特征的青年男同性恋者/男双性恋者最近 1 年是否发生卖性商业同性性行为比较，差异没有统计学意义。

不同艾滋病知识途径为电视、广播、报刊、书籍、朋友、医生、咨询服务、免费宣传资料、宣传栏广告栏、互联网料、学校教育的青年男同性恋者/男双性恋者最近 1 年是否发生卖性商业同性性行为比较，差异没有统计学意义。

4. 青年男同性恋者/男双性恋者提供商业同性服务与艾滋病预防服务的关系

不同获取艾滋病性病宣传资料、安全套宣传发放、润滑剂发放、同伴教育、医务人员艾滋病咨询、艾滋病抗体检测、艾滋病抗体确诊、性病检查治疗、抗艾滋病预防性服药、娱乐场所艾滋病干预、男同社群艾滋病干预、互联网艾滋病干预、清洁针具提供等特征的青年男同性恋者/男双性恋者最近 1 年是否发生卖性商业同性性行为比较，差异没有统计学意义。

(二) 青年男同性恋者/男双性恋者卖性商业同性性行为的多因素分析

选取单因素分析中的变量为自变量，以最近 1 年是否发生卖性商业同性性行为为因变量，进行二项 Logistic 回归分析。变量筛选及建模方法同第三章第二节青年男男性行为者初次同性性行为多因素分析方法。

结果显示，模型 X^2 检验值为 30.71，$P=0.000$，负二倍对数似然值为 220.16，卡克斯—史奈尔决定系数为 0.04，总体预测率为 96.7%。性观念、寻求性伴场所浴室型、电视获取艾滋病知识等对青年男同性恋者/男双性恋者最近 1 年卖性商业同性性行为具有预测作用。其中，性观念、寻求性伴场所浴室型为正向预测变量，是青年男同性恋者/男双性恋者最近 1 年卖性商业同性性行为的危险因素；电视获取艾滋病知识为反向预测变量，是青年男同性恋者/男双性恋者最近 1 年卖性商业同性性行为的保护因素。

性观念为非常开放的青年男同性恋者/男双性恋者较不开放的青年男同性恋者/男双性恋者最近 1 年更倾向于发生卖性商业同性性行为（$P<0.01$），OR 值为 6.43。可能是因为该类人群性意识开放，追求刺激，为了满足自身性需求和经济需求从而发生卖性商业同性性行为。健康信念模式（Health Belief Model）认为，一个人的性观念对于其性行为有一定的影响，要通过宣传教育、说服以及典型案例说明，使目标人群建立"性危险行为健康后果威胁"的信念从而改变危险性行为。提示应加强青年男同性恋者/男双性恋者性道德、性责任、性风险教育，逐步树立文明、理性、健康的性观念。

寻求性伴场所为浴室型的青年男同性恋者/男双性恋者较非浴室型的青年男同性恋者/男双性恋者最近 1 年更倾向发生卖性商业同性性行为

（$P<0.01$），OR 值为 7.82。与其他研究结果相符[1]。可能是因为浴室内男性身体暴露，对青年男同性恋者/男双性恋者具有吸引力。研究报道，浴室型青年男同性恋者/男双性恋者以外地户籍为主。外地户籍青年男同性恋者/男双性恋者为追求性刺激和性满足，常出入浴室活动发生卖性商业同性性行为[2]。因在浴室卖性商业同性性行为的负面影响和风险性认知欠缺，这种异地"区域聚集性"浴室型商业同性性行为极大增加了艾滋病病毒跨区域传播的概率和艾滋病的防治难度。与其他场所相比，来自浴池的被调查者艾滋病病毒感染率较高[3]。提示要加强对浴室型青年男同性恋者/男双性恋者卖性商业同性性行为的干预，防止卖淫行为，提高艾滋病预防服务水平。

经电视获取艾滋病知识的青年男同性恋者/男双性恋者较未经电视获取艾滋病知识的青年男同性恋者/男双性恋者不倾向发生卖性商业同性性行为（$P<0.01$），OR 值为 0.13。可能是青年男同性恋者/男双性恋者经电视获取艾滋病知识后，认识到艾滋病感染的风险，从而较少发生卖性商业同性性行为。提示大众传媒如电视等可能是青年男同性恋者/男双性恋者获取艾滋病知识的重要途径，对减少青年男同性恋者/男双性恋者卖性商业同性性行为有益处。见表 6-19。

表 6-19　　　　青年男同性恋者/男双性恋者卖性商业同性性行为
二项 Logistic 回归分析 （N=821）

变量	β	$S_{\bar{x}}$	Wald χ^2 值	P 值	OR 值	95% CI
性观念			14.71	0.001		
不开放（参照）						
比较开放	0.15	0.58	0.07	0.790	1.17	0.38—3.63
非常开放	1.86	0.64	8.52	0.004	6.43	1.84—22.41

---

① 王毅、徐杰、李志军等：《绵阳城区男男性行为者性伴特征及影响因素》，《预防医学情报杂志》2012 年第 5 期。

② 许娟：《四城市男男性行为人群性伴特征与艾滋病病毒/梅毒感染状况》，中国疾病预防控制中心性病艾滋病预防控制中心，2010 年。

③ 徐金水、还锡萍、刘晓燕等：《江苏省 3348 名男性接触人群艾滋病和梅毒感染状况分析》，《现代预防医学》2013 年第 9 期。

续表

变量	β	$S_{\bar{x}}$	Wald χ^2 值	P 值	OR 值	95% CI
浴室型						
否（参照）						
是	2.06	0.58	12.57	0.000	7.82	2.51—24.37
电视						
否（参照）						
是	−2.07	0.61	11.36	0.001	0.13	0.04—0.42
常数项	−3.58	0.51	49.06	0.000	0.03	

注：根据 2016 年调研数据整理；负二倍对数似然值为 220.16；模型 χ^2 检验值为 30.71，$P=$ 0.000；卡克斯—史奈尔决定系数为 0.04；总体预测率 96.7%。

本章小结

本章旨在了解青年男男性行为者商业性伴同性性行为特征，分析社会文化对青年男同性恋者/男双性恋者买性商业同性性行为、卖性商业同性性行为的影响。

研究结果包括以下两点。

1. 青年男男性行为者商业性伴同性性行为特征

青年男男性行为者最近 1 年发生买性商业同性性行为比例为 7.8%。不同性取向类型的青年男男性行为者最近 1 年买性商业同性性行为比较，青年男双性恋者发生率最高（13.0%），其次为有过男男性行为的男异性恋者（8.1%），男同性恋者最低（5.7%）。差异具有统计学意义（$P<$ 0.01）。青年男男性行为者最近 1 年发生卖性商业同性性行为比例为 3.6%。最近 1 年卖性商业同性性行为安全套每次使用者占 54.8%，有时使用者占 41.9%，从未使用者占 3.3%。最近 1 次卖性商业同性性行为安全套使用者占 83.9%，未使用者占 16.1%。

2. 社会文化对青年男同性恋者/男双性恋者商业性伴同性性行为的影响

（1）社会文化对青年男同性恋者/男双性恋者买性商业同性性行为的影响

多因素分析结果显示，在控制年龄、婚姻状况、户籍、月均收入等社会人口学特征后，公开性取向、感染艾滋病可能性、喜欢同性年龄、口交增加危险性等社会文化因素对青年男同性恋者/男双性恋者最近1年是否发生买性商业同性性行为具有影响。喜欢同性年龄为正向预测变量，为买性商业同性性行为的危险因素；公开性取向、感染艾滋病可能性、口交增加危险性为反向预测变量，为买性商业同性性行为的保护因素。

（2）社会文化对青年男同性恋者/男双性恋者卖性商业同性性行为的影响

多因素分析结果显示，性观念、寻求性伴场所浴室型、电视获取艾滋病知识等社会文化因素对青年男同性恋者/男双性恋者最近1年是否发生卖性商业同性性行为有影响。性观念、浴室型为正向预测变量，为卖性商业同性性行为的危险因素；电视获取艾滋病知识为反向预测变量，为卖性商业同性性行为的保护因素。

结论与建议包括以下三点。

1. 青年男男性行为者买性/卖性商业同性性行为情况较严重，应加强干预。

2. 青年男同性恋者/男双性恋者商业同性性行为的社会文化因素为性观念、寻求性伴场所浴室型、公开性取向、感染艾滋病可能性、喜欢同性年龄、口交增加危险性、电视获取艾滋病知识。

3. 建议加强青年男同性恋者/男双性恋者尤其是低年龄组人群性道德、性责任、艾滋病病毒感染风险教育，改变性观念；强化浴室娱乐场所青年男同性恋者/男双性恋者卖性商业同性性行为干预；减少对青年男同性恋者/男双性恋者的社会歧视，营造社会包容的氛围，从源头减少青年男同性恋者/男双性恋者买性商业同性性行为的发生率；通过大众传媒等针对性地开展人群艾滋病感染风险及防治知识的宣传。

第七章

社会文化对多性伴性行为的影响

　　青年男男性行为者是受艾滋病严重危害的群体①。在青年男男性行为者中，多性伴、无保护性行为等高危性行为普遍存在。研究报道，调查2100名青年男男性行为者，69.08%的调查对象最近半年发生过多性伴肛交行为②。青年男男性行为者往往更换性伴，发生多性伴性行为，从而易导致艾滋病病毒在同性性行为人群以及异性性行为人群传播。以往学界对于男男多性伴性行为的研究主要在性伴类型及性行为特征上，对青年男男性行为者多性伴性行为与社会文化的关系研究较少。

　　本章分为四部分。第一节，采用描述性分析方法，描述青年男男性行为者多性伴性行为特征，包括青年男男性行为者多性伴性行为情况，多性伴性行为时多人性交及仅同性性行为情况，多性伴性行为时异性性行为及安全套使用情况；比较不同性取向类型的青年男男性行为者多性伴性行为特征的异同。第二节和第三节，采用 χ^2 检验进行单因素分析，分析青年男男性行为者、青年男同性恋者/男双性恋者与社会人口学特征、性文化、艾滋病知识及威胁感知、获得艾滋病预防服务的关系。在此基础上，采用二项 Logistic 回归分析方法进行多因素分析，将社会人口学特征、获得艾滋病预防服务作为混杂因素，分析性文化、艾滋病知识及威胁感知等社会文化因素对青年男男性行为者、青年男同性恋者/男双性恋者多性伴性行为的影响。最后，本章小结总结归纳本章主要研究结果及相关建议。

---

　　① 蔡于茂、刘惠、潘鹏等：《深圳地区 MSM 性伴数量及影响因素分析》，《中国艾滋病性病》2009 年第 3 期。
　　② 蔡于茂、亚娟、洪福昌：《深圳市男男性行为者肛交多性伴行为特征及影响因素》，《中国艾滋病性病》2016 年第 12 期。

第一节　青年男男性行为者多性伴性行为特征

本节主要从多性伴性行为、多人性交、仅同性性行为、异性性行为及安全套使用等方面描述青年男男性行为者多性伴性行为特征。

一　青年男男性行为者多性伴性行为情况

本研究多性伴性行为指最近1年研究对象与1个以上性伴发生过性关系。本次研究对象青年男男性行为者共计861例，最近1年发生多性伴性行为478例，占55.5%；未发生多性伴性行为383例，占44.5%。见表7-1。

表 7-1　　**青年男男性行为者多性伴性行为情况〔n，（%）〕**

性取向	n	多性伴性行为		χ^2 值	P 值
		是	否		
男同性恋者	594	297（50.0）	297（50.0）	23.76	0.000
男双性恋者	230	157（68.3）	73（31.7）		
男异性恋者	37	24（64.9）	13（35.1）		
合计	861	478（55.5）	383（44.5）		

注：根据 2016 年调研数据整理。

研究报道，常州市男男性行为者近 6 个月内多性伴性行为比例为47.4%，低于本次研究结果。[①]

不同性取向类型的青年男男性行为者最近 1 年是否发生多性伴性行为比较，青年男双性恋者占比最高（68.3%）；其次是有过男男性行为的男异性恋者（64.9%），男同性恋者占比最低（50.0%）。差异有统计学意义（P<0.01）。见表7-1。

另有研究报道，深圳市男同性恋者最近 6 个月多性伴肛交行为比例为71.53%、男双性恋者为 66.61%、男异性恋者为 34.48%[②]。不同于本次研究结果。本次研究青年男双性恋者和有过男男性行为的男异性恋者发生

---

① 周建波、王金塔、郭燕丽等：《常州市男男性行为人群多性伴影响因素及 HIV 和梅毒感染情况调查》，《中国皮肤性病学杂志》2013 年第 4 期。
② 蔡于茂、宋亚娟、洪福昌：《深圳市男男性行为者肛交多性伴行为特征及影响因素》，《中国艾滋病性病》2016 年第 12 期。

多性伴性行为比例高于男同性恋者，表明青年男双性恋者和男异性恋者与男、女性伴均可能发生性行为，增加了多性伴性行为发生的概率，成为艾滋病传播的桥梁人群。结果提示，青年男双性恋者、男异性恋者应为多性伴性行为干预的重点人群。

二　青年男男性行为者多人性交及仅同性性行为情况

本次研究结果显示，在 478 例最近 1 年发生多性伴性行为的青年男男性行为者中，发生多人性交者（3 人以上的群交）66 例，占 13.8%。见表 10-2。此结果高于绵阳市男男性行为者最近 6 个月有群交性行为比例（3.5%）[1]。不同性取向类型的青年男男性行为者最近 1 年是否发生多人性交比较，差异无统计学意义。

本次研究结果还显示，青年男男性行为者最近 1 年仅发生同性性行为 374 例，占 78.2%，与男、女性伴均发生性行为 104 例，占 21.8%。不同性取向类型的青年男男性行为者最近 1 年是否仅发生同性性行为比较，青年男同性恋者占比最高（94.3%），其次是男双性恋者（53.5%），有过男男性行为的男异性恋者占比最低（41.7%）。差异有统计学意义（$P <$ 0.01）。见表 7-2。

表 7-2　　　　　　青年男男性行为者性行为情况 ［n,（%）］

性取向	n	同性性行为	双性性行为	χ^2 值	P 值
男同性恋者	297	280（94.3）	17（5.7）	120.16	0.000
男双性恋者	157	84（53.5）	73（46.5）		
男异性恋者	24	10（41.7）	14（58.3）		
合计	478	374（78.2）	104（21.8）		

注：根据 2016 年调研数据整理。

青年男男性行为者最近 1 年仅发生同性性行为比例与绵阳市男男性行为人群最近 6 个月同性性行为比例（88.2%）相近[2]。表明青年男男性行

① 王毅、李六林、赵西和等：《四川绵阳地区 MSM 群交行为 HIV/梅毒感染及影响因素》，《中国热带医学》2013 年第 10 期。

② 王毅、李六林、赵西和等：《绵阳市男男性行为人群性行为特征及多性伴影响因素分析》，《华南预防医学》2017 年第 1 期。

为者多性伴性行为主要是与同性性伴发生性行为，尤其是青年男同性恋者。

三　青年男男性行为者异性性行为及安全套使用情况

在 104 例发生异性性行为的青年男男性行为者中，最近 1 年每次使用安全套者占 39.4%，有时使用者占 42.3%，从未使用者占 18.3%。最近 1 次异性性行为时，使用安全套者占 63.5%，未使用安全套者占 36.5%。见表 7-3。

表 7-3　　　　青年男男性行为者异性性行为安全套使用情况

变　量	n	所占百分比（%）
最近 1 年安全套使用		
从未使用	19	18.3
有时使用	44	42.3
每次使用	41	39.4
最近 1 次安全套使用		
是	66	63.5
否	38	36.5

注：根据 2016 年调研数据整理。

青年男男性行为者最近 1 年异性性行为每次使用安全套者比例、最近 1 次异性性行为使用安全套比例与其他研究结果相似。王玉森等报道，昆明市男男性行为者最近 1 年异性性行为每次使用安全套者占 29.7%，最近 1 次异性性行为使用安全套比例占 49.5%[1]。表明由于社会歧视和家庭压力，随着年龄的增长，青年男男性行为者可能隐瞒自己的同性性行为史，与异性发生性行为，并不愿使用安全套，从而增大了将艾滋病传染给异性的风险[2]。

研究结果还显示，青年男男性行为者最近 1 次异性性行为时未使用安全套的原因主要是认为性伴是健康的、从未想过使用、手边没有安全套、

---

[1]　王玉森、章任重、李佑芳等：《昆明市 MSM 人群兼有异性性行为特征及 HIV 感染现状分析》，《中华疾病控制杂志》2016 年第 6 期。

[2]　张欣、蔡于茂、宋亚娟：《深圳市 MSM 异性性行为及其对 HIV/梅毒感染的影响》，《中国艾滋病性病》2014 年第 5 期。

安全套质量差等。见表7-4。

表 7-4   **青年男性行为者最近 1 次异性性行为未使用**

安全套的原因〔n，（%）〕

变量	是	否
手边没有安全套	7（18.4）	31（81.6）
性伴是健康的人	11（28.9）	27（71.1）
破坏双方关系	1（2.6）	37（97.4）
安全套质量差	5（13.2）	33（86.8）
从未想过使用	11（28.9）	27（71.1）
从未用过	5（13.2）	33（86.8）
对方不喜欢用	1（2.6）	37（97.4）

注：根据 2016 年调研数据整理。

第二节　社会文化对青年男男性行为者多性伴性行为的影响

一　青年男男性行为者多性伴性行为的单因素分析

（一）青年男男性行为者多性伴性行为与社会人口学特征的关系

研究结果显示，在 861 例青年男男性行为者中，不同年龄、婚姻状况、户籍、居住时间、文化程度、职业、月均收入、享受低保等特征的青年男男性行为者最近 1 年是否发生多性伴性行为比较，差异具有统计学意义（$P<0.05$ 或 $P<0.01$）。高年龄组较低年龄组的青年男男性行为者最近 1 年发生多性伴性行为的比例高。婚姻状况为在婚/异性同居的青年男男性行为者最近 1 年发生多性伴性行为比例高于未婚/离异/丧偶者。居住时间（年）为≤2 的青年男男性行为者较>2 者、户籍为本省非调查区或外省非调查区的青年男男性行为者较调查区者最近 1 年多性伴性行为的比例高。文化程度为≤初中的青年男男性行为者较高中/中专或≥大专者、职业为白领或蓝领或待业的青年男男性行为者较学生者最近 1 年多性伴性行为的比例高。月均收入为 3000—的青年男男性行为者最近 1 年多性伴性行为比例最高，其他依次为 4000—者、1000—者、<1000 者。"未享受低

保"的青年男男性行为者最近 1 年多性伴性行为比例高于"享受低保者"。见表 7-5。

表 7-5　　　　青年男男性行为者多性伴性行为与社会人口
学特征的关系［n,（%）］

变量	n	多性伴性行为		χ^2值	P 值
		是	否		
年龄（岁）				23.08	0.000
15—19	111	50（45.0）	61（55.0）		
20—24	307	158（51.5）	149（48.5）		
25—29	223	119（53.4）	104（46.6）		
30—34	127	85（66.9）	42（33.1）		
35—40	93	66（71）	27（29）		
婚姻				26.71	0.000
未婚/离异/丧偶	762	399（52.4）	363（47.6）		
在婚/异性同居	99	79（79.8）	20（20.2）		
户籍				8.90	0.012
调查区	624	327（52.4）	297（47.6）		
本省非调查区	163	104（63.8）	59（36.2）		
外省非调查区	74	47（63.5）	27（36.5）		
居住时间（年）				5.81	0.016
≤2	79	54（68.4）	25（31.6）		
>2	782	424（54.2）	358（45.8）		
文化程度				18.20	0.000
≤初中	80	62（77.5）	18（22.5）		
高中/中专	343	176（51.3）	167（48.7）		
≥大专	435	240（54.8）	198（45.2）		
职业				30.93	0.000
学生	228	91（39.9）	137（60.1）		
待业	87	51（58.6）	36（41.4）		
白领	189	118（62.4）	71（37.6）		
蓝领	357	218（61.1）	139（38.9）		

续表

变量	n	多性伴性行为		χ²值	P值
		是	否		
月均收入（元）				22.89	0.000
<1000	281	125（44.5）	156（55.5）		
1000—	200	115（57.5）	85（42.5）		
3000—	173	113（65.3）	60（34.7）		
4000—	207	125（60.4）	82（39.6）		
享受低保				10.80	0.001
是	51	17（33.3）	34（66.7）		
否	810	461（56.9）	349（43.1）		

注：根据 2016 年调研数据整理。

不同民族、宗教信仰等特征的青年男男性行为者最近 1 年是否发生多性伴性行为比较，差异无统计学意义。

（二）青年男男性行为者多性伴性行为与性文化的关系

1. 青年男男性行为者多性伴性行为与性观念等的关系

在调查的 861 例青年男男性行为者中，不同性观念、性吸引、性取向等特征的青年男男性行为者最近 1 年是否发生多性伴性行为比较，差异具有统计学意义（$P<0.01$）。性观念为非常开放的青年男男性行为者最近 1 年发生多性伴性行为比例高于比较开放者或不开放者。性吸引为多数是女性的青年男男性行为者最近 1 年多性伴性行为比例最高，其他依次为完全是女性、男女差不多、多数是男性、完全是男性。性取向为男双性恋者的青年男男性行为者最近 1 年多性伴性行为比例最高，其次是男异性恋者、男同性恋者。见表 7-6。

表 7-6　青年男男性行为者多性伴性行为与性观念等的关系 [n，（%）]

变量	n	多性伴性行为		χ²值	P值
		是	否		
性观念				24.09	0.000
不开放	209	113（54.1）	96（45.9）		
比较开放	537	277（51.6）	260（48.4）		
非常开放	115	88（76.5）	27（23.5）		

变量	n	多性伴性行为		χ^2值	P值
		是	否		
性吸引				18.83	0.001
完全是男性	465	230（49.5）	235（50.5）		
多数是男性	274	167（60.9）	107（39.1）		
男女差不多	97	61（62.9）	36（37.1）		
完全是女性	16	12（75.0）	4（25.0）		
多数是女性	9	8（88.9）	1（11.1）		
性取向				23.76	0.000
男同性恋者	594	297（50.0）	297（50.0）		
男双性恋者	220	157（68.3）	73（31.7）		
男异性恋者	37	24（64.9）	13（35.1）		

注：根据 2016 年调研数据整理。

不同性伴性安全态度、与异性隔绝等特征的青年男男性行为者最近 1 年是否发生多性伴性行为比较，差异无统计学意义。

2. 青年男男性行为者多性伴性行为与性教育的关系

在接受安全性行为教育方面，不同接受媒体性教育、家庭性教育、朋友性教育、同事性教育等特征的青年男男性行为者最近 1 年是否发生多性伴性行为比较，差异具有统计学意义（$P<0.01$）。未接受媒体性教育的青年男男性行为者最近 1 年多性伴性行为比例高于接受媒体性教育者。见表 7-7。

表 7-7　　　青年男男性行为者多性伴性行为与安全性行为
教育的关系［n，（%）］

变量	n	多性伴性行为		χ^2值	P值
		是	否		
家庭性教育				13.15	0.000
是	161	110（68.3）	51（31.7）		
否	700	368（52.6）	332（47.4）		
朋友性教育				9.29	0.002
是	459	277（60.3）	182（39.7）		
否	402	201（50.0）	201（50.0）		

续表

变量	n	多性伴性行为		χ^2值	P值
		是	否		
同事性教育				21.12	0.000
是	114	86 (75.4)	28 (24.6)		
否	747	392 (52.5)	355 (47.5)		
媒体性教育				8.34	0.004
是	336	166 (49.4)	170 (50.6)		
否	525	312 (59.4)	213 (40.6)		

注：根据 2016 年调研数据整理。

　　然而，接受家庭性教育、朋友性教育、同事性教育的青年男男性行为者最近 1 年发生多性伴性行为比例高于未接受家庭性教育、朋友性教育、同事性教育的青年男男性行为者。似乎接受家庭性教育、朋友性教育、同事性教育越多，青年男男性行为者最近 1 年越易发生多性伴性行为。家庭性教育、朋友性教育、同事性教育与多性伴性行为呈 "正" 关联关系，不符合专业常理，不具有专业合理性。

　　不同接受社区性教育、学校性教育、医生性教育等特征的青年男男性行为者最近 1 年是否发生多性伴性行为比较，差异无统计学意义。

　　3. 青年男男性行为者多性伴性行为与寻找性伴场所的关系

　　在寻找性伴场所方面，不同酒吧型、浴室型、公园型、朋友型、聚会型的青年男男性行为者最近 1 年是否发生多性伴性行为比较，差异具有统计学意义（$P<0.01$）。酒吧型、浴室型、公园型的青年男男性行为者最近 1 年多性伴性行为比例高于非酒吧型者、非浴室型者、非公园型者。见表 7-8。

表 7-8　　　　　青年男男性行为者多性伴性行为与寻找性伴
场所的关系 [n, (%)]

变量	n	多性伴性行为		χ^2值	P值
		是	否		
酒吧型				7.70	0.006
是	371	226 (60.9)	145 (39.1)		
否	490	252 (51.4)	238 (48.6)		

续表

变量	n	多性伴性行为		χ^2值	P值
		是	否		
浴室型				6.81	0.009
是	60	43（71.7）	17（28.3）		
否	801	435（54.3）	366（45.7）		
公园型				6.96	0.008
是	38	29（76.3）	9（23.7）		
否	823	449（54.6）	374（45.4）		
朋友型				5.73	0.017
是	36	13（36.1）	23（63.9）		
否	825	465（56.4）	360（43.6）		

注：根据2016年调研数据整理。

然而，朋友型、聚会型的青年男男性行为者最近1年是否发生多性伴性行为比例低于非朋友型、非聚会型者。好像寻找性伴场所朋友型、聚会型的青年男男性行为者较非朋友型、非聚会型者不易发生多性伴性行为。这种寻找性伴场所朋友型、聚会型与青年男男性行为者多性伴性行为的"负"关联关系不符合专业常理，不具有专业合理性。

不同网络型特征的青年男男性行为者最近1年是否发生多性伴性行为比较，差异无统计学意义。

4. 青年男男性行为者多性伴性行为与社会关心的关系

在社会关心方面，获得非同志圈关心的青年男男性行为者最近1年是否发生多性伴性行为比较，差异具有统计学意义。未获得非同志圈关心的青年男男性行为者最近1年多性伴性行为比例高于得到获得非同志圈关心者。见表7-9。

表7-9 青年男男性行为者多性伴性行为与社会关心的关系［n，（%）］

变量	n	多性伴性行为		χ^2值	P值
		是	否		
非同志圈关心				14.20	0.000
是	564	287（50.9）	277（49.1）		
否	297	191（64.3）	106（35.7）		

续表

变量	n	多性伴性行为		χ^2值	P 值
		是	否		
医疗机构关心				10.26	0.001
是	88	63 (71.6)	25 (28.4)		
否	773	415 (53.7)	358 (46.3)		
工作单位关心				6.70	0.010
是	99	67 (67.7)	32 (32.3)		
否	762	411 (53.9)	351 (46.1)		

注：根据 2016 年调研数据整理。

然而，获得医疗机构关心、工作单位关心的青年男男性行为者最近 1 年发生多性伴性行为的比例高于未获得医疗机构关心、工作单位关心的青年男男性行为者（P<0.01 或 P<0.05）。似乎医疗机构关心、工作单位关心越多，青年男男性行为者最近 1 年越易发生多性伴性行为。医疗机构关心、工作单位关心与青年男男性行为者多性伴性行为的"正"关联关系不符合专业常理，不具有专业合理性。

不同家庭关心、男同社群关心、文化部门关心、民政部门关心、教育部门关心等特征的青年男男性行为者最近 1 年是否发生多性伴性行为比较，差异无统计学意义。

（三）青年男男性行为者多性伴性行为与艾滋病知识及威胁感知的关系

在调查的 861 例青年男男性行为者中，听说过艾滋病的有 857 例，没听说过艾滋病的 4 例。本部分研究样本为听说过艾滋病的 857 例青年男男性行为者。

1. 青年男男性行为者多性伴性行为与艾滋病威胁感知的关系

研究结果显示，不同自我评估感染艾滋病可能性特征的青年男男性行为者最近 1 年是否发生多性伴性行为比较，差异具有统计学意义。见表 7-10。

然而，自我评估感染艾滋病可能性非常大、有一定可能的青年男男性行为者最近 1 年发生多性伴性行为比例高于可能性很小、根本不可能的青年男男性行为者。似乎明知感染艾滋病的风险大，偏要发生多性伴性行为。自我评估感染艾滋病可能性与青年男男性行为者多性伴性行为呈"正"关联,不符合专业常理,不具有专业合理性。可能是青年男男性行为者最近 1 年发生多性伴性行为后,担忧自身健康而自我评估感染艾滋病可能性增大。

表 7-10　　　　青年男男性行为者多性伴性行为与感染艾滋病
可能性的关系 ［n,（%）］

变量	n	多性伴性行为		χ^2值	P 值
		是	否		
感染艾滋病可能性				21.75	0.000
根本不可能	59	28（47.5）	31（52.5）		
可能性很小	314	146（46.5）	168（53.5）		
有一定可能	339	212（62.5）	127（37.5）		
可能性非常大	145	91（62.8）	54（37.2）		

注:根据 2016 年调研数据整理。

2. 青年男男性行为者多性伴性行为与艾滋病知识的关系

不同认为固定性伴性交需使用安全套的青年男男性行为者最近 1 年是否发生多性伴性行为比较,差异具有统计学意义。见表 7-11。

表 7-11　　　　青年男男性行为者多性伴性行为与固定性伴需使用
安全套的关系 ［n,（%）］

变量	n	多性伴性行为		χ^2值	P 值
		是	否		
固定性伴需使用安全套				21.17	0.000
是	734	432（58.9）	302（41.1）		
否	123	45（36.6）	78（63.4）		

注:根据 2016 年调研数据整理。

然而,认为固定性伴性交需使用安全套的青年男男性行为者较不认为固定性伴性交需使用安全套的青年男男性行为者易发生多性伴性行为。似乎艾滋病知识越多,青年男男性行为者越易发生多性伴性行为。固定性伴性交需使用安全套与多性伴性行为不符合专业常理,不具有专业合理性。可能是青年男男性行为者虽有艾滋病知识,但仍从事危险性行为。

　　不同看起来健康的人可能携带艾滋病病毒、输血感染艾滋病、共用针
具感染艾滋病、正确使用安全套降低感染艾滋病危险性、肛交增加感染艾
滋病危险性、口交增加感染艾滋病危险性、未感染艾滋病的性伴降低艾滋
病感染危险性、吃饭感染艾滋病等特征的青年男男性行为者最近 1 年是否
发生多性伴性行为比较，差异无统计学意义。

　　3. 青年男男性行为者多性伴性行为与艾滋病知识途径的关系

　　在获得艾滋病知识的途径方面，是否通过书籍、免费宣传资料、互联
网、学校教育、电视、医生获得艾滋病知识的青年男男性行为者最近 1 年
是否发生多性伴性行为比较，差异具有统计学意义（$P < 0.05$ 或 $P <$
0.01）。未通过书籍、免费宣传资料、互联网、学校教育获得艾滋病知识
的青年男男性行为者最近 1 年多性伴性行为比例高于通过书籍、免费宣传
资料者、互联网、学校教育获得艾滋病知识途径的青年男男性行为者。见
表 7-12。

表 7-12　　　　　青年男男性行为者多性伴性行为与艾滋病
知识途径的关系 ［n，（%）］

变量	n	多性伴性行为		χ^2 值	P 值
		是	否		
电视				6.13	0.013
是	305	187（61.3）	118（38.7）		
否	552	290（52.5）	262（47.5）		
书籍				32.61	0.000
是	305	130（42.6）	175（57.4）		
否	552	347（62.9）	205（37.1）		
医生				7.52	0.006
是	307	190（61.9）	117（38.1）		
否	550	287（52.2）	263（47.8）		
免费宣传资料				6.12	0.013
是	499	260（52.1）	239（47.9）		
否	358	217（60.6）	141（39.4）		
互联网				10.32	0.001
是	737	394（53.5）	343（46.5）		
否	120	83（69.2）	37（30.8）		

续表

变量	n	多性伴性行为		χ^2 值	P 值
		是	否		
学校教育				9.13	0.003
是	164	74 (45.1)	90 (54.9)		
否	693	403 (58.2)	290 (41.8)		

注：根据 2016 年调研数据整理。

然而，未通过电视、医生获得艾滋病知识的青年男男性行为者最近 1 年多性伴性行为比例低于通过电视、医生获得艾滋病知识途径的青年男男性行为者。似乎通过电视、医生获得艾滋病知识越多，青年男男性行为者最近 1 年走越易发生多性伴性行为。电视、医生获得艾滋病知识与青年男男性行为者多性伴性行为的"正"关联关系不符合专业常理，不具有专业合理性。

是否通过广播、报刊、朋友、咨询服务、宣传栏广告栏获得艾滋病知识的青年男男性行为者最近 1 年是否发生多性伴性行为比较，差异无统计学意义。

（四）青年男男性行为者多性伴性行为与艾滋病预防服务的关系

1. 青年男男性行为者多性伴性行为与性病检查治疗等的关系

不同性病检查治疗、抗艾滋病预防性服药等特征的青年男男性行为者最近 1 年是否发生多性伴性行为比较，差异有统计学意义。见表 7-13。

表 7-13　　　青年男男性行为者多性伴性行为与性病检查
治疗等的关系［n，（%）］

变量	n	多性伴性行为		χ^2 值	P 值
		是	否		
性病检查治疗				12.48	0.000
是	129	90 (69.8)	39 (30.2)		
否	732	388 (53.0)	344 (47.0)		
预防性服药				5.96	0.015
是	61	43 (70.5)	18 (29.5)		
否	800	435 (54.4)	365 (45.6)		

注：根据 2016 年调研数据整理。

获得性病检查治疗、抗艾滋病预防性服药的青年男男性行为者最近 1 年发生多性伴性行为比例高于未获得性病检查治疗、抗艾滋病预防性服药者。好像性病检查治疗、抗艾滋病预防性服药 "促使" 更多的多性伴性行为。性病检查治疗、抗艾滋病预防性服药与青年男男性行为者多性伴性行为的 "正" 关联关系不符合专业常理，不具有专业合理性。可能是青年男男性行为者发生多性伴性行为后，担心自身健康可能受到伤害而寻医。

不同清洁针具提供特征的青年男男性行为者最近 1 年是否发生多性伴性行为比较，差异无统计学意义。

2. 青年男男性行为者多性伴性行为与艾滋病行为干预的关系

不同安全套宣传发放、润滑剂发放、男同社群艾滋病干预等特征的青年男男性行为者最近 1 年是否发生多性伴性行为比较，差异有统计学意义。未获得安全套宣传发放、润滑剂发放、男同社群艾滋病干预的青年男男性行为者最近 1 年多性伴性行为比例高于获得安全套宣传发放、润滑剂发放、男同社群艾滋病干预的青年男男性行为者。见表 7-14。

表 7-14　　　　青年男男性行为者多性伴性行为与艾滋病
行为干预的关系 [n，（%）]

变量	n	多性伴性行为		χ^2 值	P 值
		是	否		
男同社群干预				12.32	0.000
是	379	185（48.8）	194（51.2）		
否	482	293（60.8）	189（39.2）		
安全套宣传发放				4.65	0.031
是	569	301（52.9）	268（47.1）		
否	292	177（60.6）	115（39.4）		
润滑剂发放				4.66	0.031
是	421	218（51.8）	203（48.2）		
否	440	260（59.1）	180（40.9）		

注：根据 2016 年调研数据整理。

不同艾滋病性病宣传资料、同伴教育、娱乐场所艾滋病干预、互联网艾滋病干预等特征的青年男男性行为者最近 1 年是否发生多性伴性行为比较，差异无统计学意义。

3. 青年男男性行为者多性伴性行为与艾滋病咨询检测的关系

不同医务人员艾滋病咨询特征的青年男男性行为者最近 1 年是否发生多性伴性行为比较，差异有统计学意义。见表 7-15。

表 7-15　　　　　青年男男性行为者多性伴性行为与艾滋病
咨询检测的关系［n，（%）］

变量	n	多性伴性行为		χ^2 值	P 值
		是	否		
医务人员咨询				18.05	0.000
是	409	258（63.1）	151（36.9）		
否	452	220（48.7）	232（51.3）		

注：根据 2016 年调研数据整理。

获得医务人员艾滋病咨询的青年男男性行为者最近 1 年多性伴性行为比例高于未获得医务人员艾滋病咨询的青年男男性行为者。似乎获得医务人员艾滋病咨询越多，青年男男性行为者最近 1 年越易发生多性伴性行为。医务人员艾滋病咨询与多性伴性行为的“正”关联关系不符合专业常理，不具有专业合理性。可能是青年男男性行为者发生多性伴性行为后到医疗机构向医务人员咨询艾滋病相关知识增多。

不同艾滋病抗体检测、艾滋病抗体确诊等特征的青年男男性行为者最近 1 年是否发生多性伴性行为比较，差异无统计学意义。

二　青年男男性行为者多性伴性行为的多因素分析

单因素分析结果显示，家庭性教育、朋友性教育、同事性教育、寻求性伴场所朋友型、聚会型、医疗机构关心、工作单位关心、感染艾滋病可能性、固定性伴性交需使用安全套、电视、医生获艾滋病知识、性病检查治疗、抗艾滋病预防性服药、医务人员艾滋病咨询等变量与青年男男性行为者多性伴性行为的关系不具有专业合理性。根据专业判断，去除上述非专业合理性的变量，选取单因素分析中的其他变量为自变量，以青年男男性行为者多性伴性行为为因变量，进行二项 Logistic 回归分析。变量筛选及建模方法同第三章第二节青年男男性行为者初次同性性行为多因素分析方法。

结果显示，模型 χ^2 检验值为 157.50，P = 0.000，具有统计学意义。

负二倍对数似然值为 1019.56，卡克斯—史奈尔决定系数为 0.17，总体预测率 67.2%。婚姻状况、居住时间、职业、性观念、性取向、媒体性教育、寻求性伴场所酒吧型、非同志圈关心、书籍获得艾滋病知识、男同社群艾滋病干预对青年男男性行为者多性伴性行为有预测作用。其中，婚姻状况、职业、性观念、性取向、寻求性伴场所酒吧型为正向预测变量，是多性伴性行为的危险因素。居住时间、媒体性教育、非同志圈关心、书籍获得艾滋病知识、男同社群艾滋病干预为负向预测变量，是多性伴性行为的保护因素。

婚姻状况方面，已婚/异性同居的青年男男性行为者较未婚/离异/丧偶的青年男男性行为者最近 1 年更倾向于发生多性伴性行为（$P<0.01$）。前者概率较后者高 2.33 倍（OR 值 = 2.33）。这不同于其他研究结果。研究报道，深圳市男男性行为者婚姻状况为已婚者较未婚/离异/丧偶者发生多伴肛交行为的可能性低，OR 值为 0.70[①]。究其原因可能是已婚/异性同居的青年男男性行为者由于同性/双性性取向并不满足于单一异性性生活，为寻求同性性生活而发生多性伴性行为。提示对已婚/异性同居的青年男男性行为者应加强多性伴性行为干预。

居住时间（年）为>2 的青年男男性行为者较≤2 的青年男男性行为者不倾向于发生多性伴性行为（$P<0.05$），OR 值分别为 0.58。可能是居住时间≤2 年的青年男男性行为者多为短期居住者或新迁入居住地者，生活在陌生人环境中，社会性行为规范对其约束力弱，较居住时间>2 年的青年男男性行为者容易发生多性伴性行为。提示应加强新迁入居住地的青年男男性行为者进行多性伴性行为干预。

职业方面，白领、蓝领的青年男男性行为者较学生最近 1 年更倾向于发生多性伴性行为（$P<0.01$），OR 值分别为 2.18、1.75。可能是相比于非学生群体，学生群体的性社会网络不太广泛，获得的性资源较少。同时，学生在学校接受较多艾滋病宣传教育。研究报道，青年男男性行为者中职业人群、社会青年较学生群体 HIV 感染风险高[②]。提示要做好青年男

---

① 蔡于茂、宋亚娟、洪福昌：《深圳市男男性行为者肛交多性伴行为特征及影响因素》，《中国艾滋病性病》2016 年第 12 期。

② 王毅、李六林、周万明：《绵阳市 15—24 周岁男男性行为者 HIV 感染现状及影响因素》，《中国艾滋病性病》2018 年第 6 期。

男性行为者中职业人群多性伴性行为的干预工作。

性观念方面，非常开放的青年男男性行为者较不开放的青年男男性行为者最近 1 年更倾向于发生多性伴性行为（$P<0.01$），OR 值为 4.45。其原因可能是性观念非常开放的青年男男性行为者放纵自我，不顾及他人感受片面追求个人性权利以满足个人性欲望，性行为自我约束力弱，易发生多性伴性行为。提示应加强青年男男性行为者性道德、性观念、安全性行为教育，减少危险性行为。

性取向方面，青年男双性恋者较男同性恋者最近 1 年更倾向于发生多性伴性行为（$P<0.01$），OR 值为 1.83。研究报道，男双性恋者与同性、异性均发生性行为，且安全套使用率低[1]。提示应将青年男双性恋者作为多性伴性行为干预重点人群，减少艾滋病在两性间的传播。

性教育和获得艾滋病知识的途径方面，通过媒体接受安全性行为教育的青年男男性行为者较未通过媒体接受安全性行为教育的青年男男性行为者最近 1 年更不倾向于发生多性伴性行为（$P<0.01$），OR 值为 0.66。通过书籍获得艾滋病知识的青年男男性行为者较未通过书籍获得艾滋病知识的青年男男性行为者最近 1 年不倾向于发生多性伴性行为（$P<0.01$），OR 值为 0.45。表明媒体、书籍是进行艾滋病宣传教育及安全性行为传播的有效途径。

获得非同志圈关心的青年男男性行为者较未获得非同志圈关心者不倾向于发生多性伴性行为（$P<0.05$），OR 值为 0.67。可能是获得非同志圈关心的青年男男性行为者受到社会歧视较少，社会压力小，不易发生多性伴性行为。提示非同志圈应多关心青年男男性行为者，让青年男男性行为者生活在较宽松的环境中，减少精神压力，降低危险性行为的频率。

寻找性伴场所方面，酒吧型的青年男男性行为者较非酒吧型的青年男男性行为者最近 1 年更倾向于发生多性伴性行为（$P<0.01$），OR 值为 1.87。可能是因为酒吧为公共娱乐场所，具有社会交际的功能，人口流量和流动性大，社会关系复杂，较易寻找同性性伴。另外，此类场所还是"纵欲"和"煽情"等社会现象的温床，由于受酒吧环境、性伴聚集等影响，青年男男性行为者在酒吧易发生多性伴高危性行为，HIV 扩散通道作

① 张永、石国政、殷方兰等：《上海 MSM 人群拥有性伴情况及其性行为特征》，《中国艾滋病性病》2012 年第 11 期。

用明显①。提示应加强对酒吧类娱乐场所的管理，预防青年男男性行为者多性伴性行为的发生，提高艾滋病预防服务水平。

获得艾滋病预防服务方面，接受男男性行为社群艾滋病干预的青年男男性行为者较未接受男男性行为社群艾滋病干预的青年男男性行为者最近1年不倾向于发生多性伴性行为（$P<0.01$），OR 值为 0.61。青年男男性行为者活动十分隐蔽，多以社群活动为特点，以获得生理、心理等需求满足②。为减少青年男男性行为者的多性伴性行为发生率，建议加强男同社群艾滋病干预措施。见表 7-16。

表 7-16　青年男男性行为者多性伴性行为二项 Logistic 回归分析（N=857）

变量	β	$S_{\bar{x}}$	Wald χ^2 值	P 值	OR 值	95% CI
婚姻状况						
未婚/离异/丧偶（参照）						
在婚/异性同居	0.85	0.29	8.80	0.003	2.33	1.33—4.08
居住时间（年）						
≤2（参照）						
>2	−0.54	0.27	4.00	0.045	0.58	0.34—0.99
职业			13.47	0.004		
学生（参照）						
待业	0.53	0.29	3.50	0.062	1.70	0.98—2.98
白领	0.78	0.23	11.91	0.001	2.18	1.40—3.40
蓝领	0.56	0.20	8.15	0.004	1.75	1.19—2.57
性观念			27.42	0.000		
不开放（参照）						
比较开放	0.27	0.19	2.07	0.151	1.31	0.91—1.90
非常开放	1.49	0.30	25.49	0.000	4.45	2.49—7.93
性取向			11.11	0.004		
男同性恋者（参照）						
男双性恋者	0.60	0.18	10.75	0.001	1.83	1.28—2.62
男异性恋者	0.41	0.40	1.08	0.299	1.51	0.69—3.28

---

①　王毅、李六林、樊静：《绵阳市不同寻找性伴场所 MSM 的性行为特征及 HIV 感染现状》，《实用预防医学》2018 年第 9 期。

②　王毅、徐杰、李志军等：《绵阳城区男男性行为者性伴特征及影响因素》，《预防医学情报杂志》2012 年第 5 期。

续表

变量	β	$S_{\bar{x}}$	Wald X^2 值	P 值	OR 值	95% CI
媒体性教育						
否（参照）						
是	-0.42	0.16	7.20	0.007	0.66	0.48—0.89
酒吧型						
否（参照）						
是	0.63	0.17	13.98	0.000	1.87	1.35—2.60
非同志圈关心						
否（参照）						
是	-0.38	0.17	4.82	0.028	0.67	0.49—0.96
书籍						
否（参照）						
是	-0.79	0.16	23.35	0.000	0.45	0.33—0.62
男同社群干预						
否（参照）						
是	-0.50	0.17	8.80	0.003	0.61	0.44—0.85
常量	0.32	0.36	0.76	0.383	1.37	

注：根据 2016 年调研数据整理；负二倍对数似然值为 1019.56；模型 X^2 检验值 = 157.50；P = 0.000；卡克斯—史奈尔决定系数为 0.17；总体预测率 67.2%。

第三节　社会文化对青年男同性恋者/男双性恋者多性伴性行为的影响

由于青年男同性恋者/男双性恋者具有特定的亚文化特征，本节分析青年男同性恋者/男双性恋者多性伴性行为与社会文化的关系。

一　青年男同性恋者/男双性恋者多性伴性行为的单因素分析

（一）青年男同性恋者/男双性恋者多性伴性行为与社会人口学特征的关系

研究结果显示，青年男同性恋者/男双性恋者为 824 例。不同年龄、婚姻状况、户籍、居住时间、文化程度、职业、月均收入、享受低保等特征的青年男同性恋者/男双性恋者最近 1 年是否发生多性伴性行为比较，差异有统计学意义（$P<0.05$ 或 $P<0.01$）。高年龄组较低年龄组的青年男同性恋者/男双性恋者最近 1 年发生多性伴性行为的比例高。婚姻状况为在婚/异性同居的青年男同性恋者/男双性恋者较未婚/离异/丧偶者最近 1 年多性伴性行为比例高。居住时间（年）为≤2 的青年男同性恋者/男双性恋者较>2 者、户籍为本省非调查区或外省非调查区的青年男同性恋者/男双性恋者较调查区者最近 1 年发生多性伴性行为的比例高。文化程度为≤初中的青年男同性恋者/男双性恋者较高中/中专者或≥大专者、职业为白领/蓝领/待业的青年男同性恋者/男双性恋者较学生的青年男同性恋者/男双性恋者最近 1 年发生多性伴性行为的比例高。月均收入为 3000— 的青年男同性恋者/男双性恋者最近 1 年发生多性伴性行为比例最高，其他依次为 4000—、1000—、<1000，未享受低保的青年男同性恋者/男双性恋者较"享受低保者"最近 1 年发生多性伴性行为比例高。见表 7-17。

表 7-17　　青年男同性恋者/男双性恋者多性伴性行为与
社会人口学特征的关系 [n,（%）]

变量	n	多性伴性行为		χ^2值	P 值
		是	否		
年龄（岁）				23.99	0.000
15—19	101	44（43.6）	57（56.4）		
20—24	296	151（51.0）	145（49.0）		
25—29	216	114（52.8）	102（47.2）		
30—34	122	82（67.2）	40（32.8）		
35—40	89	63（70.8）	26（29.2）		
婚姻				23.86	0.000
未婚/离异/丧偶	733	382（52.1）	351（47.9）		
在婚/异性同居	91	72（79.1）	19（20.9）		
户籍				7.17	0.028
调查区	599	313（52.3）	286（47.7）		
本省非调查区	153	96（62.7）	57（37.3）		
外省非调查区	72	45（62.5）	27（37.5）		

续表

变量	n	多性伴性行为		χ^2值	P值
		是	否		
居住时间（年）				5.55	0.018
≤2	75	51（68.0）	24（32.0）		
>2	749	403（53.8）	346（46.2）		
文化程度				15.87	0.000
≤初中	72	55（76.4）	17（23.6）		
高中/中专	328	166（50.6）	162（49.4）		
≥大专	424	233（55.0）	191（45.0）		
职业				29.97	0.000
学生	218	86（39.4）	132（60.6）		
待业	82	48（58.5）	34（41.5）		
白领	184	116（63.0）	68（37.0）		
蓝领	340	204（60.0）	136（40.0）		
月均收入（元）				22.22	0.000
<1000	266	117（44.0）	149（56.0）		
1000—	189	107（56.6）	82（43.4）		
3000—	169	110（65.1）	59（34.9）		
4000—	200	120（60.0）	80（40.0）		
享受低保				10.61	0.001
是	49	16（32.7）	33（67.3）		
否	775	438（56.5）	337（43.5）		

注：根据 2016 年调研数据整理。

不同民族、宗教信仰等特征的青年男同性恋者/男双性恋者最近 1 年是否发生多性伴性行为比较，差异无统计学意义。

（二）青年男同性恋者/男双性恋者多性伴性行为与性文化的关系

1. 青年男同性恋者/男双性恋者多性伴性行为与性观念等的关系

研究结果显示，不同性观念、性吸引、性取向等特征的青年男同性恋者/男双性恋者最近 1 年是否发生多性伴性行为比较，差异有统计学意义

（$P<0.01$）。性观念为非常开放的青年男同性恋者/男双性恋者最近 1 年多
性伴性行为比例高于比较开放、不开放者。性取向为男双性恋者最近 1 年
发生多性伴性行为比例高于男同性恋者。性吸引为男女差不多、多数是男
性的青年男同性恋者/男双性恋者最近 1 年多性伴性行为比例高于完全是
男性者。见表 7-18。

表 7-18　　　青年男同性恋者/男双性恋者多性伴性行为与
性观念等的关系［n,（%）］

变量	n	多性伴性行为		χ^2值	P 值
		是	否		
性观念				25.05	0.000
不开放	188	100（53.2）	88（46.8）		
比较开放	521	266（51.1）	255（48.9）		
非常开放	115	88（76.5）	27（23.5）		
性取向				22.35	0.000
男同性恋者	594	297（50.0）	297（50.0）		
男双性恋者	230	157（68.3）	73（31.7）		
性吸引				13.43	0.001
完全男性	464	230（49.6）	234（50.4）		
多数男性	372	167（61.4）	105（38.6）		
男女差不多	88	57（64.8）	31（35.2）		

注：根据 2016 年调研数据整理。

2. 青年男同性恋者/男双性恋者多性伴性行为与公开性取向及他人态
度的关系

不同公开同性/双性性取向（出柜）、家人对同性/双性性取向知否、
家人反对同性/双性性取向、非同志圈对同性/双性性取向知否、非同志圈
反对同性/双性性取向等特征的青年男同性恋者/男双性恋者最近 1 年是否
发生多性伴性行为比较，差异无统计学意义。

3. 青年男同性恋者/男双性恋者多性伴性行为与社会歧视的关系

研究结果显示，不同因同性/双性性取向被疑精神问题、被疑身体问
题、威望受损、感到焦虑等特征的青年男同性恋者/男双性恋者最近 1 年
是否发生多性伴性行为比较，差异有统计学意义（$P<0.05$ 或 $P<0.01$）。
有被疑精神问题、有被疑身体问题、威望有受损、有感到焦虑的青年男同

性恋者/男双性恋者最近 1 年多性伴性行为比例高于未被疑精神问题、未被疑身体问题、威望无受损、未感到焦虑者。见表 7-19。

表 7-19　　青年男同性恋者/男双性恋者多性伴性行为与社会歧视的关系 [n,（%）]

变量	n	多性伴性行为		χ^2值	P 值
		是	否		
被疑精神问题				7.35	0.007
是	63	45（71.4）	18（28.6）		
否	761	409（53.7）	352（46.3）		
被疑身体问题				7.06	0.008
是	73	51（69.9）	22（30.1）		
否	751	403（53.7）	348（46.3）		
威望受损				4.75	0.029
是	31	23（74.2）	8（25.8）		
否	793	431（54.4）	362（45.6）		
感到焦虑				7.59	0.006
是	193	123（63.7）	70（36.3）		
否	631	331（52.5）	300（47.5）		

注：根据 2016 年调研数据整理。

不同因同性/双性性取向失业、被人殴打、受到勒索、自杀行为等特征的青年男同性恋者/男双性恋者最近 1 年是否发生多性伴性行为比较，差异无统计学意义。

4. 青年男同性恋者/男双性恋者多性伴性行为与喜欢同性年龄等的关系

不同喜欢同性年龄、同性恋年龄等特征的青年男男性行为者最近 1 年是否发生多性伴性性行为比较，差异无统计学意义。

5. 青年男同性恋者/男双性恋者多性伴性行为与童年时代家庭环境的关系

不同与母亲亲近、当作女孩养育等特征的青年男同性恋者/男双性恋者最近 1 年是否发生多性伴性行为比较，差异无统计学意义。

6. 青年男同性恋者/男双性恋者多性伴性行为与青春期性经历的关系

不同过早性经历、异性交往受挫等特征的青年男同性恋者/男双性恋者最近 1 年是否发生多性伴性行为比较，差异具有统计学意义（P<0.05

或 $P<0.01$）。有过早性经历、异性交往有受挫的青年男同性恋者/男双性恋者最近 1 年多性伴性行为比例高于无过早性经历、异性交往未受挫者。见表 7-20。

表 7-20   青年男同性恋者/男双性恋者多性伴性行为
与青春期性经历的关系 ［n，（%）］

变量	n	多性伴性行为		χ^2值	P 值
		是	否		
过早性经历				6.76	0.009
是	186	118（63.4）	68（36.6）		
否	638	336（52.7）	302（47.3）		
异性交往受挫				4.87	0.027
是	96	63（65.6）	33（34.4）		
否	728	391（53.7）	337（46.3）		

注：根据 2016 年调研数据整理。

不同同性性诱惑、乱伦经历等特征的青年男同性恋者/男双性恋者最近 1 年是否发生多性伴性行为比较，差异无统计学意义。

7. 青年男同性恋者/男双性恋者多性伴性行为与男同性恋文化影响的关系

不同读过男同性恋题材文章、男同性恋文化影响等特征的青年男同性恋者/男双性恋者最近 1 年是否发生多性伴性行为比较，差异有统计学意义（$P<0.05$ 或 $P<0.01$）。有读过男同性恋题材文章、受男同性恋文化影响的青年男同性恋者/男双性恋者最近 1 年多性伴性行为比例高于未读过男同性恋题材文章、受男同性恋文化影响者。见表 7-21。

表 7-21   青年男同性恋者/男双性恋者多性伴性行为
与同性恋文化影响的关系 ［n，（%）］

变量	n	多性伴性行为		χ^2值	P 值
		是	否		
读过男同性恋文章				3.91	0.048
是	529	305（57.7）	224（42.3）		
否	295	149（50.5）	146（49.5）		

续表

变量	n	多性伴性行为		χ^2值	P值
		是	否		
男同性恋文化影响				35.97	0.000
是	282	196（69.5）	86（30.5）		
否	542	258（47.6）	284（52.4）		

注：根据 2016 年调研数据整理。

8. 青年男同性恋者/男双性恋者多性伴性行为与性环境的关系

不同与异性隔绝、性伴性安全态度等特征的青年男同性恋者/男双性恋者最近 1 年是否发生多性伴性行为比较，差异无统计学意义。

9. 青年男同性恋者/男双性恋者多性伴性行为与性教育的关系

不同接受媒体性教育、家庭性教育、朋友性教育、同事性教育等特征的青年男同性恋者/男双性恋者最近 1 年是否发生多性伴性行为比较，差异有统计学意义（$P<0.01$）。未接受媒体性教育的青年男同性恋者/男双性恋者最近 1 年多性伴性行为比例高于有接受媒体性教育者。见表 7-22。

表 7-22　　　　　青年男同性恋者/男双性恋者多性伴性行为
与性教育的关系 ［n，（%）］

变量	n	多性伴性行为		χ^2值	P值
		是	否		
家庭性教育				11.34	0.001
是	148	100（67.6）	48（32.4）		
否	676	354（52.4）	322（47.6）		
朋友性教育				8.06	0.005
是	437	261（59.7）	176（40.3）		
否	387	193（49.9）	194（50.1）		
同事性教育				20.58	0.000
是	109	82（75.2）	27（24.8）		
否	715	372（52.0）	343（48.0）		
媒体性教育				8.65	0.003
是	324	158（48.8）	166（51.2）		
否	500	296（59.2）	204（40.8）		

注：根据 2016 年调研数据整理。

有接受家庭性教育、朋友性教育、同事性教育的青年男同性恋者/男双性恋者最近 1 年是否发生多性伴性行为比例高于未接受家庭性教育、朋友性教育、同事性教育的青年男同性恋者/男双性恋者。家庭性教育、朋友性教育、同事性教育与青年男同性恋者/男双性恋者多性伴性行为的"正"关联关系不具有专业合理性。

不同接受社区性教育、学校性教育、医生性教育等特征的青年男同性恋者/男双性恋者最近 1 年是否发生多性伴性行为比较，差异无统计学意义。

10. 青年男同性恋者/男双性恋者多性伴性行为与寻找性伴场所的关系

在寻找性伴场所方面，不同酒吧型、浴室型、公园型、朋友型、聚会型等特征的青年男同性恋者/男双性恋者最近 1 年是否发生多性伴性行为比较，差异有统计学意义（$P<0.05$ 或 $P<0.01$）。寻找性伴场所为酒吧型、浴室型、公园型的青年男同性恋者/男双性恋者最近 1 年多性伴性行为比例高于非酒吧型、非浴室型、非公园型的青年男同性恋者/男双性恋者。见表 7-23。

表 7-23　　　青年男同性恋者/男双性恋者多性伴性行为
与寻找性伴场所的关系 [n,（%）]

变量	n	多性伴性行为		χ^2值 /精确概率法	P 值
		是	否		
酒吧型				6.29	0.012
是	358	215（60.1）	143（39.9）		
否	466	239（51.3）	227（48.7）		
浴室型				6.13	0.013
是	58	41（70.7）	17（29.3）		
否	766	413（53.9）	353（46.1）		
公园型				9.16	0.002
是	35	28（80.0）	7（20.0）		
否	789	426（54.0）	363（46.0）		
朋友型				4.88	0.027
是	33	12（36.4）	21（63.6）		
否	791	442（55.9）	349（44.1）		

续表

变量	n	多性伴性行为		χ^2值/精确概率法	P值
		是	否		
聚会型					0.040*
是	4	0 (0.0)	4 (100.0)		
否	820	454 (55.4)	366 (44.6)		

注：根据 2016 年调研数据整理；＊处为精确概率法。

寻找性伴场所为朋友型、聚会型的青年男同性恋者/男双性恋者最近 1 年发生多性伴性行为比例低于非朋友型、非聚会型的青年男同性恋者/男双性恋者，不具有专业合理性。

不同网络型特征的青年男同性恋者/男双性恋者最近 1 年是否发生多性伴性行为比较，差异无统计学意义。

11. 青年男同性恋者/男双性恋者多性伴性行为与社会关心的关系

不同非同志圈关心、医疗机构关心、工作单位关心等特征的青年男同性恋者/男双性恋者最近 1 年是否发生多性伴性行为比较，差异有统计学意义（$P<0.05$ 或 $P<0.01$）。未获得非同志圈关心的青年男同性恋者/男双性恋者最近 1 年多性伴性行为比例高于获得非同志圈关心者。见表 7-24。

表 7-24　　　青年男同性恋者/男双性恋者多性伴性行为
与社会关心的关系［n，(%)］

变量	n	多性伴性行为		χ^2值	P值
		是	否		
非同志圈关心				11.59	0.001
是	555	283 (51.0)	272 (49.0)		
否	269	171 (63.6)	98 (36.4)		
医疗机构关心				9.35	0.002
是	72	52 (72.2)	20 (27.8)		
否	752	402 (53.5)	350 (46.5)		
工作单位关心				6.31	0.012
是	97	65 (67.0)	32 (33.0)		
否	727	389 (53.5)	338 (46.5)		

注：根据 2016 年调研数据整理。

　　获得医疗机构关心、工作单位关心的青年男同性恋者/男双性恋者最近 1 年发生多性伴性行为比例高于未获得医疗机构关心、工作单位关心的青年男同性恋者/男双性恋者。医疗机构关心、工作单位关心与多性伴性行为的关系不具有专业合理性。

　　不同家庭关心、男同社群关心、文化部门关心、民政部门关心、教育部门关心等特征的青年男同性恋者/男双性恋者最近 1 年是否发生多性伴性行为比较，差异无统计学意义。

(三) 青年男同性恋者/男双性恋者多性伴性行为与艾滋病知识及威胁感知的关系

　　青年男同性恋者/男双性恋者 824 例。其中，听说过艾滋病者 821 例；未听说过艾滋病者 3 例。本部分研究样本为 821 例。

　　1. 青年男同性恋者/男双性恋者多性伴性行为与艾滋病知识的关系

　　研究结果显示，不同认为固定性伴性交是否需使用安全套的青年男同性恋者/男双性恋者最近 1 年多性伴性行为比较，差异有统计学意义 ($P<0.01$)。见表 7-25。

表 7-25　　　　青年男同性恋者/男双性恋者多性伴性行为与
固定性伴需使用安全套 [n, (%)]

变量	n	多性伴性行为		χ^2值	P值
		是	否		
固定性伴需使用安全套				19.83	0.000
是	703	411 (58.5)	292 (41.5)		
否	118	43 (36.4)	75 (63.6)		

　　注：根据 2016 年调研数据整理。

　　然而，认为固定性伴性交需使用安全套的青年男同性恋者/男双性恋者最近 1 年多性伴性行为比例高于不认为固定性伴性交需使用安全套的青年男同性恋者/男双性恋者。固定性伴性交需使用安全套与多性伴性行为的关系不具有专业合理性。

　　不同看起来健康的人可能携带艾滋病病毒、输血感染艾滋病、共用针具感染艾滋病、正确使用安全套降低感染危险性、肛交增加感染危险性、口交增加感染危险性、未感染艾滋病的性伴降低感染危险性、吃饭感染艾滋病等特征的青年男同性恋者/男双性恋者最近 1 年多性伴性行为比较，差异无统计学意义。

2. 青年男同性恋者/男双性恋者多性伴性行为与艾滋病威胁感知的关系

不同自我评估感染艾滋病可能性特征的青年男同性恋者/男双性恋者最近1年是否发生多性伴性行为比较，差异有统计学意义（$P<0.01$）。见表7-26。

表7-26　　　　　青年男同性恋者/男双性恋者多性伴性行为与
感染艾滋病可能性的关系［n，（%）］

变量	n	多性伴性行为		χ^2值	P值
		是	否		
感染艾滋病可能性				23.52	0.000
可能性很小/无	353	161（45.6）	192（54.4）		
有一定可能	328	205（62.5）	123（37.5）		
可能性非常大	140	88（62.9）	52（37.1）		

注：根据2016年调研数据整理。

自我评估感染艾滋病可能性非常大的青年男同性恋者/男双性恋者最近1年发生多性伴性行为比例高于自我评估感染艾滋病可能性很小/无的青年男同性恋者/男双性恋者。自我评估感染艾滋病可能性与多性伴性行为"正"关联关系不具有专业合理性。

不同是否认识艾滋病病人、有无亲戚/朋友感染或死于艾滋病等特征的青年男同性恋者/男双性恋者最近1年多性伴性行为比较，差异无统计学意义。

3. 青年男男性行为者多性伴性行为与艾滋病知识途径的关系

研究结果显示，在获得艾滋病知识的途径方面，通过书籍、互联网、学校教育、免费宣传资料获得艾滋病知识的青年男同性恋者/男双性恋者最近1年发生多性伴性行为比例低于未通过书籍、互联网、学校教育、免费宣传资料获得艾滋病知识的青年男同性恋者/男双性恋者（$P<0.05$ 或 $P<0.01$）。见表7-27。

通过电视、医生获得艾滋病知识的青年男同性恋者/男双性恋者最近1年多性伴性行为比例高于未通过电视、医生获得艾滋病知识的青年男同性恋者/男双性恋者。电视、医生与多性伴性行为"正"关联关系不具有专业合理性。

表 7-27   青年男男性行为者多性伴性行为与艾滋病
                知识途径的关系 ［n，（%）］

变量	n	多性伴性行为		χ^2值	P 值
		是	否		
电视				6.81	0.009
是	288	177 (61.5)	111 (38.5)		
否	533	277 (52.0)	256 (48.0)		
书籍				30.43	0.000
是	298	127 (42.6)	171 (57.4)		
否	523	327 (62.5)	196 (37.5)		
医生				9.45	0.002
是	293	183 (62.5)	110 (37.5)		
否	528	271 (51.3)	257 (48.7)		
免费宣传资料				5.86	0.015
是	481	249 (51.8)	232 (48.2)		
否	340	205 (60.3)	135 (39.7)		
互联网				8.06	0.005
是	712	380 (53.4)	332 (46.6)		
否	109	74 (67.9)	35 (32.1)		
学校教育				9.57	0.002
是	158	70 (44.3)	88 (55.7)		
否	663	384 (57.9)	279 (42.1)		

注：根据 2016 年调研数据整理。

不同通过广播、报刊、咨询服务、宣传栏广告栏获得艾滋病知识的青年男同性恋者/男双性恋者最近 1 年是否发生多性伴性行为比较，差异无统计学意义。

（四）青年男同性恋者/男双性恋者多性伴性行为与艾滋病预防服务的关系

1. 青年男同性恋者/男双性恋者多性伴性行为与性病检查治疗等的关系

不同性病检查治疗、抗艾滋病预防性服药等特征的青年男同性恋者/

男双性恋者最近 1 年是否发生多性伴性行为比较，差异有统计学意义（*P*<0.01）。见表 7-28。

表 7-28　　青年男同性恋者/男双性恋者多性伴性行为与
性病检查治疗等的关系 ［n，（%）］

变量	n	多性伴性行为		χ^2值	P 值
		是	否		
性病检查治疗				13.83	0.000
是	117	83（70.9）	34（29.1）		
否	707	371（52.5）	336（47.5）		
预防性服药				5.96	0.015
是	55	39（70.9）	16（29.1）		
否	769	415（54.0）	354（46.0）		
医务人员咨询				20.87	0.000
是	391	248（63.4）	143（36.6）		
否	433	206（47.6）	227（52.4）		

注：根据 2016 年调研数据整理。

　　获得性病检查治疗、抗艾滋病预防性服药、医务人员艾滋病咨询的青年男同性恋者/男双性恋者最近 1 年发生多性伴性行为比例高于未获得性病检查治疗、抗艾滋病预防性服药、医务人员艾滋病咨询的青年男同性恋者/男双性恋者（*P*<0.01）。这种关系不具有专业合理性。性病检查治疗、抗艾滋病预防性服药、医务人员艾滋病咨询与多性伴性行为 "正" 关联关系不具有专业合理性。

　　不同清洁针具提供特征的青年男同性恋者/男双性恋者最近 1 年是否发生多性伴性行为比较，差异无统计学意义。

　　2. 青年男同性恋者/男双性恋者多性伴性行为与艾滋病检测的关系

　　不同艾滋病抗体检测、艾滋病抗体确诊等特征的青年男同性恋者/男双性恋者最近 1 年是否发生多性伴性行为比较，差异无统计学意义。

　　3. 青年男同性恋者/男双性恋者多性伴性行为与艾滋病行为干预的关系

　　不同获得安全套宣传发放、润滑剂发放、男同社群艾滋病干预等特征的青年男同性恋者/男双性恋者最近 1 年是否发生多性伴性行为比较，差异有统计学意义（*P*<0.05）。未获得安全套宣传发放、润滑剂发放、男同社群艾滋病干预的青年男同性恋者/男双性恋者最近 1 年多性伴性行为比例高于获得安全套宣传发放、润滑剂发放、男同社群艾滋病干预的青年男同性恋者/男双性恋者。见表 7-29。

表 7-29　　　　青年男同性恋者/男双性恋者多性伴性行为与
艾滋病行为干预的关系 ［n，（%）］

变量	n	多性伴性行为		χ^2值	*P*值
		是	否		
安全套宣传发放				5.87	0.015
是	554	289（52.2）	265（47.8）		
否	270	165（61.1）	105（38.9）		
润滑剂发放				4.96	0.026
是	410	210（51.2）	200（48.8）		
否	414	244（58.9）	170（41.1）		
男同社群干预				9.01	0.003
是	369	182（49.3）	187（50.7）		
否	455	272（59.8）	183（40.2）		

注：根据 2016 年调研数据整理。

不同获得艾滋病性病宣传资料、同伴教育、娱乐场所艾滋病干预、互联网艾滋病干预等特征的青年男同性恋者/男双性恋者最近 1 年是否发生多性伴性行为比较，差异无统计学意义。

二　青年男同性恋者/男双性恋者多性伴性行为的多因素分析

单因素分析结果显示，家庭性教育、朋友性教育、同事性教育、寻求性伴场所朋友型、聚会型、医疗机构关心、工作单位关心、感染艾滋病可能性、固定性伴性交需使用安全套、电视、医生咨询、性病检查治疗、抗艾滋病预防性服药、医务人员艾滋病咨询等变量与青年男同性恋者/男双性恋者多性伴性行为的关系不具专业合理性。根据专业判断，以青年男同性恋者/男双性恋者多性伴性行为为因变量，选取单因素分析中具有专业合理性的变量为自变量（去除上述非专业合理性的变量的其他变量），进行二项 Logistic 回归分析。变量筛选及建模方法同第三章第二节青年男男性行为者初次同性性行为多因素分析方法。

结果显示，模型 $X^2 = 162.17$，$P = 0.000$，具有统计学意义；负二倍对数似然值为 966.74；卡克斯—史奈尔决定系数为 0.18；总体预测率 68.8%。婚姻状况、居住时间、职业、性观念、性取向、感到焦虑、男同性恋文化影响、媒体性教育、书籍获得艾滋病知识等对青年男同性恋者/男双性恋者最近 1 年是否发生多性伴性行为有预测作用。其中，婚姻状况、职业、性观念、性取向、感到焦虑、男同性恋文化影响为正向预测变量，是青年男同性恋者/男双性恋者多性伴性行为的危险因素；居住时间、媒体性教育、书籍获得艾滋病知识为负向预测变量，是多性伴性行为的保护因素。

婚姻状况为已婚/异性同居的青年男同性恋者/男双性恋者较未婚/离异/丧偶的青年男同性恋者/男双性恋者最近 1 年更倾向于发生多性伴性行为（$P<0.01$），OR 值为 2.40。究其原因可能是受中国传统文化观念影响，青年男同性恋者/男双性恋者往往会通过婚姻来隐藏的自己的性取向，婚姻的道德价值并不能够约束该人群的多性伴性行为。异性婚姻既没能减少同性性行为，反而成为将艾滋病传染给女性的桥梁[1]。

居住时间（年）为 >2 的青年男同性恋者/男双性恋者较居住时间（年）为 ≤2 的青年男同性恋者/男双性恋者最近 1 年不倾向于发生多性伴性行为（$P<0.05$），OR 值为 0.52。与其他研究结果相符。研究报道，居住时间短（3 个月）是 HIV 阴性男男性行为者高危性行为的危险因素[2]。其原因可能是外来的青年男同性恋者/男双性恋者出于适应新环境的需要，急于寻求新朋友和新性伴。另外，在新环境中，社会控制力减轻，便于性能量自由释放，从而易发生多性伴性行为。提示应做好外来青年男同性恋者/男双性恋者的多性伴性行为干预及艾滋病预防工作。

职业为白领、蓝领、待业的青年男同性恋者/男双性恋者较职业为学生的青年男同性恋者/男双性恋者最近 1 年更倾向于发生多性伴性行为

---

① 戴浈浈、钟晓妮、彭斌等:《中国西部地区男同性恋人群与男双性恋人群相关特征比较分析》,《第三军医大学学报》2014 年第 19 期。

② 姜海波、洪航、顾晓敏:《HIV 阴性男男性行为者艾滋病相关行为特征及影响因素调查》,《中国艾滋病性病》2018 年第 7 期。

（$P<0.01$ 或 $P<0.05$），OR 值分别为 2.62、2.07、2.05。同性文化作为一种亚文化，受到主流文化的排斥，使得青年男同性恋/男双性恋群体边缘化。根据预防艾滋病性网络理论，青年男同性恋者/男双性恋者个体安全性行为受到性社会网络的影响。职业为学生的青年男同性恋者/男双性恋者社会交际网窄，其性对象基本属于"同性学生圈"内人群。而职业为白领/待业/蓝领的青年男同性恋者/男双性恋者性社会网络宽，且较复杂，易发生多性伴性行为[1]。提示应做好校外社会青年男同性恋/男双性恋者和职业青年男同性恋/男双性恋者性社会网络的多性伴性行为干预。

性取向为男双性恋者较男同性恋者最近 1 年更倾向于发生多性伴性行为（$P<0.01$），OR 值为 1.78。另外，男双性恋者已婚/异性同居比例为 23.9% 高于男同性恋者的 6.1%（$P<0.01$）。大多数男双性恋者结婚后，依旧保持与异、同性的性关系。提示应将青年男双性恋者作为多性伴性行为干预的重点目标人群。

性观念为非常开放的青年男同性恋者/男双性恋者较不开放的青年男同性恋者/男双性恋者最近 1 年更倾向于发生多性伴性行为（$P<0.01$），OR 值分别为 3.52。性观念开放的青年男同性恋者/男双性恋者把性娱乐化，脱离主流社会的婚恋价值观，片面追求生理和感觉上的刺激，追求性权利，从而易发生多性伴性行为。提示应对青年男同性恋者/男双性恋者进行性道德、性社会规范教育，倡导健康、文明的性观念、性道德规范，减少危险性行为。

感到焦虑的青年男同性恋者/男双性恋者较未感到焦虑的青年男同性恋者/男双性恋者最近 1 年更倾向于发生多性伴性行为（$P<0.05$），OR 值为 1.60。与其他研究结果相似[2]。可能原因是在由于社会歧视，青年男同性恋者/男双性恋者面临较大的社会心理压力，较容易产生急性心理应激，产生的焦虑会驱使性行为的盲动，采取多性伴性行为释放性压力来缓解焦虑，从而该人群多性伴性行为频发。提示应减少对青年男同性恋者/男双性恋者的社会歧视，重视青年男同性恋者/男双性恋者的心理疏导工作。

---

[1] 王毅、李六林、樊静等：《绵阳市男男性行为人群性行为特征及多性伴影响因素分析》，《华南预防医学》2017 年第 1 期。

[2] 王毅、李六林、樊静等：《四川省绵阳市 MSM 首次男男性行为及年龄大小与艾滋病相关因素的关系》，《职业与健康》2017 年第 15 期。

受男同性恋文化影响的青年男同性恋者/男双性恋者较未受男同性恋文化影响的青年男同性恋者/男双性恋者最近 1 年更倾向于发生多性伴性行为（*P*<0.01），*OR* 值为 2.40。可能是男同性恋文化倡导性自由、性权利，受此影响的青年男同性恋者/男双性恋者性观念更加开放，较易发生多性伴性行为。提示青年男同性恋者/男双性恋者应提倡性道德自律，不违反社会性道德规范。

接受媒体安全性行为教育的青年男同性恋者/男双性恋者较未接受媒体安全性行为教育的青年男同性恋者/男双性恋者最近 1 年不倾向于发生多性伴性行为（*P*<0.05），*OR* 值为 0.66。表明媒体是青年男同性恋者/男双性恋者安全性行为教育的有效手段。

通过书籍获得艾滋病知识的青年男同性恋者/男双性恋者较未通过书籍获得艾滋病知识的青年男同性恋者/男双性恋者最近 1 年不倾向于发生多性伴性行为（*P*<0.01），*OR* 值为 0.43。表明书籍是向青年男同性恋者/男双性恋者宣传普及艾滋病知识的有效途径，应通过书籍系统宣传艾滋病知识及防治技能。见表 7-30。

表 7-30 **青年男同性恋者/男双性恋者多性伴性行为**
二项 Logistic 回归分析（N=821）

变量	β	$S_{\bar{x}}$	Wald χ^2 值	*P* 值	*OR* 值	95% *CI*
婚姻状况						
未婚/离异/丧偶（参照）						
在婚/异性同居	0.88	0.29	8.88	0.003	2.40	1.35—4.27
居住时间（年）						
≤2（参照）						
>2	−0.65	0.28	5.19	0.023	0.52	0.30—0.91
职业			20.04	0.000		
学生（参照）						
待业	0.72	0.30	5.86	0.015	2.05	1.15—3.66
白领	0.96	0.23	17.15	0.000	2.62	1.66—4.13
蓝领	0.73	0.20	13.24	0.000	2.07	1.40—3.07

续表

变量	β	S_x	Wald χ^2 值	P 值	OR 值	95% CI
性观念			19.52	0.000		
不开放（参照）						
比较开放	0.23	0.19	1.44	0.231	1.26	0.86—1.83
非常开放	1.26	0.29	18.44	0.000	3.52	1.98—6.26
性取向						
男同性恋者（参照）						
男双性恋者	0.58	0.18	9.78	0.002	1.78	1.24—2.55
感到焦虑						
否（参照）						
是	0.47	0.19	6.39	0.011	1.60	1.11—2.30
男同性恋文化影响						
否（参照）						
是	0.88	0.18	24.85	0.000	2.40	1.70—3.39
媒体性教育						
否（参照）						
是	-0.41	0.16	6.58	0.010	0.66	0.49—0.91
书籍						
否（参照）						
是	-0.85	0.17	26.84	0.000	0.43	0.31—0.59
常量	-0.24	0.37	0.42	0.518	0.79	

注：根据 2016 年调研数据整理；负二倍对数似然值为 966.74；模型 χ^2 检验值为 162.17，$P=$ 0.000；卡克斯—史奈尔决定系数为 0.18；总体预测率 68.8%。

本章小结

　　本章旨在描述青年男男性行为者多性伴性行为特征，分析社会文化对青年男男性行为者、青年男同性恋者/男双性恋者多性伴性行为的影响。

研究结果包括以下三点。

1. 青年男男性行为者多性伴性行为特征

青年男男性行为者最近 1 年发生多性伴性行为比例为 55.5%。不同性取向类型的青年男男性行为者最近 1 年多性伴性行为比较，青年男双性恋者占比最高（68.3%），其次为有过男男性行为的男异性恋者（64.9%），男同性恋者占比最低（50.0%）。差异具有统计学意义（$P<0.01$）。

青年男男性行为者最近 1 年发生多人性交比例为 13.8%。不同性取向类型的青年男男性行为者最近 1 年是否发生多人性交比较，差异无统计学意义。最近 1 年仅发生同性性行为比例为 77.4%。不同性取向类型的青年男男性行为者最近 1 年是否仅发生同性性行为比较，青年男同性恋者最近 1 年仅发生同性性行为比例最高（93.6%），其次是男双性恋者（52.2%），有过男男性行为的男异性恋者最低（41.7%），差异有统计学意义（$P<0.01$）。

青年男男性行为者最近 1 年异性性行为每次使用安全套比例为 39.4%，有时使用为 41.9%，从未使用为 18.3%。青年男男性行为者最近 1 次异性性行为使用安全套比例为 63.5%，未使用为 36.5%。最近 1 次异性性行为未使用安全套的原因主要是认为性伴是健康的、从未想过使用、手边没有安全套、安全套质量差等。

2. 社会文化对青年男男性行为者多性伴性行为的影响

多因素分析结果显示，在控制婚姻状况、居住、职业、男同社群艾滋病干预等混杂因素后，性观念、性取向、媒体性教育、寻找性伴场所酒吧型、非同志圈关心、书籍获艾滋病知识等社会文化因素对青年男男性行为者多性伴性行为具有影响。其中，性观念、性取向、寻找性伴场所酒吧型为正向预测变量，为青年男男性行为者多性伴性行为的危险因素；媒体性教育、非同志圈关心、书籍获艾滋病知识为反向预测变量，为青年男男性行为者多性伴性行为的保护因素。

3. 社会文化对青年男同性恋者/男双性恋者多性伴性行为的影响

多因素分析结果显示，在控制婚姻状况、居住时间、职业等混杂因素后，性观念、性取向、感到焦虑、男同性恋文化影响、媒体性教育、书籍获艾滋病知识等社会文化因素对青年男同性恋者/男双性恋者多性伴性行为具有影响。其中，性观念、性取向、感到焦虑、男同性恋文化影响为正向预测变量，为青年男同性恋者/男双性恋者多性伴性行为的危险因素；

媒体性教育、书籍获艾滋病知识为反向预测变量，为青年男同性恋者/男双性恋者多性伴性行为的保护因素。

结论与建议包括以下三点。

1. 青年男男性行为者多性伴性行为发生率较高，异性性行为每次使用安全套率较低。

2. 青年男男性行为者、男同性恋者/男双性恋者多性伴性行为的社会文化影响因素为性观念、性取向、媒体性教育、寻求性伴场所酒吧型、书籍获艾滋病知识、非同志圈关心、感到焦虑、男同性恋文化影响。

3. 建议多关心男同性恋人群基本权利，营造包容青年男同性恋者/男双性恋者生长的社会环境，减少社会对青年男同性恋者/男双性恋者的性歧视；加强男同性恋人群性道德自律，倡导健康、文明的性观念、性道德规范；通过书籍、媒体等加强艾滋病防治知识、技能及安全性教育的宣传；强化酒吧艾滋病危险性行为干预。

第八章

结论与建议

第一节　结　论

本次研究分析了青年男男性行为者艾滋病危险性行为及不同性取向类型的青年男男性行为者（青年男同性恋者、男双性恋者、有过男男性行为的男异性恋者）艾滋病危险性行为的异同。研究发现，青年男男性行为者的初次同性性行为、男友同性性行为、商业性伴同性性行为、临时性伴同性性行为、多性伴同性性行为等艾滋病危险性行为发生率较高，安全套使用率较低，存在艾滋病病毒在青年男男性行为人群内传播，并向青年男男性行为人群的配偶、女朋友等性网络人群传播的风险。不同性取向类型的青年男男性行为者艾滋病危险性行为具有不同特征。青年男同性恋者初次同性性行为、男友同性性行为发生率高于男双性恋者、有过男男性行为的男异性恋者；青年男双性恋者买性商业同性性行为、多性伴性行为发生率高于男同性恋者、有过男男性行为的男异性恋者；有过男男性行为的男异性恋者临时性伴同性行为发生率高于男同性恋者、男双性恋者。

本次研究还在单因素分析的基础上对青年男男性行为者、青年男同性恋者/男双性恋者艾滋病危险性行为与社会文化的关系进行多因素分析。研究结果表明，影响青年男男性行为者、青年男同性恋者/男双性恋者艾滋病危险性行为的社会文化因素如下。性文化特征方面，性观念、性吸引、性取向、公开性取向、非同志圈知否、感到焦虑、喜欢同性年龄、同性恋年龄、当女孩养育、同性性诱惑、读过男同性恋题材文章、男同性恋性文化影响、医生性教育、媒体性教育、寻求性伴场所网络型、酒吧型、公园型、浴室型、非同志圈关心、家庭关心、工作单位关心、教育部门关心。艾滋病知识及威胁感知方面，口交增加危险性、电视、学校教育、书籍获艾滋病知识、感染艾滋病可能性。

此外，影响青年男男性行为者、青年男同性恋者/男双性恋者艾滋病危险性行为的混杂因素包括两个方面。社会人口学特征方面，年龄、文化程度、婚姻状况、职业、居住时间、户籍、月均收入、享受低保。获得艾滋病预防服务方面，男同社群艾滋病干预、艾滋病病毒抗体确诊。

第二节　建　议

本节就研究结果进行讨论，应用个体、群体和社会水平艾滋病危险性行为干预理论，探讨青年男男性行为者艾滋病危险性行为的社会文化干预策略，旨在针对青年男男性行为者及不同性取向类型的青年男男性行为者的艾滋病危险性行为特征及其社会文化影响因素、混杂因素精准施策，提高青年男男性行为者艾滋病危险性行为干预效率。

一　加强青年男男性行为者性道德自律和安全性行为教育

本次研究结果表明，青年男男性行为者年轻，多处于性行为活跃期。青年男男性行为者尤其是青年男同性恋者、男双性恋者性观念比较开放，推崇唯性娱乐观，以宣泄性欲和追求生理刺激为目的。健康风险意识较弱，对自身可能感染艾滋病的风险认识不清。多数青年男男性行为者未能感知感染艾滋病的风险，仅 16.9%的青年男男性行为者认为感染艾滋病的可能性非常大。另外，个别艾滋病防治知识如口交增加艾滋病感染危险性认识不足。

青年男男性行为者艾滋病危险性行为二项 Logistic 回归分析结果表明，性观念对青年男男性行为者临时性伴同性性行为、卖性商业同性性行为、多性伴性行为具有正向预测作用，为艾滋病危险性行为的危险因素。如性观念为非常开放的青年男男性行为者较不开放的青年男男性行为者最近 1 年更倾向于发生临时性伴同性性行为（$P<0.01$）。而口交增加危险性、电视、学校教育、书籍获艾滋病知识、自我评估感染艾滋病可能性、医生性教育、媒体性教育等对艾滋病危险性行为具有负向预测作用，为青年男男性行为者艾滋病危险性行为的保护因素。

根据艾滋病危险减轻模式，要减轻危险性行为，需要正确认识艾滋病，掌握艾滋病防治知识；需要充分认识艾滋病的易感性；需要明确行为改变的益处，相信自己能改变自己的行为等①。

为此，建议（1）加强青年男男性行为者性道德自律，反对性自由泛滥的思潮，改变性观念，减少同性性行为、控制多性伴行为，减少男男性工作者数量，从而降低青年男男性行为者艾滋病感染风险。（2）提高青年男男性行为者对艾滋病威胁的感知水平，让其充分意识到无保护性性行为会极大增加感染艾滋病的风险，使自身处于危险境地，激发青年男男性行为者减少危险性行为的主观能动性。（3）通过与青年男男性行为者充分讨论，强化安全性行为可以有效预防艾滋病、可以带来多方面益处的信念。（4）通过电视、学校、书籍、医生、媒体等途径，采用典型案例演示说明，开展安全性行为教育。传播有关男同性性行为的科学认知和预防艾滋病的行为干预信息，敦促青年男男性行为者注意个人安全和健康，使青年男男性行为者减少性困惑，建立"性危险行为健康后果威胁"的信念，包括一般健康信念、不良性行为易干导致艾滋病的信念和艾滋病具有严重性的信念。

二　针对性地开展青年男男性行为者艾滋病危险性行为干预

（一）加强男同社群及交友场所艾滋病危险性行为干预及服务

本次研究结果表明，青年男男性行为者职业以蓝领为主，其他为学生、白领、待业。艾滋病危险性行为二项 Logistic 回归分析结果表明，青年男男性行为者职业为白领、待业、蓝领者较学生者易发生多性伴性行为。

另外，本次研究结果表明，半数以上青年男男性行为者未获男同社群艾滋病危险性行为干预；获艾滋病抗体检测者仅占 73.3%，与其他研究结果相符②，离《中国遏制与防治艾滋病"十三五"行动计划》90%的艾滋病抗体检测率要求尚有距离③。青年男男性行为者获艾滋病抗体确诊者

① UNAIDS, *Sexual Behavioral Change for HIV: Where Have Theories Taken Us?*, Geneva, Switzerland: UNAIDS, 2009, p. 8.

② 卢红艳:《北京市男男性行为人群"互联网+"艾滋病多元化检测工作模式探索》，2017年艾滋病学术大会。

③ 国务院办公厅:《国务院办公厅关于印发中国遏制与防治艾滋病"十三五"行动计划的通知》，2017 年 2 月 6 日，http://www.nhfpc.gov.cn/bgt/gwywj2/201702/eb847be7042a4e72ad661da455b2b704.shtml，2018 年 12 月 30 日。

约占 10%。回归分析结果表明，男同社群艾滋病危险性行为干预对多性伴性行为、获艾滋病抗体确诊对男友同性性行为具有负向预测作用，为艾滋病危险性行为的保护因素。

再者，本次研究结果表明，青年男男性行为者寻求性伴场所类型以网络型、酒吧型为主，其他为浴室型、公园型等。回归分析结果表明，网络型、酒吧型、公园型、浴室型对艾滋病危险性行为具有正向预测作用，为艾滋病危险性行为的危险因素。网络型的青年男男性行为者较非网络型者易发生初次同性性行为；酒吧型的青年男男性行为者较非酒吧型者易发生临时性伴同性性行为、多性伴性行为；公园型的青年男男性行为者较非公园型者易发生临时性伴同性性行为；浴室型的青年男同性恋者/男双性恋者较非浴室型者易发生卖性商业同性性行为。

青年男男性行为者为性少数群体，具有特定的性网络、娱乐交友场所。根据预防艾滋病性网络理论，青年男男性行为者的性行为受其性网络、交友（寻求性伴）网络、社会关系的影响①。青年男男性行为者喜爱在特定的娱乐交友场所寻求性伴，并且发生危险性行为。职业为学生的青年男同性恋者/男双性恋者性社会网络较窄，性对象主要是同学或校友。而职业为白领/待业/蓝领的青年男同性恋者/男双性恋者性社会网络较宽，人员较复杂，易发生多性伴性行为。②

专题小组讨论了解到，青年男男性行为者由于受到社会主流文化的排斥和自我性身份认同度较低，存在自我歧视和内部歧视的现象。多数青年男男性行为者未公开性身份，常常游离于主流社会以外，并形成各自独立的圈层（小团体），非同志圈人士很难接近，圈层（小团体）之间也很少相互联系，使得艾滋病防控人员很难接触到他们。即使接触到他们，也难融入他们各自的小"圈子"，使艾滋病防治工作的开展存在阻力，影响干预的效果。中国男同性恋社会组织如男同志愿者工作组，主要是由艾滋病防治项目催生，网络组织与社区不够成熟，网络组织在形式和内容上也比较低调，组织活动能力较弱，目前尚未形成类似欧美国家公开的男同

---

① 杜玉开、丁辉、李芬等：《生殖健康概论》，人民卫生出版社 2012 年版，第 156—157 页。

② 王毅、李六林、樊静等.《绵阳市男男性行为人群性行为特征及多性伴影响因素分析》，《华南预防医学》2017 年第 1 期。

社区。

根据社会影响模式（Social Influence Model），青年男男性行为人群发生危险性行为部分原因是受社会影响，尤其是男男性行为人群同伴的影响，主要表现为从众、顺从、服从。应通过同伴教育，在目标人群中物色并培训核心同伴教育者，向同伴传授艾滋病危险性行为干预知识和技能，讨论相关问题，进行艾滋病危险性行为干预。[①]

研究报道，同伴教育模式强调核心同伴教育者或男同社群首领人物的选择和培训，并通过他们将艾滋病防治知识及技能传播给其他人员。同伴教育员现场干预时，常采用娱乐互动方式传播相关信息。但存在弊端，很难让行为干预参与者感受到艾滋病易感的威胁以及防治艾滋病的紧迫性[②]。另有报道，由于社会对青年男男性行为者的歧视，青年男男性行为者常隐藏自己的身份，形成各自独立的圈层。同伴教育员因自身所处的圈层限制，仅能接触到有限的目标人群。一些学者认为目前"社区的干预工作进入一个较为固定的循环怪圈"[③]。另外，同伴教育突出问题是没有考虑参与者的主观意念，他们只是信息的被动接受者。目标人群的危险行为改变的持续性较差，需激发青年男男性行为者主动改变高危性行为的主观意愿[④]。

为此，建议（1）积极开展男同社群艾滋病危险性行为干预活动。在各个青年男男性行为者圈层（小团体）中，物色并培训有影响力人物/领袖，通过他们在男同社群深入开展同伴教育、外展服务。（2）改善同伴教育方法。同伴教育的重点不应是知识、技能的传播，而是提高艾滋病威胁的感知，使参与者认识到防治艾滋病的紧迫性，产生主动参与改变危险性行为的内在动力，从而改变青年男男性行为者的亚文化规范。（3）根据网络、酒吧、浴室、公园等寻求性伴场所的青年男男性行为者危险性行为特点，有关部门要在青年男男性行为者寻求性伴场所有针对性地加强场

---

①　UNAIDS, *Sexual Behavioral Change for HIV: Where Have Theories Taken Us?*, Geneva, Switzerland: UNAIDS, 2009, p.9.

②　江华、Lu C.、魏伟等：《中国男男性行为群体 HIV 干预面临的挑战：基于社区和已发表证据的循证评价》，《预防医学情报杂志》2009 年第 7 期。

③　曹宁校、邢建民：《中国 MSM 艾滋病性病干预中的现象与思考》，《中国艾滋病性病》2009 年第 1 期。

④　刘洋、蔡凌萍、晋灿瑞等：《MSM 组织参与艾滋病防治活动的现状调查》，《中国艾滋病性病》2010 年第 3 期。

所监督管理，预防和控制艾滋病危险性行为的发生。（3）通过疾病预防控制专业机构、社会组织及医疗机构"三位一体"的工作组织管理模式[①]，进一步开展艾滋病自愿检测咨询等艾滋病预防服务，最大限度地保护青年男男性行为者的隐私，提高检测的便利性，为青年男男性行为者改变危险性行为提供必要的帮助。（4）要按照创新社会治理体制总体要求，发挥社会组织易于接触特殊人群、工作方式灵活等优势，进一步培育并支持男同志愿者工作组等社会组织参与艾滋病防治工作[②]，不断提高其专业化水平，为全面推进青年男男性行为者干预工作提供保障。（5）做好社会青年、职业青年的青年男男性行为者多性伴性行为干预。

（二）加强外地流入及低收入的青年男男性行为者艾滋病危险性行为干预

　　社会转型与城市化进程中人口流动扩大了城市青年男男性行为者的规模和多元化。人口流动使得大量对自己性取向不明确或者有异性性取向的人进入青年男男性行为人群中，发生同性性游戏或境遇性同性恋性行为；亦为青年男男性行为人群寻找性伴提供了便利，为艾滋病防治工作带来了挑战。

　　本次研究结果表明，非户籍归属地的青年男男性行为者较多，约占30%。研究报道，在9个城市进行的调查结果显示，约40%的男男性行为者为流动人口[③]，与本研究结果相近。

　　本次研究结果还表明，青年男男性行为者居住时间（年）为≤2者约占9%。Logistic回归分析模型显示，户籍为本省非调查区的青年男同性恋者/男双性恋者较调查区的青年男同性恋者/男双性恋者最近1年更倾向于发生买性商业同性性行为（$P<0.05$）。居住时间（年）为>2的青年男同性恋者/男双性恋者较≤2的青年男同性恋者/男双性恋者最近1年不易发生临时性伴同性性行为（$P<0.01$）、多性伴性行为（$P<0.05$）。表明户籍

---

　　① 中国疾病预防控制中心性病艾滋病预防控制中心：《男男性行为人群预防艾滋病干预工作指南》，2016年，第6页。

　　② 国务院办公厅：《国务院办公厅关于印发中国遏制与防治艾滋病"十三五"行动计划的通知》，2017年2月6日，http://www.nhfpc.gov.cn/bgt/gwywj2/201702/eb847be7042a4e72ad661da455b2b704.shtml，2018年12月30日。

　　③ 史同新、张北川、李秀芳等：《男男性行为者中流动人口艾滋病高危行为研究》，《中华流行病学杂志》2009年第7期。

是青年男同性恋者/男双性恋者买性商业同性性行为的正向预测变量，为艾滋病危险性行为的危险因素；居住时间是青年男同性恋者/男双性恋者临时性伴同性性行为、多性伴性行为的负向预测变量，为艾滋病危险性行为的保护因素。

再者，结果表明，青年男男性行为者经济收入偏低，月均收入（元）以<2000为主。青年男男性行为者初次同性性行为二项 Logistic 回归分析结果表明，月均收入低者较易发生初次同性性行为。

根据社会控制理论，现代人类社会有一系列法规和行为准则，并借此来约束、控制个人行为如艾滋病危险性行为，以保证社会生活的正常、和谐和有序。流动人口远离了原社会和道德的控制约束体系，使他们所发生的危险性行为不太会受到家人或亲戚的指责和教育，不太会受原居住地组织的控制，很可能在行为上有所放纵，尝试艾滋病危险性行为。[1]

根据社会隔离理论，社会隔离就是缺乏与代表主流社会的群体、制度或机构以及文化的持续接触和交往。一旦与主流社会脱节，人们就失去了社会行为的正面影响，生活在经济和社会的边缘。经济和社会的边缘化更加剧了社会隔离，二者恶性循环，导致性情孤独和压抑，从而可能增加艾滋病危险性行为，以便逃避、解脱孤独和压抑。迁移流动，特别是频繁的流动，会不同程度上破坏甚至中断迁移流动人口已建立的各种社会关系，包括家庭和婚姻或固定性关系。而他们在迁入地也会遭遇各种遭遇，很难融入主流社会，社会隔离和经济边缘化明显。虽然在绝对经济收入方面与迁出地相比也许有所改善，但在社会文化方面，在迁入地很少有认同感和归属感，时常会感到孤独无助、缺乏安全感、受歧视或不公平对待，因此更易涉足危险性行为，来逃避孤独和对家人的思念等。[2]

根据社会经济因素理论（Socioeconomic Factors Theory），经济因素如贫困、失业对个体性行为有很强的影响。贫困将增大艾滋病病毒感染的易

① 杨廷忠、李鲁、王伟：《艾滋病危险行为扩散的社会学研究》，中国社会科学出版社2006年版，第36页。
② 曾恩泉、田小兵、冯俊林等：《当艾滋病遭遇流动人口——我国流动人口管理的政策与法律浅析》，《现代预防医学》2012年第2期。

感性，艾滋病病毒感染又加剧了贫困状况。在艾滋病危险性行为干预中，应关注处于贫穷的社区和经济弱势地位的青年男男性行为者。①

　　为此，本研究提出以下建议。（1）重视社会控制策略和方法，针对社会精神文化塑造和管理方法，对危险性行为进行合理控制②，加强对外地流入的青年男同性恋者／男双性恋者、男性进城务工人员及流动人口的艾滋病危险性行为干预。（2）关注经济困难的青年男男性行为者的艾滋病危险性行为干预，给予一些必要的帮助。

三　大力营造反歧视的社会支持环境

　　本次研究结果表明，按性取向分类，绝大多数青年男男性行为者为青年男同性恋者、男双性恋者，有过男男性行为的男异性恋者人数较少。青年男同性恋者／男双性恋者公开性取向（即出柜）者比例低，仅为28.9%。大多数青年男双性恋者／男同性恋者向家人隐瞒自身性取向。半数以上的非同志圈朋友不知晓青年男双性恋者／男同性恋者性取向。部分青年男同性恋者／男双性恋者因性取向受到社会歧视，如感到焦虑、被疑身体问题、威望受损等。

　　青年男男性行为者艾滋病危险性行为二项 Logistic 回归分析结果表明，一方面，感到焦虑对艾滋病危险性行为具有正向预测作用，为青年男男性行为者艾滋病危险性行为的危险因素。因性向感到焦虑的青年男同性恋者／男双性恋者较未感到焦虑的青年男同性恋者／男双性恋者最近 1 年更倾向于发生多性伴性行为（$P<0.05$）。另一方面，公开性取向、非同志圈知否、非同志圈关心、家庭关心、工作单位关心、教育部门关心等对艾滋病危险性行为具有负向预测作用，为青年男男性行为者艾滋病危险性行为的保护因素。

　　究其原因可能主要是中国社会主流文化对男男同性性行为存在对性取向和艾滋病的双重歧视引起。中国社会主流文化普遍认同以异性间的感情为基础的婚恋价值观，对男男同性性行为不理解和不认同，心里漠视或歧

　　① UNAIDS, *Sexual Behavioral Change for HIV: Where Have Theories Taken Us?*, Geneva, Switzerland: UNAIDS, 2009, p. 11.
　　② 杨廷忠、李鲁、王伟：《艾滋病危险行为扩散的社会学研究》，中国社会科学出版社2006 年版，第 9 页。

视。另外，由于艾滋病首先在男男同性性行为人群中发现，在疾病初期该病被命名为 GRID，被认为是男同性恋疾病，艾滋病病毒感染者/患者往往会被贴上行为越轨者的标签，认为男同性恋等同艾滋病。在艾滋病的认识上，部分社会人士以不同感染途径的传统伦理作为评价，对青年男男性行为者艾滋病危险性行为干预缺乏正确的认识和支持，对干预方法和内容过多坚持传统伦理价值的评价，传递"无辜感染"和"有罪感染"的歧视性评判标准，强化社会文化歧视，同志圈内外反应强烈，出现"男同性恋恐惧症"，对拥有男同性/双性性取向和性行为的个体产生消极影响，使得青年男男性行为者处于"隐身"状况，不利用青年男男性行为者艾滋病危险性行为干预。① 另外，在传统社会性伦理文化压力下，使得青年男同性恋者/男双性恋者在性取向上承受较大压力，其压力将会影响他们的心理健康。适当的调节方式可以缓和心理压力，降低应激水平，不恰当的应对措施会加大应激事件负性影响的可能性②。在这种持久的心理压力下，易产生急性心理应激，心理应激效应引起的情绪波动对于人的行为选择影响大。由于青年男同性恋者/男双性恋者所处排他的社会文化环境中，加上在压抑下的心理应激效应驱使下，易导致性行为的盲动，在一定程度上加大了发生艾滋病危险性行为的可能性，增加了感染艾滋病的风险。

研究报道，由于社会歧视，青年男男性行为者通常没有勇气去医院检查，不愿报告同性性行为及性病、艾滋病症状，使针对他们的干预变得极为困难。从政策执行层面看，存在一些问题。（1）基层组织努力不够，个别政策制定者和项目管理者否认男性同性性行为的存在，成为开展青年男男性行为者艾滋病预防和关怀活动的障碍。（2）部分教育工作者、医务人员等缺乏对青年男男性行为者问题的正确认识。认为同性恋是一种精神疾病或心理变态。（3）志愿者同伴教育身份待认可。志愿者担忧同伴教育活动时会被抓。（4）尚无保护公民隐私权和反歧视的法律。③

为此，建议（1）家庭成员、非同志圈朋友、工作单位、教育部门、社会相关管理及服务部门多关心青年男男性行为者的生活，尊重他们的性

---

① 高燕宁：《同性恋健康干预》，复旦大学出版社 2006 年版，第 191 页。

② 王毅、李六林、樊静等：《男男性行为人群应对方式现状及与人口学特征的关系》，《中国病毒病杂志》2016 年第 5 期。

③ 中国疾病预防控制中心、中英性病艾滋病防治合作项目：《艾滋病防治工具书——MSM人群干预》，人民卫生出版社 2006 年版，第 38 页。

权利。（2）制定和实施青年男男性行为者反社会歧视的相关政策。通过广泛的宣传，降低社会对青年男男性行为者的歧视，提高青年男男性行为者的可见度和可接触性，使针对青年男男性行为者的有关艾滋病危险性行为干预变成可能。（3）对疾病预防控制专业机构、医疗机构、教育部门、警察执法部门等相关人员进行专门培训，使他们了解青年男男性行为者广泛存在，是感染艾滋病病毒的高危人群和桥梁人群；男同性恋不违法、不是病。（4）为便于预防艾滋病同伴教育活动的开展，要发挥社会组织孵化基地的作用，培育并支持社会组织参与艾滋病防治工作，让志愿者具有合法身份。（5）相关部门尤其是司法部门在处理有关青年男男性行为者案件中应依法采取适当措施保护当事人隐私。对参与艾滋病危险性行为干预的志愿者，公安部门要"保驾护航"，严厉打击利用个人隐私伤害志愿者的犯罪分子。

四　加强全社会性取向的正面引导

本次研究结果显示，青年男男性行为者性吸引以完全男性为主，占54.0%，多数为男性占31.8%，男女差不多占11.3%，多数是女性占1.0%，完全是女性占1.9%。青年男同性恋者/男双性恋者喜欢同性最小年龄为4岁，最大年龄为40岁，喜欢同性平均年龄为（17.98±4.56）岁。男同性恋者喜欢同性平均年龄小于男双性恋者（$P<0.01$）。自我认同性身份为男同性恋者的最小年龄7岁，最大年龄为40岁。男同性恋者的性身份自我认同平均年龄为（18.77±4.16）岁，小于男双性恋者的（20.88±4.64）岁（$P<0.01$）。研究报道，中国男同性恋者的性身份认同年龄最早为14岁，最晚29岁，中位值18岁[①]，与本次研究结果相近。

艾滋病危险性行为二项 Logistic 回归分析结果表明，性取向、喜欢同性年龄、同性恋年龄、当女孩养育、同性性诱惑、读过男同性恋题材文章、男同性恋性文化影响对青年男同性恋者/男双性恋者艾滋病危险性行为具有正向预测作用，为艾滋病危险性行为的危险因素。如性取向为男同性恋者较男异性恋者/男双性恋者易发生初次同性性行为、男友同性性行为（$P<0.01$ 或 $P<0.05$），男双性恋者较男同性恋者易发生多性伴性行为、临时性伴同性性行为（$P<0.05$）。性吸引对青年男男性行为者初次同

---

① 李银河：《同性恋亚文化》，内蒙古大学出版社 2009 年版，第 31—37 页。

性性行为具有负向预测作用，为初次同性性行为的保护因素。如性吸引为完全女性、男女差不多、多数是男性的青年男男性行为者较"完全是男性"的青年男男性行为者不倾向于发生初次同性性行为（$P<0.01$ 或 $P<0.05$）。

　　研究报道，青年男同性恋者/男双性恋者同性/双性性取向的形成与生理、心理、社会因素有关。心理学家认为，童年心理有冲突和问题的人可能导致性取向障碍。精神分析学说认为，同性性取向是性心理发展中某个阶段的抑制或停顿。童年环境女性化教育，鼓励儿子的女性行为倾向，使儿子认同女性性别角色，从而可能导致同性性取向，易发生初次同性性行为。[①] 另有报道，童年家庭环境因素对同性性行为有影响，将男孩当成女孩抚养、恋母情结这些因素与同性性行为的形成呈正相关。因为童年时期父母对孩子的角色期待和教育，会形成幼年性心理定势，如果把男孩当女孩对待，在称呼、衣着打扮、玩具、游戏和体育活动方面都和女孩一样看待，就可能使男孩从内心深处形成自己是女性的心理定势。父母主动鼓励男孩子的女性化举止，制止男孩子典型的粗鲁莽撞的行为，父亲未能为其提供适当的性别角色榜样，或者是跟父亲接触很少，长期跟母亲单独生活，形成对母亲过度依恋，导致同性性行为和性取向的形成。[②]

　　行为主义学说认为，同性性取向受伙伴群关系、偶然事件和特殊性经历等环境因素的影响。具体来说，假使与异性相处交往的过程中受到伤害，经历过不太好的初次性行为，其异性恋的恋情发展不顺畅。与此同时又遇到了同性的诱惑，在同性的诱导下，一个人就会出现同性恋的倾向，从而习得与同性发生性关系。[③] 社会学派认为，文化背景下的自身生活经历、环境影响、社会习得等会改变性取向遗传的影响力。[④] 青春期男性同性性游戏、年长男同性恋者对年幼男性进行性诱惑，使受性诱惑者有正向性体验而不能自制。由于社会对青年男同性恋者/男双性恋者逐步包容，有些青年男同性恋者/男双性恋者受西方争取同性性自由、性权利、同性

[①] 李银河：《同性恋亚文化》，内蒙古大学出版社 2009 年版，第 31—37 页。
[②] 王雷、齐亚莉、赵大力等：《吉林省在校大学生男男同性性行为人群性行为影响因素及应对策略》，《中国预防医学杂志》2015 年第 6 期。
[③] 李银河：《同性恋亚文化》，内蒙古大学出版社 2009 年版，第 31—37 页。
[④] ［美］格雷·F. 凯利：《Sexuality Today（性心理学）》，耿文秀等译，上海人民出版社 2011 年第 8 版，第 399 页。

性文化思潮的影响，较易发生艾滋病危险性①。

为此，本研究提出以下建议。（1）在尊重青年男男性行为者的社会性别角色和性取向前提下，家庭、社会加强童年时代性取向正面引导，推迟喜欢同性年龄，减少同性/双性性取向倾向及其危险性行为的发生。（2）加强对青少年的性心理、生理及社会教育，增强自我保护意识和能力，减少或避免同性性诱惑。（3）净化社会文化环境，加强影视剧、耽美小说、男同性恋题材网络文化及手机媒体管理，提倡不危害社会群体、不违反社会道德规范。

---

① 王晴锋：《同性恋研究：历史、经验与理论》，中央民族大学出版社 2017 年版，第 130 页。

参考文献

一　中文文献

边绍欢：《流动人口孕产妇艾滋病认知现状及干预效果评价》，《中西医结合心血管病电子杂志》2017 年第 36 期。

蔡于茂、刘惠、潘鹏等：《深圳市男男性工作者艾滋病/性病高危行为调查》，《中国艾滋病性病》2008 年第 2 期。

蔡于茂、刘惠、潘鹏等：《深圳地区 MSM 性伴数量及影响因素分析》，《中国艾滋病性病》2009 年第 3 期。

曹宁校、邢建民：《中国 MSM 艾滋病性病干预中的现象与思考》，《中国艾滋病性病》2009 年第 1 期。

蔡晓峰、杨美霞、刘阳等：《上海市男男商业性服务人群健康和行为状况调查》，《环境与职业医学》2012 年第 4 期。

曹越、李十月、路亮等：《已婚与未婚男男性行为者特征及与同伴交往状况比较》，《中国公共卫生》2014 年第 10 期。

曹越、孟详喻、翁鸿等：《中国青年男男性行为人群艾滋病相关行为及感染状况 Meta 分析》，《中华流行病学杂志》2016 年第 7 期。

蔡于茂、宋亚娟、洪福昌：《深圳市男男性行为者肛交多性伴行为特征及影响因素》，《中国艾滋病性病》2016 年第 12 期。

岑平、农全兴、徐永芳等：《南宁市男男同性性行为艾滋病的流行现状与干预对策研究》，《现代预防医学》2016 年第 11 期。

陈舸、郑森兴：《同性恋和男男性行为与艾滋病相关的研究进展》，《海峡预防医学杂志》2008 年第 14 卷第 3 期。

陈哆：《关于同性婚姻的立法的思考》，《法制与社会》2011 年第 26 期。

常战军、许迎喜、邹媛等：《男同性恋社区组织精英的社会建构与意义》，《医学与哲学》（A）2015 年第 1 期。

党静、刘淑君、刘丽花等：《石家庄市男男性行为人群的偶然同性性行为特征及其影响因素》，《职业与健康》2016 年第 5 期

邓艳红、王明、李红卫等：《艾滋病与男同性恋》，《中国健康教育》2005 年第 2 期。

丁坚强、易文敏、杨庆伟等：《镇海区男男性行为人群艾滋病相关知识及行为调查》，《预防医学》2016 年第 8 期。

董正全、金玫华、邱志红等：《湖州市 1998—2010 年艾滋病流行特征分析》，《中国农村卫生事业管理》2012 年第 9 期。

董薇、周楚、葛琳等：《2008—2014 年中国预防艾滋病经性传播干预措施落实情况分析》，《中华流行病学杂志》2015 年第 12 期。

杜玉开、丁辉、李芬等：《生殖健康概论》，人民卫生出版社 2012 年版。

［法］弗洛朗斯．塔玛涅：《欧洲同性恋史》，周莽译，商务印书馆 2014 年版。

高燕宁：《同性恋健康干预》，复旦大学出版社 2006 年版。

龚幼龙、严非：《社会医学》，复旦大学出版社 2009 年版。

郭翔：《犯罪学辞典》，上海人民出版社 1989 年版。

郭海鹰：《论曹丽娟女同性恋书写的"剥离"》，《广东外语外贸大学学报》2018 年第 1 期。

国务院办公厅：《国务院办公厅关于印发中国遏制与防治艾滋病"十三五"行动计划的通知》，2017 年 2 月 6 日，http://www.nhfpc.gov.cn/bgt/gwywj2/201702/eb847be7042a4e72ad661da455b2b704.shtml。

韩孟杰：《我国艾滋病的疫情形势与面临的挑战》，2017 年艾滋病学术大会。

何东平：《中国同性恋人权保障研究》，厦门大学出版社 2012 年版。

黑发欣、王璐、秦倩倩等：《中国 2006—2010 年男男性行为者艾滋病疫情分析》，《中华流行病学杂志》2012 年第 1 期。

贺淑芳、李桂英、孙燕鸣等：《2010—2013 年北京市男性流动人口艾滋病哨点监测结果分析》，《中国艾滋病性病》2014 年第 9 期。

黄兆群：《美国同性恋的历史考察》，《鲁东大学学报》（哲学社会科

学版）2006 年第 4 期。

黄兆群：《美国的民族、种族和同性恋——美国社会的历史透视》，东方出版社 2007 年版。

胡健：《社会文化因素对少数民族流动人口艾滋病高危性行为的影响》，《贵州大学学报》（社会科学版）2013 年第 4 期。

江华、Lu C.、魏伟等：《中国男男性行为群体 HIV 干预面临的挑战：基于社区和已发表证据的循证评价》，《预防医学情报杂志》2009 年第 7 期。

贾平：《中国与艾滋病问题相关的政策与法律环境：UMNESCAP 国家审议与咨询报告》，2016 年艾滋病学术大会。

景军、孙晓舒、周沛峰：《亲密的陌生人：中国三个城市的男同性恋交友格局》，《开放时代》2012 年第 8 期。

寇祥强：《社会控制理论的主要形态》，《大理学院学报》2009 年第 1 期。

赖文红、罗映娟：《男男性接触者高危行为与 HIV 感染》，《预防医学情报杂志》2008 年第 3 期。

雷云霄、肖雪玲、王红红等：《长沙市男男性行为者异性性行为特征及影响因素分析》，《护理学杂志》2016 年第 9 期。

联合国艾滋病规划署：《全球男男性行为人群中艾滋病新发感染 5 年间增加 12%》2016 年 11 月 23 日，http：//www. chinaaids. cn/fzdt/zxdd/201611/t20161124_136044. htm，2016 年 12 月 20 日。

梁晓峰：《中国每万人中 6 人感染艾滋有 3 成感染者未被发现》2016 年 11 月 3 日，http：//www. chinaaids. cn/fzdt/zxdd/201611/t20161103_135321. htm，2017 年 10 月 31 日。

梁晶：《贵州艾滋疫情全国第八》，"贵州改革"微信公众号 2018 年第 194 期（总第 574 期），https：//sh. qihoo. com/9da43efb6b94e2bf8?cota=1&refer_scene=so_1&sign=360_e39369d1，2018 年 7 月 14 日。

李银河：《北京地区男同性恋社群状况调查》，《青年研究》1992 年第 10 期。

李银河：《同性恋亚文化》，内蒙古大学出版社 2009 年版。

刘影、张小山：《华中某市高校同性恋者的个案研究》，《青年研究》2004 年第 8 期。

刘达临、鲁龙光：《中国同性恋研究》，中国社会出版社 2005 年版。

刘立珍、李现红、何国平等：《成都市男性行为者艾滋病相关知识和高危性行为调查分析》，《中国全科医学》2010 年第 26 期。

刘洋、蔡凌萍、晋灿瑞等：《MSM 组织参与艾滋病防治活动的现状调查》，《中国艾滋病性病》2010 年第 3 期。

李现红、王红红、何国平等：《男男性行为人群艾滋病防治策略研究进展》，《护理研究》2012 年第 24 期。

李宁、戴建英、高静儒：《2012 中国同性恋调查报告及对同性婚姻合法化的思考》，《中国性科学》2014 年第 1 期。

路亮、刘明斌、刘薇等：《南昌市男男性行为人群异性性行为的发生情况》，《公共卫生与预防医学》2017 年第 5 期。

刘晓东、杜晓锐：《2006—2015 年甘肃省甘南州 HIV/AIDS 病例报告情况分析》，《中国艾滋病性病》2017 年第 5 期。

刘博、黄磊、李文英等：《高校思政教育视角对大学生同性恋问题应有向度》，《文学教育》（下）2018 年第 7 期。

刘薇、路亮、刘明斌等：《南昌市男男性行为者寻找陌生同性临时性伴行为及相关因素分析》，《中国艾滋病性病》2018 年第 4 期。

李林涛：《罗湖地区男男同性性行为者艾滋病监测结果分析》，《河南预防医学杂志》2018 年第 1 期。

卢洪洲：《HIV/AIDS 的防治新策略：感染者及未感染者》，2016 年艾滋病学术大会。

卢红艳：《北京市男男性行为人群互联网+艾滋病多元化检测工作模式探索》，2017 年艾滋病学术大会。

潘晓红：《MSM 人群艾滋病感染者性伴 HIV 感染调查和检测服务实践》，2017 年艾滋病学术大会。

吕翠霞、张晓菲、董蕾等：《利用男男性行为者活动场所开展 AIDS 高危行为干预效果评价》，《中国艾滋病性病》2016 年第 1 期。

马瑛、李祖正、张开祥等：《首次在我国吸毒人群中发现艾滋病毒感染者》，《中华流行病学杂志》1990 年第 3 期

马国静、田文静、王常智等：《牡丹江市男男性行为人群艾滋病感染和安全套使用及影响因素分析》，《中国公共卫生管理》2018 年第 2 期。

［美］格雷·F. 凯利：《Sexuality Today（性心理学）》，耿文秀等译，上海人民出版社 2011 年版。

Octavia：《每个人心中都有一座断背山》，《南都周刊》2017 年第 12 期。

潘绥铭、黄盈盈：《"主体建构"：性社会学研究视角的革命及本土发展空间》，《社会学研究》2007 年第 3 期。

潘绥铭、黄盈盈：《性社会学》，中国人民大学出版社 2011 年版。

全宏艳：《社会支持研究综述》，《重庆科技学院学报》（社会科学版）2008 年第 3 期。

钱明、张颖、沈晓红：《健康心理学》，人民卫生出版社 2013 年第 2 版。

史同新、张北川、李秀芳等：《男男性行为者中流动人口艾滋病高危行为研究》，《中华流行病学杂志》2009 年第 7 期。

邵一鸣：《艾滋病预防研究进展和我国的策略选择》，2016 年艾滋病学术大会。

石舒原、王泽洲、沈秋明等：《男男性行为者高危性行为影响因素及理论模型综述》，《上海交通大学学报》（医学版）2018 年第 10 期。

田佑中、陈国红：《罗斯的社会控制理论述评》，《南京政治学院学报》1999 年第 6 期。

童戈：《中国人的男男性行为：性与自我认同状态调查》，北京纪安德咨询中心，2005 年。

王旭东、荆丽萍：《艾滋病病人犯罪现状及解决途径——以西部某省为例》，《甘肃警察职业学院学报》2007 年第 4 期。

王曙光：《艾滋病亚文化易感挑战社会建构理论》，《社会科学研究》2008 年第 4 期。

王岚、丁正伟、阎瑞雪等：《中国 2006—2009 年青年学生艾滋病疫情状况分析》，《中华流行病学杂志》2010 年第 9 期。

王曙光：《青少年的脆弱与应对——策略方案与理论实践》，四川大学出版社 2010 年版。

王毅、徐杰、李志军等：《绵阳城区男男性行为者性伴特征及影响因素》，《预防医学情报杂志》2012 年第 5 期。

王毅、李六林、赵西和等：《四川绵阳地区 MSM 群交行为 HIV/梅毒感染及影响因素》，《中国热带医学》2013年第10期。

王毅、李六林、张光贵等：《绵阳市男男性行为者买性商业性行为影响因素研究》，《预防医学情报杂志》2014年第12期。

王毅、李六林、樊静等：《不同寻找性伴场所MSM的人口学及艾滋病相关行为特征分析》，《预防医学情报杂志》2015年第9期。

王毅、李六林、杨琛等：《绵阳市男男性行为者浴室型性伴及影响因素分析》，《现代预防医学》2015年第5期。

王毅、李六林、樊静等：《男男性行为人群应对方式现状及与人口学特征的关系》，《中国病毒病杂志》2016年第5期。

王毅、李六林、樊静等：《绵阳市男男性行为人群性行为特征及多性伴影响因素分析》，《华南预防医学》2017年第1期。

王毅、李六林、樊静等：《绵阳市男男性行为人群压力感受状况及影响因素分析》，《华南预防医学》2017年第3期。

王毅、李六林、樊静等：《四川省绵阳市男男性行为者首次与近6个月同性性行为保护性之间的关系及内在一致性影响因素》，《中国病毒病杂志》2017年第4期。

王毅、李六林、樊静等：《绵阳市离异/丧偶男男性行为者人口学及性行为特征分析》，《中国热带医学》2017年第5期。

王毅、李六林、樊静等：《四川省绵阳市MSM首次男男性行为及年龄大小与艾滋病相关因素的关系》，《职业与健康》2017年第15期。

王毅、李六林、周万明：《绵阳市15—24周岁男男性行为者HIV感染现状及影响因素》，《中国艾滋病性病》2018年第6期。

王毅，李六林，樊静：《绵阳市不同寻找性伴场所MSM的性行为特征及HIV感染现状》，《实用预防医学》2018年第9期。

闫红静：《男男性行为人群艾滋病综合防治干预》，东南大学出版社2014年版。

王雷、齐亚莉、赵大力等：《吉林省在校大学生男男同性性行为人群性行为影响因素及应对策略》，《中国预防医学杂志》2015年第6期。

王玉淼、章任重、李佑芳等：《昆明市MSM人群兼有异性性行为特征及HIV感染现状分析》，《中华疾病控制杂志》2016年第6期。

王晴锋：《同性恋研究：历史、经验与理论》，中央民族大学出版社2017年版。

翁乃群：《艾滋病的社会文化建构》，《清华社会学评论》2001 年第
1 期。

韦波、张作记：《行为医学》，人民卫生出版社 2013 年第 2 版。

伍传仁：《中国男男同性恋的研究现状》，《实用预防医学》2009 年
第 3 期。

吴尊友：《中国防治艾滋病 30 年主要成就与挑战》，《中华流行病学
杂志》2015 年第 12 期。

熊金才：《同性婚姻权之性理论探析》，《东方法学》2009 年第 3 期。

熊杨、王红红、李现红：《男男性行为人群（MSM）艾滋病防治策略
的研究进展》，《当代护士》（下旬刊）2014 年第 7 期。

许娟：《四城市男男性行为人群性伴特征与艾滋病病毒/梅毒感染状
况》，中国疾病预防控制中心性病艾滋病预防控制中心，2010 年。

徐鹏、张大鹏、马福昌等：《卫生系统内艾滋病防治工作的主要问
题、原因及解决思路》，《中国卫生政策研究》2014 年第 10 期。

徐金水、还锡萍、刘晓燕等：《江苏省 3348 名男男性接触人群艾滋病
和梅毒感染状况分析》，《现代预防医学》2013 年第 9 期。

徐启钟、陈志伦：《大学生正确的性观念培养机制研究》，《科技经济
导刊》2018 年第 2 期。

薛建、程晓松、林荣等：《烟台市 MSM 人群性行为特征及安全套使
用影响因素研究》，《应用预防医学》2018 年第 2 期。

杨廷忠、李鲁、王伟：《艾滋病危险行为扩散的社会学研究》，中国
社会科学出版社 2006 年版。

杨玲、朱雅雯、李健升：《艾滋病污名研究述评》，《西北师大学报》
（社会科学版）2007 年第 4 期。

杨明慧：《中国男同性恋心理研究现状》，《辽宁行政学院学报》2011
年第 12 期。

杨月乔：《中国艾滋病预防的重要性及对策》，《医学信息》（中旬
刊）2011 年第 3 期。

颜苹苹、林勋、陈亮等：《福建省哨点监测 MSM 人群 HIV 感染率及
影响因素分析》，《海峡预防医学杂志》2013 年第 3 期。

杨渊：《涉外同性婚姻在我国的法律适用问题》，《法制与社会》2016
年第 8 期。

杨介者、蒋均、潘晓红等：《基于 EPP-Spectrum 模型的浙江省艾滋病疫情评估》，《预防医学》2018 年第 7 期。

余私祥：《中国传统性风俗及其文化本质》，商务印书馆 2014 年版。

冀乃宏、陈鹏、叶清红等：《株洲市男男同性人群的性行为特征分析》，《实用预防医学》2015 年第 12 期。

曾恩泉、田小兵、冯俊林等：《当艾滋病遭遇流动人口——我国流动人口管理的政策与法律浅析》，《现代预防医学》2012 年第 2 期。

世界卫生组织：《疾病和相关健康问题的国际统计分类（ICD-10）》，人民卫生出版社 1992 年版。

张在舟：《暧昧的历程——中国古代同性恋史》，中州古籍出版社 2001 年版。

张北川、李秀芳、史同新等：《中国大陆男男性接触者艾滋病性病高危行为情况调查》，《中华流行病学杂志》2001 年第 5 期。

张卓然、邵一鸣、关琪等：《中国 HIV21BC 重组病毒的 gag-pol 区基因序列特征分析》，《中华医学杂志》2004 年第 5 期

张莉：《同性性侵犯行为犯罪化问题研究》，《呼伦贝尔学院学报》2007 年第 6 期。

张北川、李秀芳、储全胜等：《中国 9 城市 2250 例男男性接触者HIV/AIDS 相关状况调查概况》，《中国性病艾滋病》2008 年第 6 期。

张开宁：《中国性与生殖健康 30 年（1978—2008）》，社会科学文献出版社 2008 年版。

张胜康、王曙光、邹勤：《不同文化人群艾滋病问题的社会学研究》，四川大学出版社 2008 年版。

张楠、张晶：《传统伦理观对中西历史上同性恋现象的影响》，《黑龙江教育学院学报》2010 年第 3 期。

张宁、赵利生：《田野调查与相关艾滋病问题研究现状的回顾》，《学术探索》2011 年第 1 期。

张永、石国政、殷方兰等：《上海 MSM 人群拥有性伴情况及其性行为特征》，《中国艾滋病性病》2012 年第 11 期。

张晓虎：《艾滋病问题的双向建构》，知识产权出版社 2013 年版。

张欣、蔡于茂、宋亚娟：《深圳市 MSM 异性性行为及其对 HIV/梅毒感染的影响》，《中国艾滋病性病》2014 年第 5 期。

张北川、李洋、李秀芳等：《固定性伴是男男性行为者的女性之相关健康问题及影响因素》，《中国性科学》2015 年第 1 期。

张小妹：《梦想用实力说话》，《现代苏州》2016 年第 36 期。

张天、滕丹华：《获得性免疫缺陷综合征合并肺孢子菌肺炎误诊为间质性肺疾病五例分析》，《临床误诊误治》2018 年第 5 期。

中国疾病预防控制中心，中英性病艾滋病防治合作项目：《艾滋病防治工具书：MSM 人群干预》，人民卫生出版社 2005 年版。

中国疾病预防控制中心，中英性病艾滋病防治合作项目：《艾滋病防治工具书——MSM 人群干预》，人民卫生出版社 2006 年版。

中国疾病预防控制中心性病艾滋病预防控制中心：《全国艾滋病哨点监测实施方案（试行）操作手册》，2011 年。

中国疾病预防控制中心性病艾滋病预防控制中心：《2015 年全国艾滋病/梅毒/丙肝哨点监测报告》，2015 年。

中国疾病预防控制中心性病艾滋病预防控制中心：《男男性行为人群预防艾滋病干预工作指南》，2016 年。

周湘斌：《性的生理心理与文化》，冶金工业出版社 2012 年版。

周金玲、吴少慧、周丹等：《辽宁省 MSM 人群 HIV 感染及相关知识、行为变化趋势》，《中国公共卫生》2013 年第 12 期。

周建波、王金塔、郭燕丽等：《常州市男男性行为人群多性伴影响因素及 HIV 和梅毒感染情况调查》，《中国皮肤性病学杂志》2013 年第 4 期。

周建波、黎书炜、王金塔等：《常州市 MSM 的不同性取向的行为特征》，《中国艾滋病性病》2015 年第 2 期。

周静：《山东省青岛市黄岛区男性同性性行为人群 HIV 检测史分析》，《影像研究与医学应用》2018 年第 13 期。

二　英文文献

Donnal L. Floyd, Steven Prentice-Dunn, Ronald W. Rogers, "A Meta-Analysis of Research on Protection Motivation Theory", *Journal of Applied Social Psychology*, Vol. 30, No. 2, Febuary 2000.

Ministry of Health of the People's Republic of China, *2012 China AIDS Response Progress Report*, March 31, 2012, http://unaids. org. cn/pics/

20120614140133. pdf.

National Health and Family Planning Commission of the People's Republic of China, *2015 China AIDS Response Progress Report*, May 2015, http: // www. unaids. org. cn/en/index/Document_view. asp? id = 874.

Stefan Rowniak, "Safe Sex Fatigue, Treatment Optimism, and Serosorting: New Challenges to HIV Prevention Among Men Who Have Sex With Men", *Journal of the Association of Nurses in AIDS Care*, Vol. 20, No. 1, January – February 2009.

Mary Jane Rotheram – Borus, Dallas Swendeman, Gary Chovnick, "The Past, Present, and Future for HIV Prevention: Integrating Behavioral, Biomedical, and Structural Intervention, Strategies for the Next Generation of HIV Prevention", *Ann Rev Clin Psychol*, No. 5, 2009.

UNAIDS, *Sexual Behavioral Change for HIV: Where Have Theories Taken Us?*, Geneva, Switzerland: UNAIDS, 2009.

UNAIDS, *The GAP Report, 2014*, http: //www. unaids. org/en/ resources/campaigns/2014/2014gapreport/gapreport.

Wu Zunyou, Liu Zhiyuan, Detels Roger, "HIV–1 infection in commercial plasma donors in China", *The Lancet*, Vol. 346, No. 8966, July 1995.

Wu Zunyou, Xu Jie, Liu Enwu, et al, "HIV and Syphilis Prevalence Among Men Who Have Sex With Men: Across–sectional Survey of 61 Cities in China", *Clin Infect Dis*, Vol. 57, No. 2, July 2013.

Zhang Lei, Chow E. P. F., Jing Jun, "HIV Prevalence in China: Integration of Surveillance Data and a Systematic Review", *Lancet Infect Dis*, Vol. 13, No. 12, December 2013.

后　　记

　　本书基于国家社会科学基金一般项目（14BGL213）的结题报告撰写。针对青年男男性行为者（简称男同）艾滋病危险性行为干预的文化敏感性问题，以青年男男性行为者艾滋病危险性行为的社会文化因素为研究对象，采取社会文化研究视角，应用"艾滋病危险减轻模式（AIDS Risk Reduction Model）""预防艾滋病性网络理论（Sexual Network Theory for HIV Prevention）""社会影响模式（Social Effect Model）""社会建构理论（Social Construction Theory）"构建青年男男性行为者艾滋病危险性行为的社会文化因素研究分析框架，调查研究了贵州省贵阳市、遵义市、安顺市、铜仁市青年男男性行为者的社会文化及其他特征；采用定量分析方法，分析了社会文化对青年男男性行为者艾滋病危险性行为的影响；探讨了青年男男性行为者艾滋病危险性行为的社会文化干预策略。

　　鉴于青年男男性行为者多不愿与非同志圈人士接触，本次研究主要采用问卷调查收集数据，运用单因素和多因素分析方法，分析社会文化对青年男男性行为者艾滋病危险性行为的影响，未能对青年男男性行为者进行深入访谈和观察，可能对青年男男性行为者的亚文化特征与艾滋病危险性行为的关系探讨不够，存在诸多不尽如人意之处。由于水平有限，不足之处恳请同道们不吝赐教。

　　贵州财经大学副教授张树玲、社会医学与卫生事业管理专业硕士研究生田源、张董胜男、何孟芹及罗王久分别参与本书第二、四、五、六、七章的撰写。张董胜男还协助本书的参考文献编辑工作。在本书资料收集及问卷调查中，得到贵州省疾病预防控制中心副主任、主任医师雷世光和贵阳市、遵义市、安顺市、铜仁市等地疾病预防控制中心专业技术人员、男同志愿者的大力支持和协助，在此一并致谢。